運動・からだ図解

生化学の基本

オールカラー

東京大学大学院薬学系研究科 教授
一條秀憲

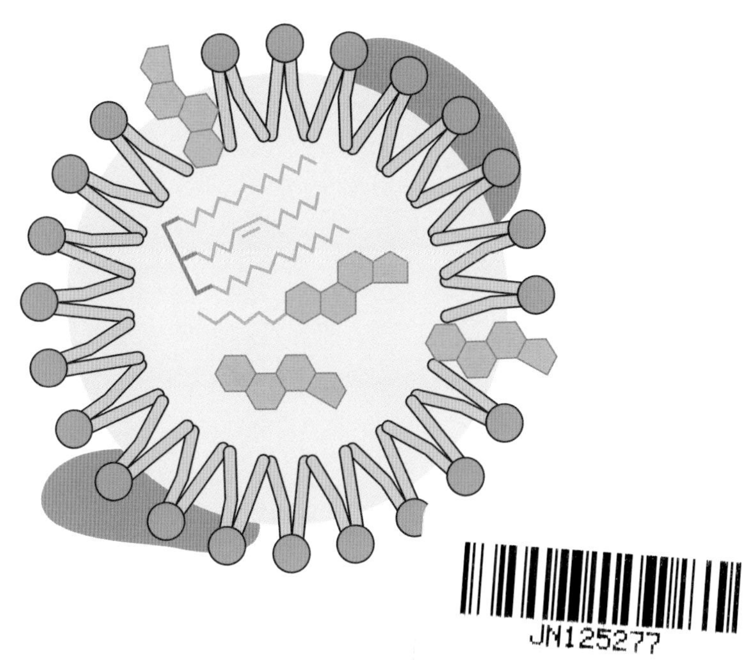

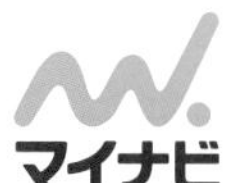

はじめに

生化学（biochemistry）は、ヒトの体を核酸（nucleic acid）、たんぱく質（protein）、脂質（lipid）、糖質（carbohydrate）などに代表される分子の集合体として捉え、それらの物質がどのようにして細胞や臓器や個体の正常な機能を維持しているかを解き明かしてきた学問であり、今も次々と新しい発見が成されている、現在進行形の最先端研究分野です。
たとえば、過去のノーベル医学・生理学賞のうちほぼ半数が、またノーベル化学賞でも約40％が生化学分野からの受賞者であることからも、その重要性を窺い知ることができます。

また見方を変えると、多くの疾患や病態が生化学反応の破綻が原因となって引き起こされることからも、生化学の基本的な考え方や知識は、医療に関わるあらゆるメディカルスタッフにとって真っ先に習得すべき不可欠の素養だとわかります。

本書は、図解中心のわかりやすさを念頭に、生化学の基本要素を噛み砕いた形でまとめたものであり、はじめて生化学を勉強する学生さんが分厚い成書にチャレンジする前の踏切台として、あるいは国家試験などを前に基本知識をおさらいし、生化学の全体像を把握するためのレジュメなどとして活用しやすい構成になっています。

生命科学に関わる学生さんからさまざまな職種のメディカルスタッフまで、ぜひ幅広い読者の方々にご活用いただき、知識の整理のみならず医療実践の現場においても役立つことを願っています。

最後に、校正時の表記正誤チェックにあたり、研究室の名黒功、藤澤貴央、山内翔太、林裕輝、小川基行の各氏にお手伝いいただきました。この場を借りて感謝致します。

東京大学大学院薬学系研究科　教授
一條　秀憲

目次

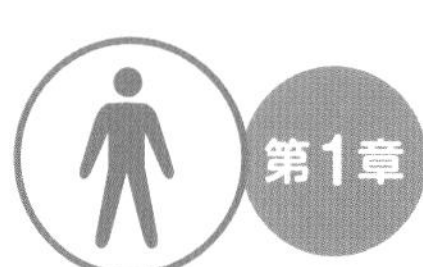

第1章 生化学を理解するために

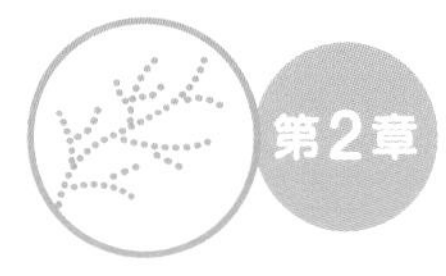

第2章 糖質の代謝

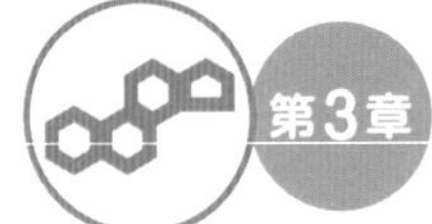

第3章 脂質の代謝

第4章 たんぱく質とアミノ酸の代謝

第5章 糖・脂質・たんぱく質の複合体

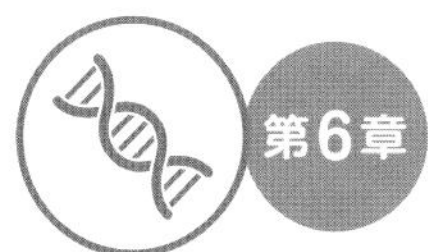

第6章 核酸とヌクレオチドの代謝

本書の使い方

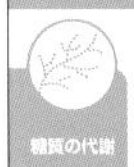

糖質の代謝

グルコースの特徴と利用

ポイント
- グルコースは六炭糖でアルドースである
- 生物にとって最も基本的で重要なエネルギー源である
- D体とL体があり、ヒトが利用できるのはD-グルコースである

最重要のエネルギー源でブドウ糖とも呼ばれる

グルコースはブドウ糖とも呼ばれます。炭素を6個持つ六炭糖で、ホルミル基（アルデヒド基）を持つアルドースの仲間です。グルコースは、ヒトだけでなくほとんどの生物にとって最も重要なエネルギー源です。ヒトは生きるためのエネルギーの半分以上をグルコースから得ていて、1日に160gほどのグルコースを消費しているといわれます。

グルコースが2つつながるとマルトース（麦芽糖）、グルコースとガラクトースがつながるとラクトース（乳糖）になります。また砂糖はグルコースとフルクトースがつながったものでスクロース（ショ糖）といいます。これら単糖が2つつながったものを二糖（P.48参照）といいます。またデンプンやグリコーゲン（P.50参照）、セルロースといった多糖（P.48参照）はグルコースがたくさんつながったものです。基本単位は同じグルコースなのに違う物質になるのは、結合のしかたが違うためです。

ヒトが利用できるのはD-グルコース

グルコースには、D-グルコースとL-グルコースがあります。「D」は右、「L」は左という意味で、分子のC-5につくヒドロキシ基（-OH）がFisher投影図で示した場合右についているか左についているかを示しています。このD体とL体の構造は互いに鏡に映した関係にあり、このようなものを鏡像異性体といいます。そして私たちがエネルギー源として利用できるのはD体だけで、一般的にグルコースという場合はD-グルコースのことをさしています。

試験に出る語句

グルコース
代表的な単糖。ヒトを始めほとんどの生物がエネルギー源として利用する。D体とL体があり、エネルギーとして利用できるのはD体のみである。

鏡像異性体
互いに鏡に映したような反対の構造をしている一対の物質のこと。エナンチオマーともいう。

メモ

「D体」「L体」の意味
Dはラテン語で右側のという意味の「dextro」、Lは左側のという意味の「levo」の頭文字。

ちょっと一息

糖の甘み
D-グルコースが舌の味蕾にある受容体に結合すると、脳に電気信号が送られ「甘い」と感じる。ほかにも甘みを感じる物質が存在し、たとえばステビア属の植物から単離されるステビオシド（stevioside）は砂糖の数百倍の甘さがある。

46

ポイント

このページでまとめられている内容のポイントを箇条書きで挙げています。

3種類の注釈

試験に出る語句

各種資格試験において出題頻度が高い語句をピックアップしています。

メモ

理解を深めるための補足や、さらに詳しい解説を掲載しています。

ちょっと一息

日常生活に関係する生化学の雑学を紹介しています。

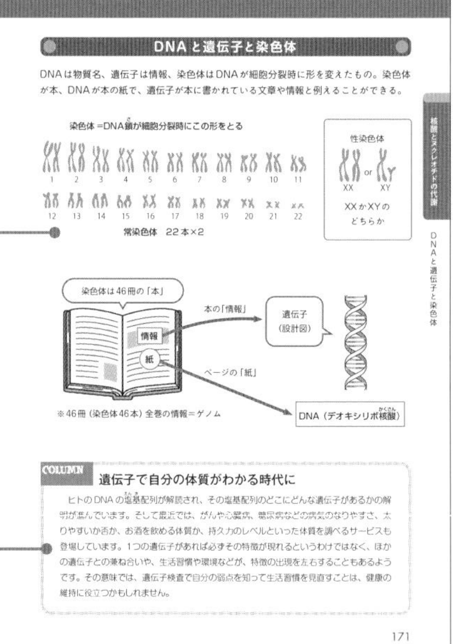

カラー図解イラスト

生化学のしくみを、わかりやすいカラーイラストで図解しています。

コラム

コラムは2種類。Athletics Column は運動やからだに関する幅広い知識を掲載し、COLUMN は、ページ内で解説した内容に関する幅広い関連知識を掲載しています。

第1章

生化学を理解するために

生化学を理解するために

生化学とはどんな学問？

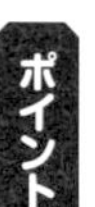

- 生化学は生命現象を化学でひもとく学問
- 体内でどんな化学反応が起きているのかを化学式で示す
- 解剖学や生理学、薬学や遺伝学とも関係が深い

生化学は体で起こるミクロな化学反応を学ぶ

生化学は生物の体内で起きているさまざまな現象を化学でひもとく学問です。英語では biochemistry。「bio」は「生物の」、「chemistry」は「化学」という意味です。

私たちの体は、有機化合物のかたまりです。生化学では、体内にはどんな物質があり、それがどのように相互作用するのかを化学的な視点で説明します。私たちは体に取り込んだ栄養素や酸素を使い、さまざまな物質を合成・分解し、体に必要な物質をつくったりエネルギーを取り出したりして生きています。それらの多種多様な化学反応は代謝（P.16参照）と呼ばれ、生化学の中心テーマです。どんな物質が、どんな化学反応によって、どのような物質に変化するのか。それを化学式で表し、理解していきます。

解剖学や生理学とも深い関係がある

生化学は、人体の構造を理解する解剖学や、臓器などの機能を学ぶ生理学とも関係があります。「たんぱく質の合成」という体の働きを理解するには、そのプロセスを化学式で表す生化学の知識だけでは足りません。ミクロな視点の生化学だけでなく、臓器全体というマクロな視点での働きを知ることも重要です。たとえば、体内でのたんぱく質の働きを学ぶ生理学、それを行っている肝臓の位置や構造を学ぶ解剖学の知識などです。また生化学は薬学や免疫学、遺伝学などとも関連があります。さらには分子生物学や、生物物理学など、さまざまな分野の基礎となり、ともに発展しています。

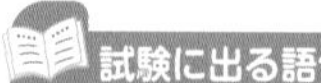

生化学
生命現象を化学でひもとく学問。
英語では「biochemistry」。

解剖学
正常な人体の形態や構造を学ぶ学問。
英語では「anatomy」。

生理学
臓器などの機能を学ぶ学問。
英語では「physiology」。

生化学と関連する学問

生化学は、体内でどのような化学反応が起きているかを学ぶ学問。分子レベルのミクロな視点で学ぶ生化学は、マクロな視点で人体を学ぶ生理学や解剖学（かいぼうがく）と密接に関係している。

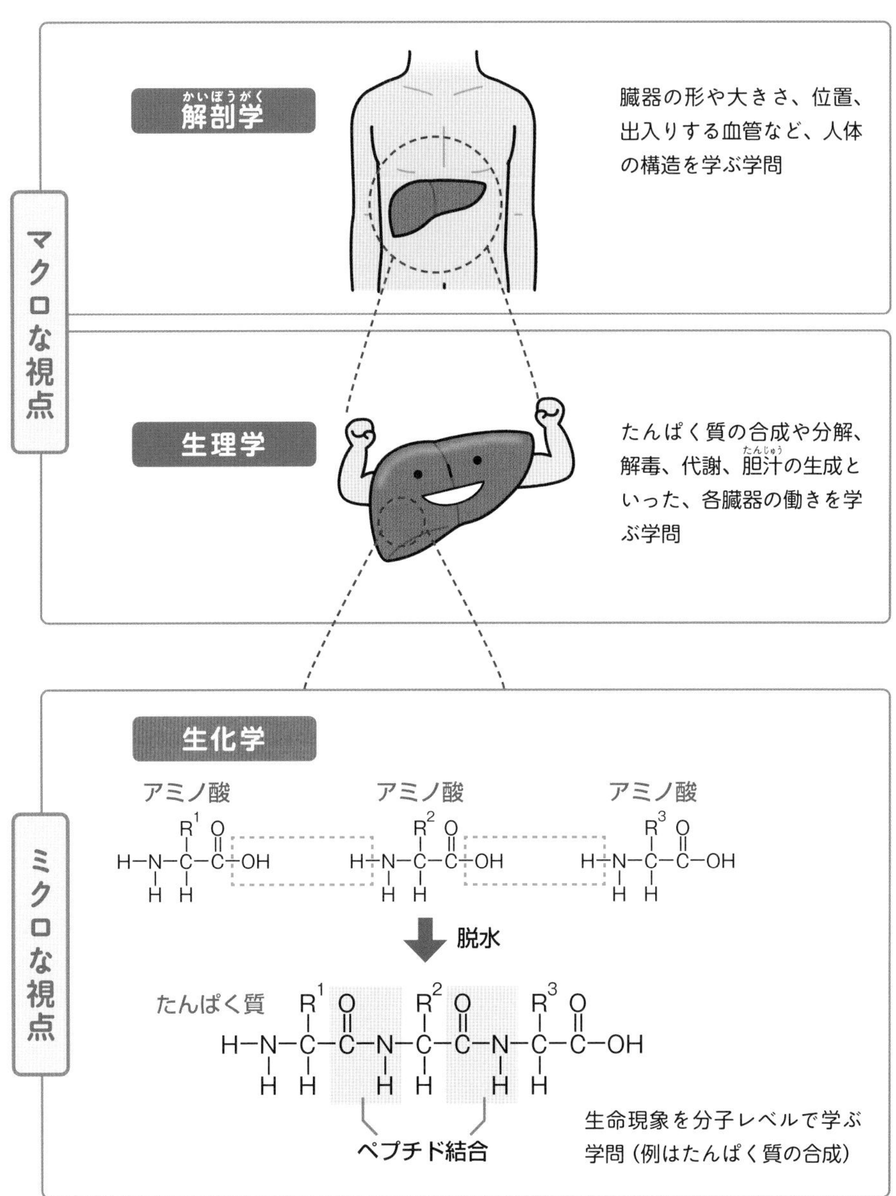

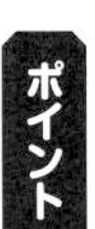

生化学を理解するために

人体をつくる物質

ポイント
- 人体の約60%は水で、約16%がたんぱく質である
- 脂質の割合は性別や運動量などによって個人差がある
- 人体を構成する元素で最も多いのは酸素である

人体の60%は水でできている

生化学は、体内の物質が化学的にどう反応するかを見ていく学問です。そのため、人体がどんな物質でできているかを知っておく必要があります。

人体の約60％が**水**であるということは、よく知られていることです。残りは、約16％が**たんぱく質**、約15％が**脂質**、５～６％がミネラルで、糖質は１％未満です。ただし、これらの数字は年齢や性別、筋肉量や体脂肪の量などによって個人差があります。たとえば、体に占める水の割合は幼いほど多く、高齢になると少なくなります。体脂肪（脂質）は一般に男性より女性の方が多く、アスリートは体脂肪率が10％以下になることもあります。

人体で最も多い元素は酸素(O)

人体が何でできているかを、**元素**で見てみましょう。最も多いのは**酸素**（O）で約65％、次が**炭素**（C）で約18％、**水素**（H）が約10％、**窒素**（N）が約３％です。そのほかには、カルシウム（Ca）が約２％、リン（P）が１％ほど含まれるほか、カリウム（K）や硫黄（S）、ナトリウム（Na）、塩素（Cl）、マグネシウム（Mg）などが含まれています。

ヒトは酸素なしでは生きられないというのは、この元素の構成を見てもよくわかります。また骨の成分である**カルシウム**（P.30参照）が意外と少ないと思ったかもしれません。しかし、骨の主成分はリン酸カルシウムとコラーゲン（たんぱく質）で、単なるカルシウムではありません。そのため、体に占めるカルシウム量は意外と少ないのです。

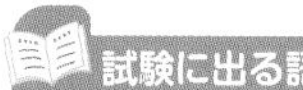

試験に出る語句

元素
物質をつくる最も基本となる成分。

メモ

元素と原子
陽子と中性子からなる原子核と電子で構成されるのが原子で、原子核が持つ陽子の数が原子番号となる。同じ原子番号（陽子の数）で中性子の数が違う原子のグループを元素という。

人体を構成する成分

人体の約60%は水。ほかに、たんぱく質・脂質・ミネラル・糖質などでできている。ただし水や脂質などは、年齢や性別、生活習慣等で個人差がある。

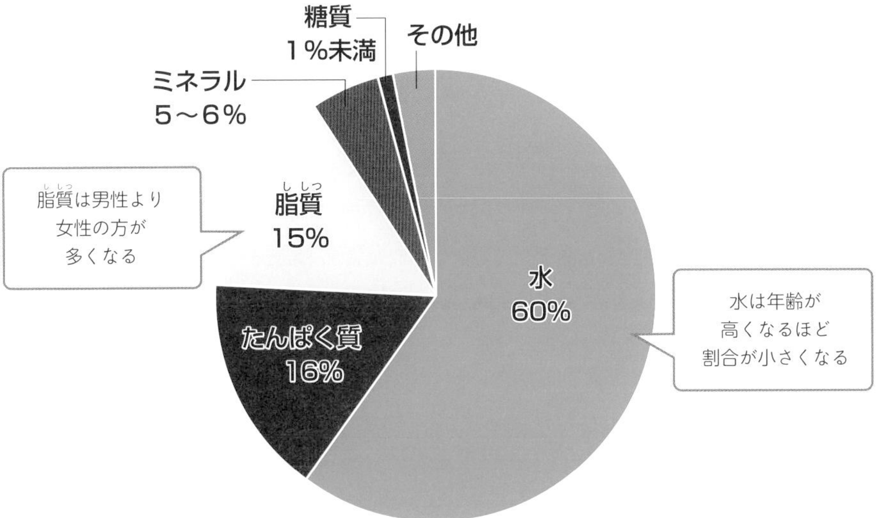

人体を構成する元素

人体を構成する元素のうち、最も多い酸素（O）は約65%である。酸素と炭素・水素・窒素を合わせた4元素で、人体の約96%を占める。

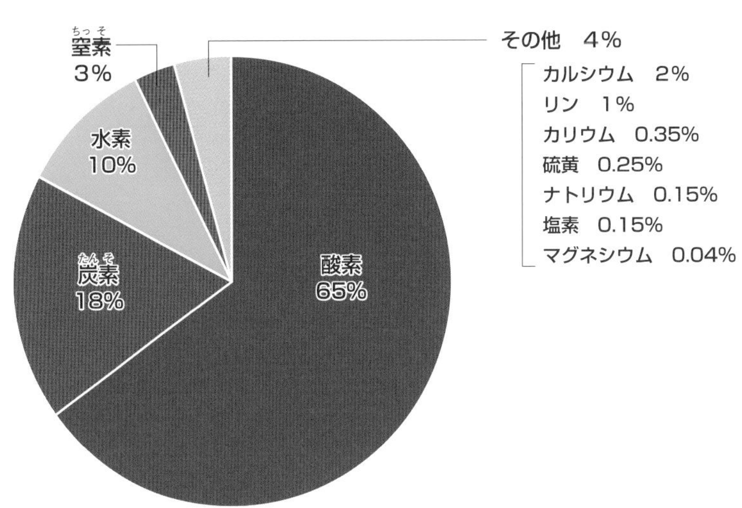

生化学を理解するために

ヒトの細胞の基本構造

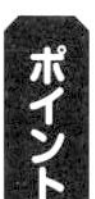

ポイント

- ヒトの細胞にはいろいろな種類がある
- 細胞は核と細胞質が細胞膜でおおわれているもの
- 細胞質には小胞体やゴルジ体などの細胞小器官がある

人体には200種類、37兆個もの細胞がある

生化学で取り扱う化学反応の多くは、細胞の中で行われています。そこで、ヒトの細胞がどのような構造をしているかを見ていきましょう。人体は、およそ**37兆個**の細胞でできているといわれていますが、体の場所や臓器によって大きさや形が違います。細胞の種類は、人体の場合約200種類あるといわれています。ここでは、その細胞の基本的な構造をモデルとして紹介します。

細胞は細胞膜、核と細胞質が基本構造

ヒトの細胞は、**細胞膜**でおおわれています。細胞膜は2層のリン脂質でできていて、ところどころに細胞外からのシグナルをキャッチする受容体や、膜の内外に物質を通す輸送体と呼ばれるたんぱく質が埋まっています。

さらに細胞の中には、**核**と**細胞質**が入っています。核には遺伝情報を伝えるDNA（デオキシリボ核酸）があります。基本的に核は1つの細胞に1個だけですが、例外もあります。たとえば骨格筋細胞は1個の細胞の中にいくつもの核を持っています。一方で赤血球は核を持っていません。

核のまわりの細胞質は、水にたんぱく質や糖質、ミネラルなどが溶けた**コロイド状**の細胞質ゾル（サイトゾル）と、ミトコンドリアやゴルジ体、小胞体、リボソーム、リソソームなどの**細胞小器官**で構成されています。

ミトコンドリアは糖質などからエネルギーを取り出す器官で、リボソームはアミノ酸をつなげてたんぱく質を合成する器官です。

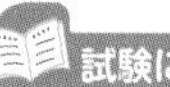

試験に出る語句

細胞膜
細胞をおおう膜。2層のリン脂質でできている。

核
遺伝情報を伝えるDNAを格納している。

細胞質
細胞内の核以外の部分。細胞質ゾルと、ミトコンドリアや小胞体等の細胞小器官からなる。

細胞小器官
細胞質にある小さい構造体。ミトコンドリア、小胞体、ゴルジ体、リボソーム、リソソームなどがある。

メモ

コロイド
物質の中に、小さい粒子状の別の物質が分散して存在しているもの。液体の中に粒子状のものが存在するものをゾル、気体の中に煙や霧などが存在するものをエアロゾルという。

細胞数
かつては人体の細胞数は60兆個とされていたが、2013年にEva Bianconiらの論文で約37兆個と試算された。

人体にはいろいろな形の細胞がある

およそ37兆個ともいわれる人体の細胞には、いろいろな形がある。「細胞膜（さいぼうまく）」「細胞質（さいぼうしつ）」「1個の核」が基本要素になっているが、複数の核を持つ細胞もある。

上皮細胞（じょうひさいぼう）

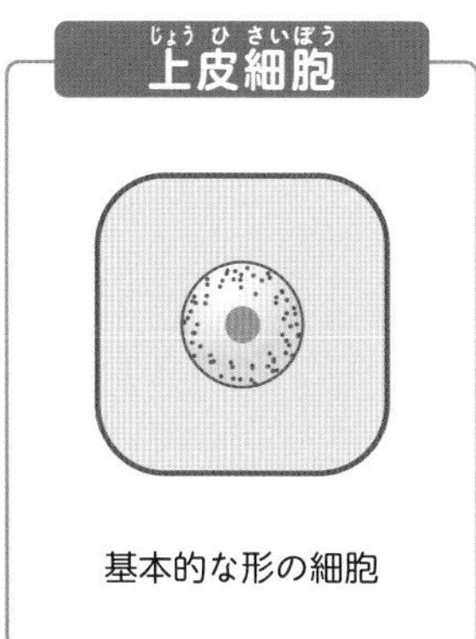

基本的な形の細胞

神経細胞

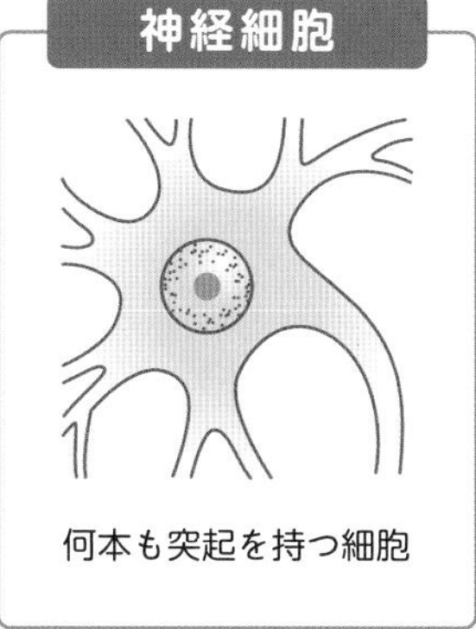

何本も突起を持つ細胞

骨格筋細胞（こっかくきんさいぼう）

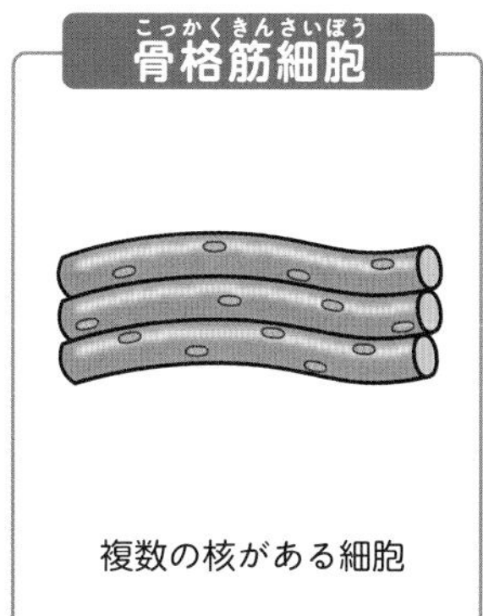

複数の核がある細胞

細胞の基本構造

細胞は細胞膜（さいぼうまく）に包まれ、中に核と細胞質（さいぼうしつ）が入っている。細胞質（さいぼうしつ）は、コロイド状の細胞質（さいぼうしつ）ゾルと、ミトコンドリアなどの細胞小器官（さいぼうしょうきかん）からなる。

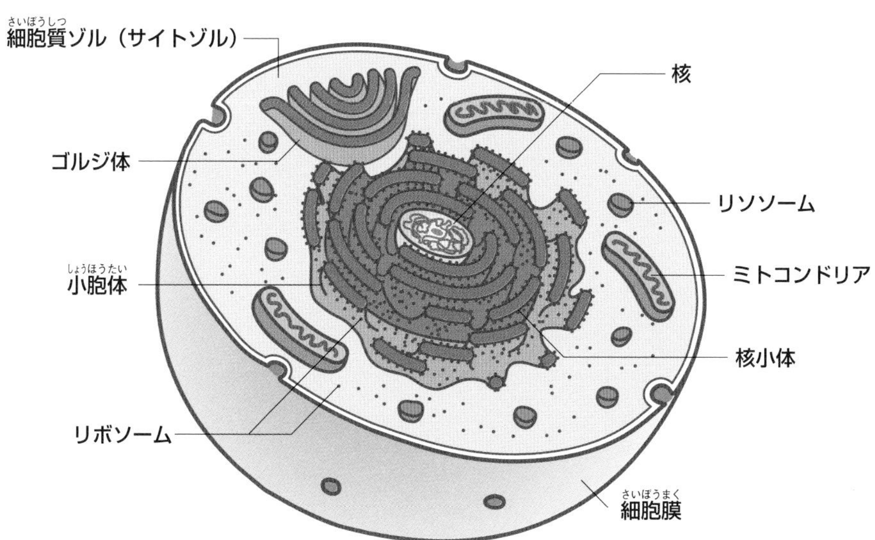

代謝とは何か

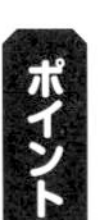
ポイント

- 代謝とは取り込んだ栄養素を分解・合成する化学反応のこと
- 分子を分解することを異化、合成することを同化という
- 代謝ではたいてい、いくつもの化学反応が連続して起こる

代謝とは体をつくる多種多様な化学反応

ヒトは、飲食で取り込んだ栄養素を分解して体のエネルギーとして利用したり、取り込んだ栄養素を材料にして体に必要な物質を合成したりしています。そして、合成した物質をまた分解し、その分解産物（ぶんかいさんぶつ）を別の物質の合成に使うといったように、絶えず分解と合成をくり返しています。**代謝**とは、このように体内で行われているあらゆる化学反応のことです。

基本的に代謝の化学反応は、単独で起こるのではなく、「物質aがbに変化して次にcになり……」というように連続して起こります。そのプロセスを**経路**といいます。

物質を分解する異化、物質を合成する同化

物質の分子を分解する反応を**異化**といい、そのプロセスではエネルギーが取り出されます。たとえば、グルコースを水と二酸化炭素にまで分解し、エネルギーを取り出すのが異化の例です。一方、いくつかの分子を材料に別の分子を合成することを**同化**といい、このプロセスにはエネルギーが必要です。たとえばアミノ酸をたくさんつなげてたんぱく質をつくるプロセスが同化です。

体内では、さまざまな**酸化還元反応**（さんかかんげんはんのう）が起きています。酸化とは電子や水素原子を失うこと、還元とは電子や水素原子をもらうことです。たとえば、**解糖系**（かいとうけい）（P.56参照）でグルコースは酸化されてピルビン酸になり、エネルギーが取り出されます。またTCA回路に入らないピルビン酸は還元され、乳酸になってグルコース合成の材料に使われます。

試験に出る語句

代謝
取り込んだ栄養素を分解したり合成したりすること。生体内で起こるあらゆる化学反応。

経路
生体内で起こる化学反応は、たいてい単独ではなく多段階的に連続して起こる。その一連のプロセスのこと。

異化
分子を分解する反応。エネルギーが取り出される。

同化
分子を合成する反応。エネルギーを必要とする。

酸化還元反応
物質から電子や水素原子が放出されることを酸化、電子や水素原子を受け取ることを還元という。「鉄が酸化して酸化鉄になる」などの酸素と結合する酸化は生体内では限定的。

メモ

代謝回転
体内では常に物質が分解され、その分解産物を使って合成が行われている。この様子を、代謝回転という。

体内で起こるさまざまな化学反応

体内で栄養素の異化によって化学エネルギーを取り出し、ATPなどの形で保存する。同化経路では、これらのエネルギーを使って生体に必要な高分子がつくられる。

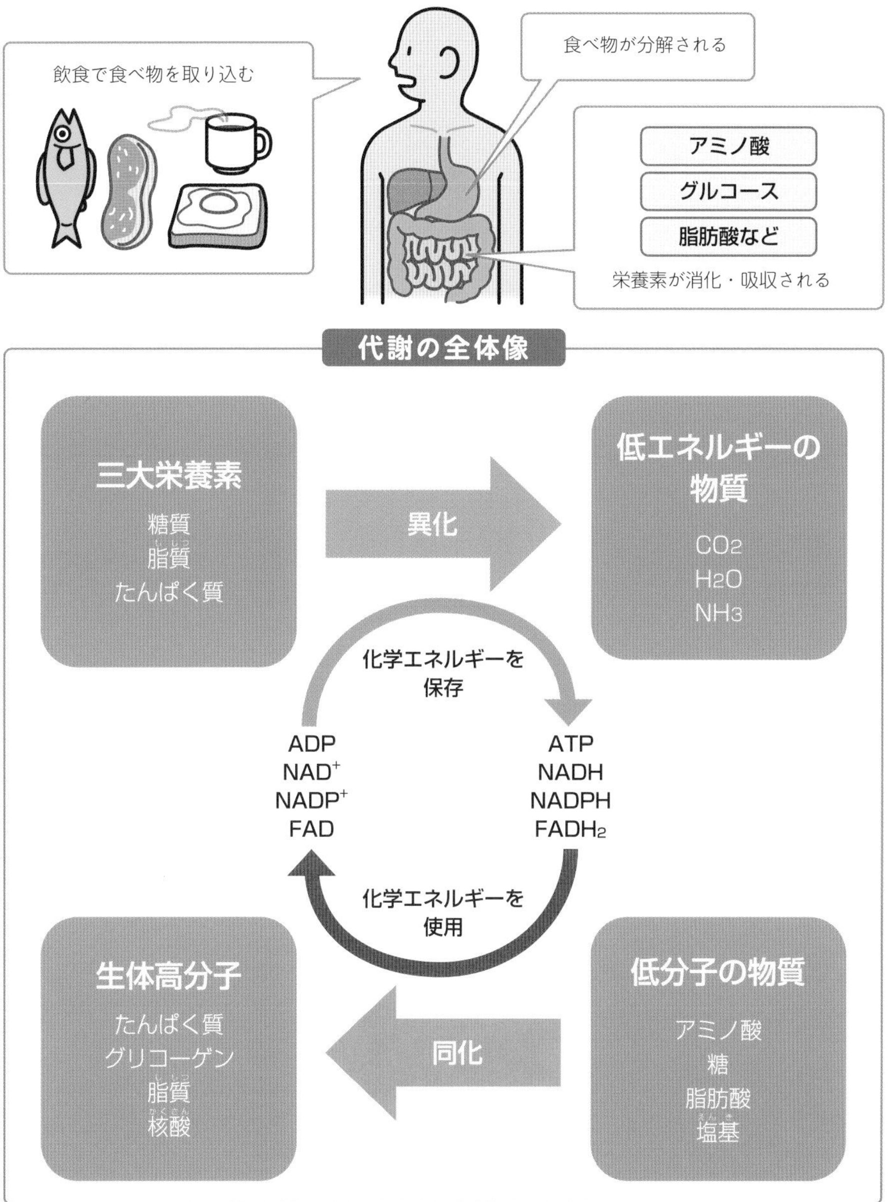

化学反応を促進する酵素

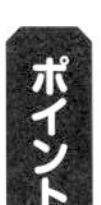

- 酵素は体内の化学反応を速く確実に進めるための触媒
- 酵素の大半はたんぱく質である
- 補酵素と結合してはじめて働く酵素もある

体内には5,000種類以上もの酵素がある

酵素は、体内で行われる化学反応を速く確実に進める触媒です。物質Aが化学反応によって物質Bに変化するとき、酵素がないと反応は非常にゆっくり進むことになります。しかし、酵素があればその数千倍から数億倍ものスピードで化学反応が進みます。このように、化学反応を速く進める働きをする物質を触媒といいます。

酵素は、その大半がたんぱく質でできています。ごく少数、触媒の働きをするRNA（リボ核酸）もあります。1つの酵素は、ひとつ（あるいはごくわずか）の化学反応を触媒します。したがって体内には実に多くの種類の酵素があり、その種類は5,000以上ともいわれています。

酵素はそれが働くべき場所にある

酵素には単独で働くものと、補酵素と呼ばれる物質やある種の金属イオンと結合してはじめて作用を発揮するものがあります。補酵素とは低分子の有機化合物で、その多くがビタミンB群（P.28参照）です。補酵素と結合する前の活性を持たない酵素をアポ酵素、補酵素と結合して活性を持った酵素をホロ酵素といいます。

酵素は全身にバラバラに散らばっているのではなく、その酵素が働くべき場所に存在しています。たとえば細胞内でDNAの合成に働く酵素は核に、たんぱく質合成に働く酵素はリボソームに、糖質などからエネルギーを取り出す酵素はミトコンドリアにあります。このように酵素が細胞内の特定の場所にあることを細胞内局在といいます。

試験に出る語句

酵素
体内の化学反応を速く進める触媒で、大半がたんぱく質である。体内には5,000種類以上あるとされる。

触媒
化学反応を速く確実に進める働きをする物質のこと。

補酵素
酵素の働きを助ける物質。その多くがビタミンB群である。

アポ酵素
補酵素と結合しておらず活性を持たない酵素。

ホロ酵素
補酵素と結合して活性を持った酵素。

メモ

アポとホロ
アポは「離れた」「別れた」という意味。ホロは「全体の」「完全な」という意味。

酵素は生物に重要
酵素のおかげで、人間の体温である36℃では起こすのが難しい反応も進めることができる。

酵素の働きで化学反応が速く進む

酵素は、化学反応を速く進める触媒である。物質を変化させるような場合も、酵素があると急速に反応が進むので、短時間で物質を変化させることができる。

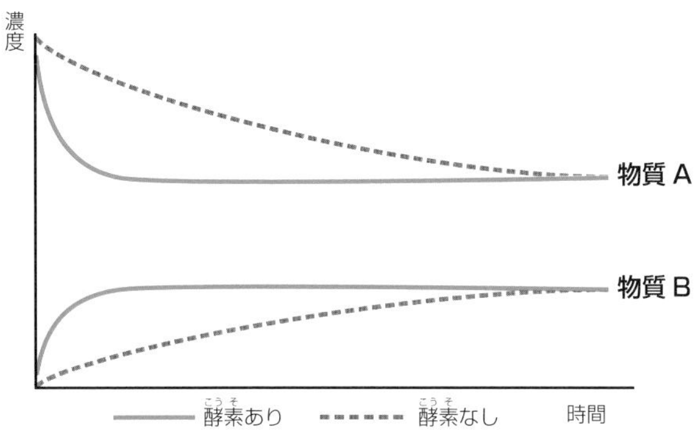

反応の変化

容器の中で物質 A が物質 B に変わる化学反応では、酵素のありなしでスピードが異なる。酵素があると物質 A の減少と、物質 B の増加のスピードが速くなり、短時間で物質 A が物質 B に変わる（限界で止まる）

補酵素として結合して活性化する酵素

酵素には、補酵素と結合することで活性化して力を発揮する酵素もある。補酵素と結合する前の酵素をアポ酵素、補酵素と結合した酵素のことはホロ酵素という。

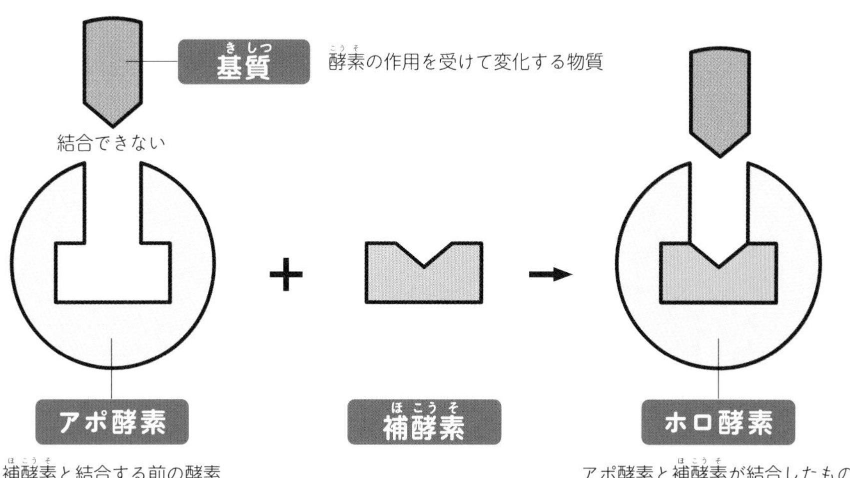

酵素がどのように働くか

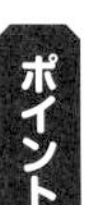

ポイント
- 特定の物質にしか作用しないものは基質特異性
- 1つの反応にしか作用しないものは反応特異性
- 酵素には至適pHや至適温度がある

1つの酵素が働く相手

ある酵素がAという物質に作用するとき、このAという物質を基質といいます。そして、その酵素はA以外の基質には作用しません。このような性質を、**基質特異性**といいます。また物質Aが物質Bへ、さらに物質Cに変化する一連の化学反応があるとき、AがBに変化するプロセスに作用する酵素は、BがCに変化するプロセスには関与しません。このような性質を、**反応特異性**といいます。

酵素の反応速度を左右するもの

酵素と基質の量が多くなれば、反応が進んで生成物がどんどんつくられます。しかしやがて反応速度は頭打ちになります（**最大反応速度**）。

酵素が最も活発に働く最適な温度を、**至適温度**といいます。ヒトの酵素の至適温度は35～40℃で、体温で最もよく働くようになっています。高温の環境下ではたんぱく質である酵素が変性し活性を失ってしまいます(失活)。また、酵素には**至適pH**もあります。至適pHは、胃で働くペプシンは2で酸性、細胞質の中で解糖系に関わる酵素は7前後で中性など、酵素によって違います。

何らかの作用で酵素の働きが遅くなることを阻害といい、そのしくみは**競争阻害**と**非競争阻害**に分けられます。競争阻害は、酵素が基質と結合する部位に別の物質が結合し、基質との結合が妨害されることによるものです。一方、非競争阻害とは、基質との結合部位とは別の部位に酵素の働きを抑制する物質が結合することで起こります。

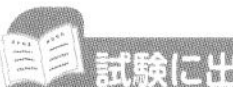

試験に出る語句

基質特異性
1つの酵素は決まった基質にしか作用しないこと。

反応特異性
何段階かの一連の化学反応があるとき、1つの酵素はそのうちのある1段階の反応にしか作用しない。

最大反応速度
酵素の反応速度が頭打ちになったところの速度。

至適温度
酵素が最もよく働く温度。ヒトでは35～40℃。

至適pH
その酵素が最もよく働く環境のpH。酵素によって異なる。

競争阻害
酵素の基質が結合する部分に別の物質が結合し、基質の結合が妨害されること。

非競争阻害
基質が結合する部位とは別の部位にある物質が結合し、酵素の働きが抑制されること。

基質特異性と反応特異性

1つの酵素があらゆる化学反応を触媒するのではない。基本的に1つの酵素の相手となる基質は1つ、関わる化学反応も1つだけである。

基質特異性

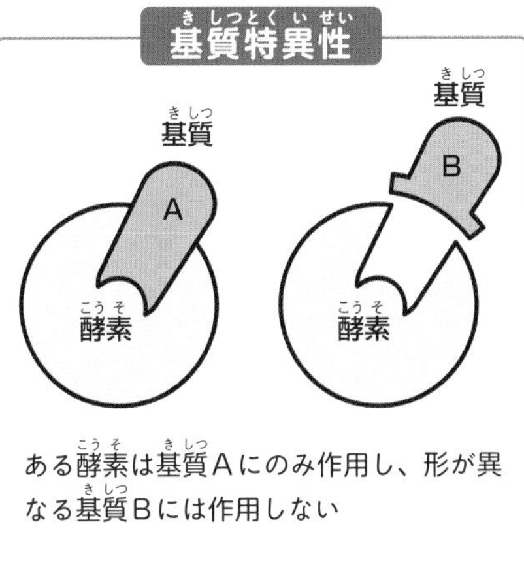

ある酵素は基質Aにのみ作用し、形が異なる基質Bには作用しない

反応特異性

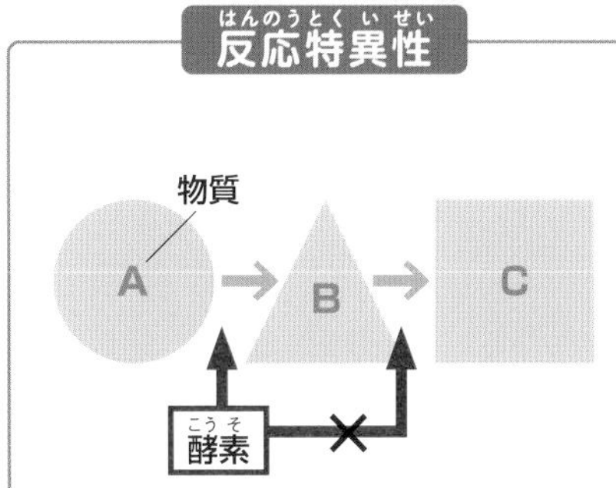

何段階かの化学反応があるとき、1つの酵素はある1段階の化学反応に作用するのみで、ほかのプロセスにはほかの酵素が作用する

酵素が最もよく働く環境

酵素は環境によって反応速度が変わる。最もよく働く至適温度はヒトの体温のレベルに一致する。至適pHは酵素によって異なる。

至適温度

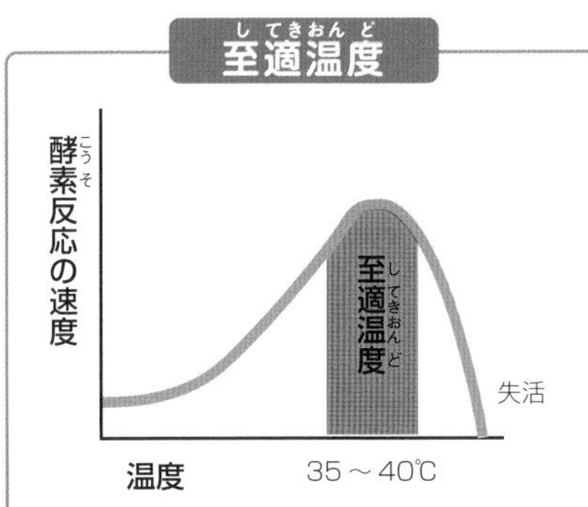

酵素が最もよく働く温度。ヒトの酵素の場合の至適温度は35～40℃。高温になると活性を失う失活酵素もある

至適pH

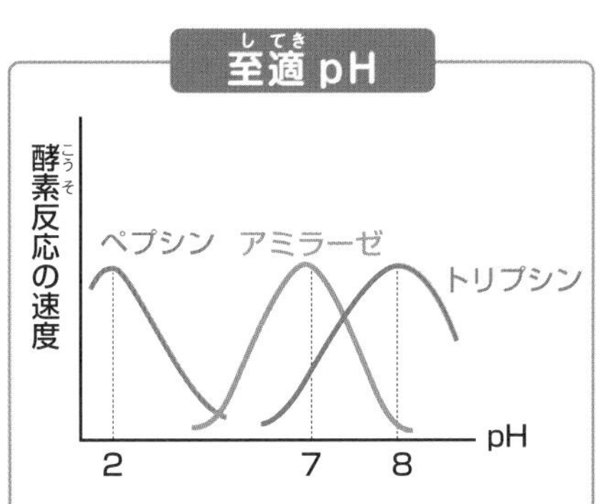

酵素がよく働くpH。胃で働くペプシンは2の強酸性、小腸で働くトリプシンは8前後の弱アルカリ性で最もよく働く

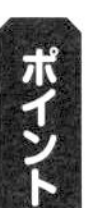

生化学を理解するために

ホメオスタシスのしくみ

ポイント
- 体内環境を一定レベルに保つしくみがホメオスタシス
- 体温や体内の水分量、体液のpHなどが維持される
- 脳と神経系や腎臓、肺、内分泌系などが重要な役割を担う

体液のpHの変化で体に問題が起こる

私たちの体には、常に体内環境を一定レベルに保つためのしくみが備わっています。そのような働きを、ホメオスタシス（恒常性）といいます。たとえば、体液のpHは7.35〜7.45の弱アルカリ性で、この範囲を少し外れただけで体調に重大な問題が生じます。また、体温は36℃台に保たれ、体内の水分量や血糖値、血圧なども特定の範囲内で維持されています。このように、私たちの体には体内の環境を調節するしくみがいくつも備わっています。体液のpHの調節には主に血液、肺、腎臓などが、体温や血圧などの調節は脳と神経系、内分泌系や腎臓などが関わっています。

酸塩基平衡や血糖値の調節

人体では代謝によって常に二酸化炭素が生じています。その二酸化炭素が水（体液）に溶けると酸（H^+）が生じるので、人体は酸性に傾きやすいといえます。それでも体液のpHが弱アルカリ性に保たれているのは、代謝によって生じる酸（H^+）を打ち消す緩衝系、酸（H^+）を捨てる腎臓、二酸化炭素を捨てる肺などの働きのおかげです（酸塩基平衡、P.36参照）。

血中のグルコース濃度は食後に高くなり空腹時には低くなります。グルコースが「0」になってエネルギー源の供給が止まると脳など大切な臓器の機能が停止してしまいます。そこで、血糖値が下がったときは、血糖値を上げるホルモンが出て肝臓でグルコースが合成され血中に放出されることで極端な低血糖になることを防ぎます（P.72参照）。

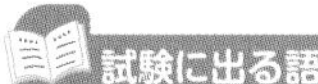

試験に出る語句

ホメオスタシス
体内環境を一定レベルに保つしくみ。恒常性ともいう。

緩衝系
体液のpHが酸性に傾きかけたとき、体液中の塩基が酸と結合して酸（H^+）を打ち消すしくみ（P.36）。

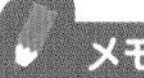

メモ

体液のpHの限界
ヒトは体液のpHが7以下、または7.6以上になると長く生存できないといわれる。

体内環境を保つホメオスタシス

体内のpHや体温などの環境は、常に一定の範囲内に保たれている。その環境を保つしくみをホメオスタシス（恒常性（こうじょうせい））という。

体液のpHの維持
血糖値や血圧の維持
体液量の維持
体温の維持

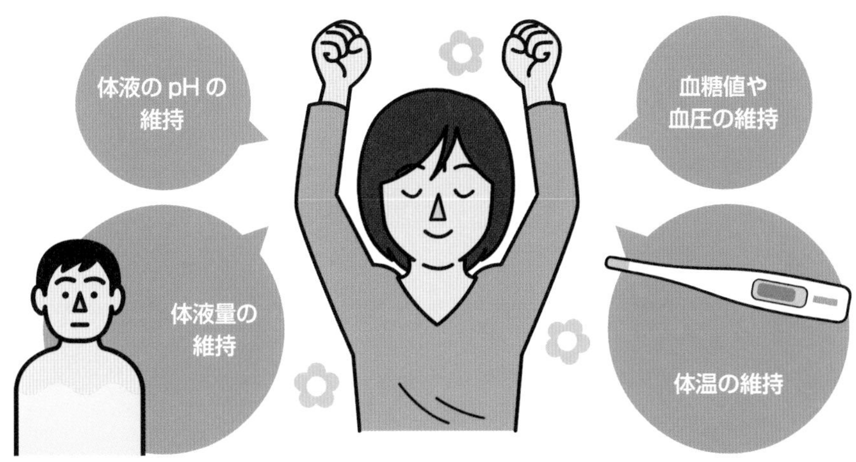

極端な低血糖を防ぐしくみ

血糖値が下がりすぎると、昏睡（こんすい）に至ることがある。それを防ぐため、血糖値が下がると血糖値を上げる作用を持つホルモンが分泌され、肝臓から血中にグルコースが放出される。

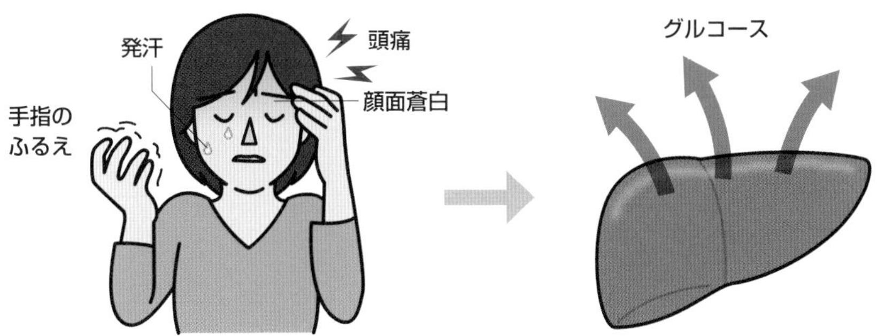

極端な低血糖は発汗や手指のふるえなどの症状が出る。悪化すると昏睡（こんすい）、傾眠状態となることもある。糖尿病患者が血糖値を下げる薬を使用したあと、食事がとれなかったときなどに起こりやすい

低血糖となった場合には肝臓からグルコースが血中に放出される。この働きにより、健康な人ならば通常は昏睡（こんすい）に至るような低血糖になることはない

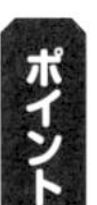

生化学を理解するために

ビタミンとは何か

ポイント
- 人体に必要な有機化合物(ゆうきかごうぶつ)で三大栄養素以外のもの
- 体内で合成できないため食事等で摂取(せっしゅ)する必要がある
- 脂溶性(しようせい)ビタミンと水溶性(すいようせい)ビタミンに分けられる

ビタミンは三大栄養素以外の有機化合物

ビタミンとは、人体に必要な有機化合物(ゆうきかごうぶつ)のうち、糖質、たんぱく質、脂質(ししつ)以外の物質のことで、体内で合成できないため食事等で摂取(せっしゅ)する必要があります。1日の必要量は三大栄養素に比べると微量なため、微量栄養素と呼ばれます。

ビタミンは13種類が確認されており、脂質に溶ける性質を持つ**脂溶性(しようせい)ビタミン**(P.26参照)と水に溶ける性質を持つ**水溶性(すいようせい)ビタミン**(P.28参照)に分けられます。

脂溶性ビタミンにはビタミンA、ビタミンD、ビタミンE、ビタミンKが、水溶性ビタミンにはビタミンB群とビタミンCがあります。

ビタミンEとKの間が抜けている理由

「ビタミン(vitamin)」という言葉は、ラテン語で生命を意味する「vita」と物質の「amine(アミン)」をつなげた「vitamine」が元になっています。ビタミンB_1が発見されたあとに、アミンでないものも発見されたことで「vitamin」となりました。基本的には発見順にアルファベットがつけられましたが、現在はEとKの間が抜けています。これは新発見と思ったものがビタミンではなかったり、すでに発見されていたものと同じものであることがわかったりして欠番になったからです。

ビタミンAやビタミンBというのは物質名ではなく、機能で分類されたいわばグループ名です。たとえばビタミンAと呼ばれる物質にはレチノールやレチナールなどがあります。

試験に出る語句

ビタミン
人体が必要な有機化合物のうち、三大栄養素(糖質、たんぱく質、脂質)以外のもの。基本的には体内で合成できないので食事等で摂取する必要がある。

脂溶性ビタミン
脂質に溶ける性質があるビタミン。ビタミンA・D・E・Kのこと。

水溶性ビタミン
水に溶ける性質があるビタミン。ビタミンB群、ビタミンCのこと。

メモ

アミン(amine)
アンモニア(NH_3)の水素原子が炭化水素基か芳香族原子団に置き換わった化合物。アミンではないビタミンもある。

人体に必要な有機化合物

ビタミンとは、人体に必要な有機化合物のうち、糖質、たんぱく質、脂質以外のものである。基本的には体内で合成できないため、食事等から摂取する必要がある。

三大栄養素

糖質

- グルコース
- スクロース（ショ糖）
- でんぷん

など

糖質はごはん・パン・いも類などに多く含まれている

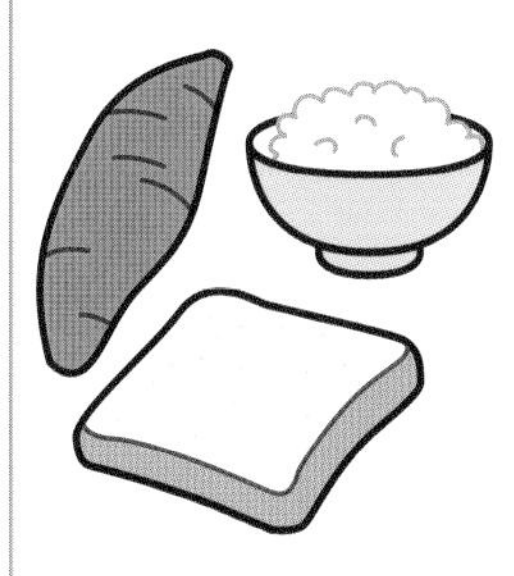

たんぱく質

- コラーゲン
- アクチン
- エラスチン
- ミオシン
- グロブリン

など

肉・魚以外にも卵や大豆にもたんぱく質が多く含まれている

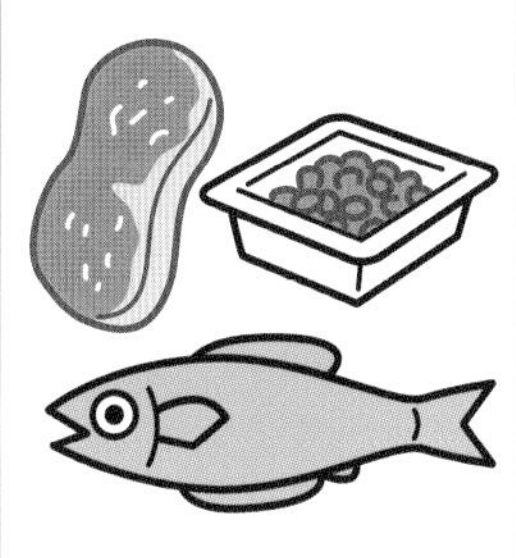

脂質

- トリグリセリド
- リン脂質
- コレステロール

など

脂質はバター・油のほか肉類にも多く含まれている

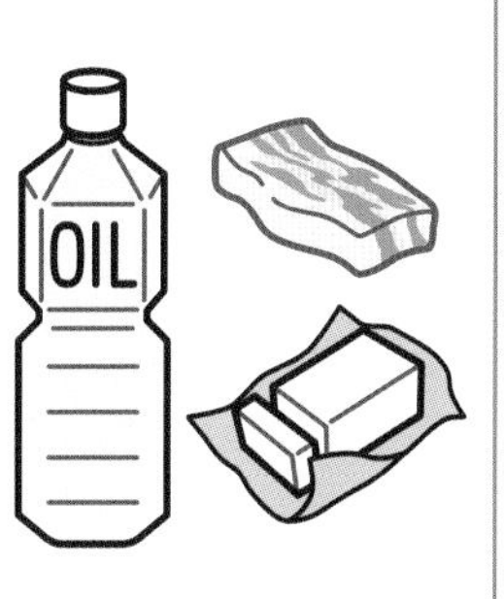

ビタミン

脂溶性ビタミン

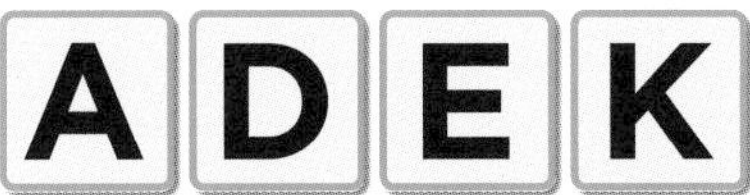

Aはウナギやレバー、Dはシイタケや紅鮭、Eはアーモンド、Kは納豆やホウレン草などに多く含まれる

水溶性ビタミン

B群

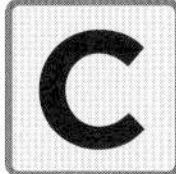

B群は豚肉やレバー、豆類、玄米、緑黄色野菜などに、Cは野菜、柑橘類やイチゴなどの果物に多く含まれる

生化学を理解するために

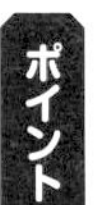

脂溶性ビタミンの種類と働き

ポイント
- 脂溶性(しようせい)ビタミンにはビタミンA・D・E・Kがある
- 食事の脂質(ししつ)といっしょに吸収される
- とりすぎると過剰症(かじょうしょう)が起こることがある

体に蓄積すると過剰症が起こる

脂質(ししつ)に溶ける性質があるビタミンを**脂溶性(しようせい)ビタミン**といい、ビタミンA・D・E・Kがあります。それぞれの主な物質や特徴は右図のとおりです。

食品に含まれる脂溶性ビタミンは、食べたものに含まれる脂質といっしょに小腸で吸収されます。したがって脂質の摂取(せっしゅ)が極端に少ないと、脂溶性ビタミンも不足することになります。逆にとりすぎると体内に蓄積して過剰症(かじょうしょう)が起こることがあります。脂溶性ビタミンは水に溶けないため、尿として簡単に捨てることができないからです。一般的な食生活ならとりすぎになることはほとんどありませんが、サプリメントなどで摂取する場合は注意が必要です。

摂取や合成がほかとは違うビタミンD

ほとんどのビタミンは、そのままの形で食べ物から摂取されますが、ビタミンDは少し違います。ビタミンDは、食べ物からは**前駆体(ぜんくたい)**の形で摂取されます。前駆体には、キノコに含まれる植物由来のものと、主に鮭などに含まれる動物由来のものがあります。動物由来の前駆物質と同じものは、体内でコレステロールが合成される途中でもつくられています。前駆体は皮膚(ひふ)で紫外線を受けると、**ビタミンD**（植物由来：D_2、動物由来：D_3）に変わります。そしてそれが、肝臓と腎臓(じんぞう)でそれぞれ酵素(こうそ)の作用を受けて**活性型ビタミンD**となり、これがビタミンとしての作用を発揮するのです。また紫外線を浴びて生成されるビタミンD_3と同じものは、一部の食品にも含まれています。

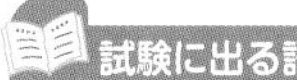

試験に出る語句

β-カロテン
食品に含まれるビタミンA。レチノールが2つ結合したもの。

メモ

ビタミンDの前駆体
ビタミンDの前駆体は、植物由来のエルゴステロール、動物由来の7-デヒドロコレステロール。紫外線でできるビタミンD_2のエルゴカルシフェロール、ビタミンD_3のコレカルシフェロールである。

ビタミンDと活性型ビタミンD
ビタミンDが肝臓でカルシジオールに変化、さらに腎臓で活性型ビタミンD（カルシトリオール）になる。

脂溶性ビタミンの種類と働き

脂溶性ビタミンは脂質に溶ける性質のビタミンで、ビタミンA、D、E、Kがある。主な働きや、脂溶性ビタミンを多く含む食品などは以下のとおりである。

ビタミン／物質名	主な働き	多く含む食品	欠乏症／過剰症
ビタミンA レチノール レチナール レチノイン酸 β-カロテン	・皮膚や粘膜の保護 ・視細胞での光を感知する ・抗酸化作用 ・白血球の分化促進 など	ウナギ、レバー、卵黄、チーズ、バター、ニンジン、シュンギク、ホウレン草など	欠乏症 夜盲症、皮膚の乾燥・角化、角膜の乾燥、成長障害など 過剰症 肝肥大、脳圧亢進症状など
ビタミンD コレカルシフェロール エルゴカルシフェロール	・腸でのカルシウムの吸収を助ける ・骨の成長の促進 ・免疫機能の向上 など	シイタケ、キクラゲ、紅鮭、シラス、イワシなど	欠乏症 くる病、骨軟化症、骨粗鬆症など 過剰症 高カルシウム血症、肝機能障害、腎機能障害など
ビタミンE トコフェロール	・抗酸化作用 ・末梢血管の拡張 ・生体膜の維持 ・赤血球の溶血の防止 など	ウナギ、アーモンド、キングサーモン、タラコ等の魚卵など	欠乏症 血行不良、シミやシワ、動脈硬化、歩行困難、溶血性貧血など 過剰症 起こりにくい
ビタミンK フィロキノン メナキノン	・血液凝固 ・骨形成の促進 など	納豆、ホウレン草、シュンギク、ワカメなど。腸内細菌が合成する	欠乏症 新生児メレナ（消化管出血）、特発性乳児ビタミンK欠乏症（頭蓋内出血）など。成人では鼻出血など 過剰症 ほとんどない

生化学を理解するために

水溶性ビタミンの種類と働き

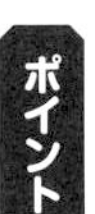

- 水溶性ビタミンにはビタミンB群とビタミンCがある
- ビタミンB群は酵素の補酵素として働く
- ビタミンCは還元力が強く酸化防止剤としても使われる

ビタミンB群は酵素の補酵素として働く

水に溶ける性質があるビタミンを**水溶性ビタミン**といい、**ビタミンB群**と**ビタミンC**があります。水溶性ビタミンは多少とりすぎても余った分は尿に溶けて出ていくので、過剰症が起こることはほとんどありません。

ビタミンB群はB1、B2、ナイアシン（B3）、パントテン酸（B5）、B6、ビオチン（B7）、葉酸（B9）、B12の8種類があります。B3、B5、B7、B9は「ビタミン○○」という呼び方ではなく物質名で呼ばれるのが一般的です。これらが別々のアルファベットにされず「B群」とひとまとめにされているのは、いずれも代謝に関わる酵素の**補酵素**（P.18参照）という共通の働きがあるからです。一部のものは腸内細菌が合成して供給してくれています。

ビタミンCはコラーゲンの合成に必要

ビタミンCの物質名はアスコルビン酸です。一般的な食生活では**過剰症**の心配はありませんが、サプリメントなどで過剰に**摂取**すると下痢や吐き気などの症状が起きることがあります。また体内の鉄が過剰になる鉄過剰症では、ビタミンCをとりすぎると症状が悪化することがあります。

ビタミンCは**還元力**が強く、**酸化防止剤**としても使われます。たとえばペットボトル入りの緑茶にはきれいな色を保つためにビタミンCが入っています。またビタミンCは**コラーゲン**の合成に必要なので、不足すると全身の結合組織が弱くなって弾力が低下し、少しの刺激で歯ぐきなどから出血する壊血病が起こることがあります。

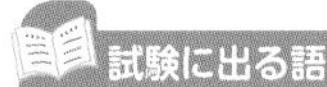

還元力
自分自身が酸化し、酸化した相手の物質を還元する力。水素原子や電子を与える。

コラーゲン
たんぱく質。皮膚や軟骨、骨などにあり、弾力性を保つ働きがある。

メモ

酸化防止剤
酸化による食品の変質を防ぐ作用のあるもの。

水溶性ビタミンの種類と働き

水溶性ビタミンは水に溶ける性質があり、過剰症になることはほとんどない。ビタミンB群とビタミンCの物質や主な働き、多く含む食品などは以下のとおりである。

ビタミン／物質名	主な働き	多く含む食品	欠乏症
ビタミン B_1 チアミン	糖質代謝の補酵素。神経の働きを調整する	豚肉、玄米、胚芽、豆類、酵母、緑黄色野菜など	脚気、神経炎など
ビタミン B_2 リボフラビン	酸化還元反応の補酵素。脂肪酸やアミノ酸などの代謝に関わる。成長促進、皮膚・粘膜の保護など	レバー、ウナギ、納豆、卵、アーモンド、緑黄色野菜など	口角炎、口内炎、成長の停止、角膜炎、皮膚炎、脱毛症、胃腸障害など
ナイアシン ニコチン酸 ニコチン酸アミド	酸化還元反応の補酵素。エネルギー代謝に関わる	アミノ酸のトリプトファンから体内で合成できる。米ぬか、カツオ、マグロ、干しシイタケなど	ペラグラ（皮膚炎、下痢、脳機能障害）など
ビタミン B_6 ピリドキシン	アミノ酸代謝の補酵素。神経伝達物質の生成に関わる。ホルモン作用の調節をする	腸内細菌がつくる。豚肉、鶏むね肉、マグロ、サンマなど	不足しにくい。脂漏性皮膚炎、口角炎、舌炎、貧血など
葉酸 テトラヒドロ葉酸	核酸合成の補酵素。胎児の発育に必要	レバー、緑黄色野菜、果物など。腸内細菌がつくる	不足しにくい。貧血、免疫機能低下など。妊娠期の不足は胎児の神経管閉鎖障害
ビタミン B_{12} コバラミン	造血。体内で変換されて核酸合成の補酵素になる	マイワシ、鶏レバー、牡蠣、海苔など	悪性貧血、神経障害など
ビタミンC アスコルビン酸	コラーゲン合成、抗酸化作用、鉄の吸収促進など	野菜、柑橘類やイチゴなどの果物、ジャガイモ、レバーなど	壊血病、骨の形成不全など

ミネラル① 多量ミネラル

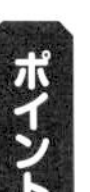

ポイント
- ミネラルとは酸素、炭素、水素、窒素以外の元素
- 1日の必要量が100mg以上のものを多量ミネラルという
- 多量ミネラルにはカルシウムやカリウムなどがある

必要量で多量と微量に分けられる

ミネラルとは体に必要な無機物のことで、体に必要な成分のうち有機物を構成する、酸素、炭素、水素、窒素以外の元素をさします。ミネラルは1日の必要量が100mg以上の7種類の多量ミネラル（マクロミネラル）と、100mg未満と少ない50種類以上の微量ミネラル（ミクロミネラル、P.32参照）に分けられます。

多量ミネラルにはカルシウム（Ca）、カリウム（K）、リン（P）、硫黄（S）、ナトリウム（Na）、塩素（Cl）、マグネシウム（Mg）があります。これらのミネラルの1日に摂取すべき量は数百mg～数千mgです。

カルシウムは体内に合計1kgある

人体で最も多いミネラルは、カルシウム（Ca）で約1kgあり、その98%が骨にあります。残りは血液や筋肉、神経などにあり、神経の伝達や筋肉の収縮、血液の凝固などに欠かせません。血中の濃度は、血中Ca濃度を上げる副甲状腺ホルモンと血中Ca濃度を下げるカルシトニンというホルモンによって調節され、一定レベル内に維持されています。

ナトリウムは、塩（NaCl）の成分です。体内に約100gあり、細胞外液（血液やリンパ液など）の主要な成分として、血液の浸透圧や酸塩基平衡（P.36参照）に関わるほか、神経・筋肉の興奮、小腸での糖やアミノ酸の吸収などに関与しています。1日に摂取が必要な量は600mg（18歳以上の男女）、塩に換算すると1.5g程度です。

試験に出る語句

ミネラル
人体に必要な物質で、有機物のもととなる。酸素、炭素、水素、窒素以外の元素。無機物ともいう。

多量ミネラル
1日の必要量が100mg以上の7種類のミネラル。カルシウム、カリウム、リン、硫黄、ナトリウム、塩素、マグネシウム。

メモ

ナトリウムと塩の換算式
ナトリウム（mg）×2.54÷1000＝食塩相当量（g）

日本人は塩分をとりすぎ？
厚生労働省の資料では、日本人の成人1日あたりの塩分摂取量は、男性で約11g、女性で約9g。塩分のとりすぎは血圧を上昇させることからも、塩は摂取量を減らすことが推奨されている。

多量ミネラルの働き

多量ミネラルは7種類ある。その主な働きと、過剰摂取または欠乏した場合に生じる問題は以下のとおりである。

ミネラル	主な働き	多く含む食品	過剰摂取／欠乏
カルシウム Ca	骨や歯の成分。神経の伝達、筋肉の収縮、血液凝固、酸塩基平衡、酵素の活性化など	乳製品、大豆製品、イワシなどの小魚、ダイコンやカブの葉、コマツナなど	過剰摂取 尿路結石など 欠乏 骨粗鬆症、神経過敏、筋肉の攣縮、発育障害など
カリウム K	細胞内液に多い。酸塩基平衡、浸透圧の維持、心臓や筋肉の機能の調整など	野菜、果物、芋類、豆類、海藻など	過剰摂取 高カリウム血症による不整脈や筋力低下など 欠乏 低カリウム血症による呼吸困難、興奮性麻痺など
リン P	骨や歯、核酸やリン脂質、ATP の成分。酸塩基平衡	肉、魚、卵、乳製品などの、たんぱく質が多い食品（有機リン）、インスタント食品（無機リン）	過剰摂取 腎機能低下、カルシウムの吸収の抑制、副甲状腺機能亢進など 欠乏 骨軟化症、神経筋障害、横紋筋融解など
硫黄 S	毛や爪のケラチンの成分。糖質や脂質の代謝に関わる	肉、魚、卵、タマネギ、ニンニク、ニラなど	過剰摂取 動脈硬化のリスクなど 欠乏 皮膚炎、脱毛、爪がもろくなるなど
ナトリウム Na	細胞外液に多い。体液の浸透圧や pH の調整、神経や筋肉の活動電位に関わる	塩、しょうゆ等の調味料、練り物、ハム、ウインナーなど	過剰摂取 高血圧、むくみなど 欠乏 倦怠感、食欲不振など
塩素（クロール）Cl	細胞外液に多い。体液の浸透圧や pH の調整、胃酸の成分で消化酵素の活性化に関わる	塩、しょうゆ等の調味料、練り物、ハム、海藻類など	欠乏 ほとんどないが、消化不良、食欲不振など
マグネシウム Mg	骨や筋肉に多い。多くの酵素の活性化、骨形成、神経の興奮の抑制など	さまざまな食品に含まれる。特に緑黄色野菜など	過剰摂取 反射低下、低血圧など 欠乏 神経過敏、不整脈など

生化学を理解するために

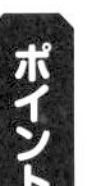

ミネラル② 微量ミネラル

ポイント
- 1日の必要量100mg未満のものを微量ミネラルという
- 微量ミネラルには鉄や亜鉛(あえん)、ヨウ素などがある
- 鉄は赤血球の材料となり、不足すると貧血が起こる

微量ミネラルは50種類以上ある

1日の必要量が100mg未満のミネラルを微量ミネラル(ミクロミネラル)といいます。微量ミネラルには鉄(Fe)、亜鉛(あえん)(Zn)、銅(Cu)、クロム(Cr)、ヨウ素(I)、コバルト(Co)、セレン(Se)、フッ素(F)などがあります。50種類以上あるとされ、中にはヒトに必須かどうか明確になっていないミネラルもあります。

鉄が足りないと貧血になる

鉄は体内に3～4g程度存在し、その3分の2は赤血球の赤い色素、ヘモグロビンの成分になっています。ヘモグロビンは、鉄とたんぱく質でできていて、酸素を全身に運ぶ働きをしています。1日に補給すべき鉄は1.5mg程度ですが、食べ物からの鉄の吸収率は10%程度と低いので、鉄を多く含む食品を十分に摂取(せっしゅ)する必要があります。慢性的に、鉄の摂取量が足りないと赤血球が十分につくれず、息切れや易疲労(いひろう)などをともなう鉄欠乏性貧血(てつけつぼうせいひんけつ)になります。特に、月経によって血液が失われる女性や激しい運動で赤血球が壊れる溶血性貧血(ようけつせいひんけつ)を起こしやすいアスリートは注意が必要です。

試験に出る語句

微量ミネラル
1日の必要量が100mg未満のミネラル。50種類以上ある。

鉄欠乏性貧血
赤血球の材料である、鉄の摂取量が不足するために起こる貧血。ヘモグロビン濃度や、赤血球数が低下する。息切れ、易疲労、顔色が悪いなどの症状が現れる。

溶血性貧血
赤血球が通常よりも早く、または多く壊れる(溶血)ことで起こる貧血。

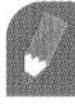

メモ

超微量ミネラル
微量ミネラルのうち、1日の必要量が1mg未満のものを超微量ミネラルと呼ぶことがある。

Athletics Column

女性が減量するときは鉄欠乏性貧血に注意を

鉄欠乏性貧血(てつけつぼうせいひんけつ)は女子アスリートに多い病気で、主な要因は月経と鉄の摂取(せっしゅ)不足。減量が必要なスポーツでは栄養バランスに十分な注意が必要です。鉄にはレバーや赤身の肉など動物性食品に含まれる「ヘム鉄」と、ホウレン草やプルーンなどの植物性食品に含まれる「非ヘム鉄」があります。圧倒的に吸収がよいのは動物性のヘム鉄の方です。

微量ミネラルとその働き

微量ミネラルは50種類以上あり、必須かどうかが明確でないものもある。その主なものの働きなどは以下のとおりである。

ミネラル	主な働き	多く含む食品	過剰摂取／欠乏
鉄 Fe	赤血球の中のヘモグロビンや筋肉のミオグロビンの成分で、酸素の運搬に関わる	レバー、赤身の肉や魚、貝、イワシなど	過剰摂取 胃腸障害、肝臓・心臓などへの鉄の蓄積による合併症など 欠乏 鉄欠乏性貧血
亜鉛 Zn	多くの酵素の成分。たんぱく質やDNA合成、味覚、免疫などに関わる	牡蠣、ウナギ、レバー、イワシ、カツオ、赤身の肉など	過剰摂取 銅や鉄の吸収障害、貧血、成長障害、白血球異常など 欠乏 成長障害、皮膚炎、味覚障害、精子減少など
銅 Cu	鉄の代謝や輸送、活性酸素の除去、神経伝達物質の産生などに関わる	イカ、タコ、エビ、牡蠣、レバー、大豆製品など	過剰摂取 遺伝的疾患以外ではほとんどない。胃腸障害、肝障害、貧血など 欠乏 貧血、皮膚や毛髪の脱色、白血球減少など
クロム Cr	インスリンの働きを助ける。脂質代謝にも関わる	レバー、アサリ、チーズなど	過剰摂取 疲労感、筋肉のけいれん、低血糖など 欠乏 必要量が微量なので欠乏はほぼない。耐糖能異常、体重減少など
ヨウ素 I	甲状腺ホルモンの成分で、たんぱく質の合成やエネルギー代謝に関わる	昆布、ワカメ、サバ、タラなどの海産物	過剰摂取 日本人はほとんどない。甲状腺腫、筋力低下など 欠乏 甲状腺機能低下、甲状腺腫など
セレン Se	甲状腺ホルモンの活性化、抗酸化作用	マグロ、ワカサギ、タラ、カツオ節、ネギ、穀物など	過剰摂取 脱毛、爪の変形、嘔吐・下痢など 欠乏 心筋症、筋力低下など

生化学を理解するために

体液にも欠かせない水の役割

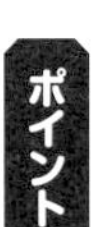

- 体重の60%は水で、3分の2が細胞内にある
- 物質の運搬や代謝、体温の維持、免疫機能などに必須
- 排泄量と摂取量の調節により体液量は一定に保たれる

体内の水の3分の2が細胞内液

人体の60%は水です（成人男性）。新生児では75%、子どもは70%とやや多く、女性や高齢者では50～55%と少なくなります。体内の水分を体液といい、3分の2は細胞内にある細胞内液（全体重の40%）、残りが細胞の外にある細胞外液（全体重の20%）です。また細胞外液の4分の3（全体重の15%）は組織液、4分の1（全体重の5%）は血漿やリンパ液です。ほかに結合組織や骨、脳脊髄液などの水分もありますが、量としては少量です。

体液は、体に必要な物質の吸収や運搬、細胞と血液間の物質のやり取り、代謝、排泄などあらゆる働きに欠かせません。また血液を循環させることで体温を維持し、免疫機能も担っています。もし体に水がなくカラカラに乾いていたら、物質運搬も代謝も起こりません。

体の水の出入りで水分量は一定に保たれる

体の水分量は一定に保たれています。成人の場合、1日に飲む水が1,500ml、食べ物に含まれる水が800ml、代謝によって生じる水（代謝水）が300mlで、摂取する水は合計2,600ml程度です。排泄する水分は、尿が1,500ml、便に含まれる水が100ml、汗が600ml、不感蒸泄（呼気や皮膚から自然に排泄される水）が400mlで合計2,600mlになります。

これらは環境や活動量、飲食物など、そのときどきで変化しますが、体は水の摂取と排泄のバランスを保ち、体液量が大きく変動しないようにしています。

試験に出る語句

体液
体内の水分のこと。3分の2が細胞内液で残りが細胞外液である。

細胞内液
細胞内にある体液。

細胞外液
細胞の外にある体液。血漿、リンパ液、組織液、脳脊髄液などのこと。

組織液
細胞と細胞の間を満たしている体液。間質液ともいう。

血漿
血液のうち血球成分（赤血球、白血球、血小板）を取り除いたもの。血液の水の成分。

メモ

不感蒸泄
呼気中には水蒸気が含まれているため、呼吸するだけで体から水が失われる。また「汗」として自覚できなくても皮膚からは常に少しずつ水分が失われている。

人体の水分割合と内訳

成人男性では体重の60%が水。水の占める割合は幼いほど多く、高齢者では少なくなる。人体にとって、水は物質の運搬や代謝などのあらゆる働きに欠かせない。

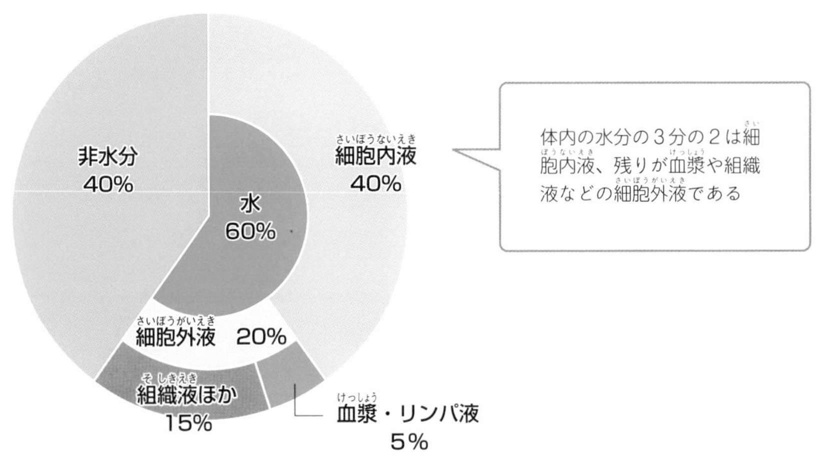

水分の出入り

体内の水分量は一定レベルに維持されている。飲む量が多ければ尿量が増える。発汗が多く体内の水分量が少なくなってくると、「喉が渇いた」という感覚が生じて水を飲む。

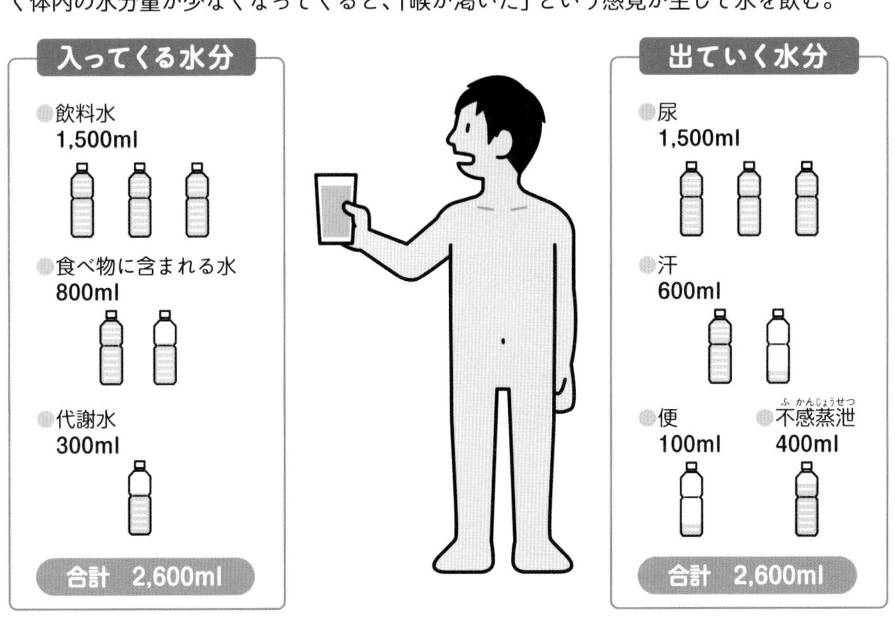

酸塩基平衡

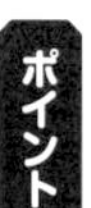

- 体液のpHは常に7.35～7.45の弱アルカリ性に保たれる
- 血液の緩衝系が酸性の物質の水素イオンを打ち消す
- 肺で二酸化炭素を捨て、腎臓で水素イオンを捨てる

常に体液のpHを一定範囲内に保つ

代謝や呼吸、飲食物は日々変化するため、それにともなって体のpHも酸性やアルカリ性に傾いてしまう可能性があります。それでも、体液のpHが7.35～7.45という狭い範囲に保たれているのは、体にpHを調整するしくみが備わっているからです。そのしくみを**酸塩基平衡**といいます。酸塩基平衡のしくみには、血液の**緩衝作用**と、呼気への排出、尿への排泄の3つがあります。

酸性にする物質を消す

緩衝作用とは、溶液に酸や塩基を加えてもpHが変化しにくくなる作用のことです。ヒトの体で最も重要なのは**重炭酸緩衝系**です。代謝で生じた二酸化炭素が水（血液）に溶けると水素イオン（H^+）が生じ、pHが下がります。すると水素イオンに血中の重炭酸イオン（HCO_3^-）が結合し、**炭酸**になることで水素イオンが打ち消されます。緩衝作用にはこのほかに、リン酸によるものやたんぱく質・アミノ酸によるものなどがあります。

血中の二酸化炭素は、肺で排出されます。代謝が亢進して二酸化炭素が増えると、呼吸中枢が刺激されて呼吸が速くなり、肺からの二酸化炭素排出量が増えます。その結果、血中の二酸化炭素が減り、水素イオンの増加も抑制でき、血液のpHを保つことができます。

腎臓は血液を濾して、体に不要なものを尿として捨てています。腎臓は血中の水素イオンを捨て、重炭酸イオンを**再吸収**し、血液のpHを保ちます。

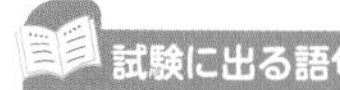

酸塩基平衡
体液のpHを弱アルカリ性に保つしくみ。

緩衝系
血中の重炭酸イオンやリン酸などが水素イオンと結合して酸を打ち消すしくみ。血液は酸や塩基が加わっても、pHが変化しにくい緩衝作用を持つ。

炭酸
二酸化炭素が水に溶けたもの。酸を生じるから「炭酸」。炭酸水は酸性。

再吸収
腎臓で尿をつくるプロセスで、一度おおまかに濾し出した原尿から必要なものを回収すること。重炭酸イオンは再吸収される。

いつでも体液は弱アルカリ性

日々の生活において、飲食物や代謝のレベルなどは常に変動するが、血液のpHは一定範囲内に保たれるようになっている。

のんびり過ごした日よりも、激しいスポーツをした日は代謝が活発になり体内で生じる二酸化炭素が増える
食べ物の pH は、その種類によって異なる。毎日同じものを食べているわけではないが、体液の pH は常に 7.35 ～ 7.45 に保たれる
pH = 7.35 ～ 7.45

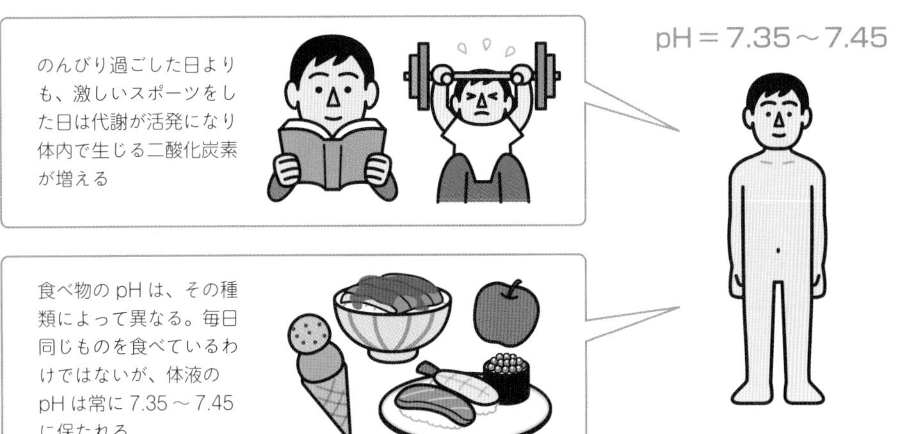

体液は弱アルカリ性に保たれる

酸塩基平衡のしくみ

酸塩基平衡（さんえんきへいこう）とは、酸性に傾きやすい人体を弱アルカリ性に保つしくみ。二酸化炭素や水素イオンを捨て、水素イオンを打ち消す。

CO2 + H2O ⇄ H2CO3 ⇄ HCO3- + H+
酸
二酸化炭素
水
炭酸
重炭酸イオン
水素イオン

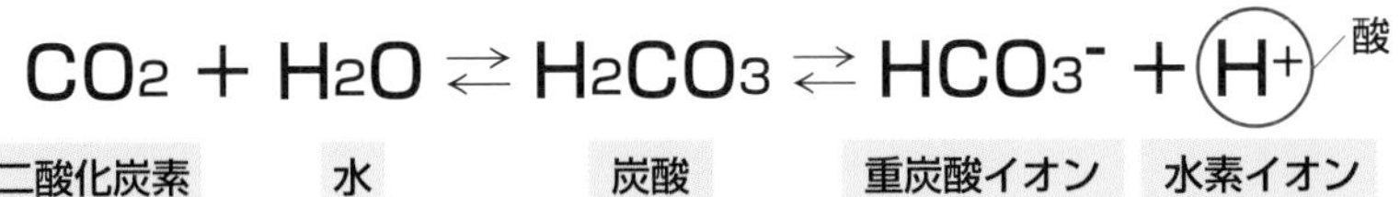

$$CO_2 + H_2O \rightleftarrows H_2CO_3 \rightleftarrows HCO_3^- + H^+$$

肺

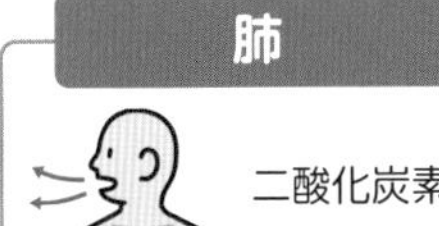

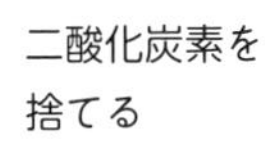

二酸化炭素を捨てる

腎臓（じんぞう）

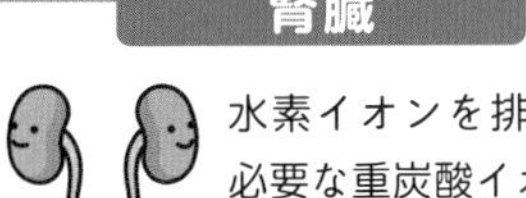

水素イオンを排出し、必要な重炭酸イオンを再吸収する

緩衝系（かんしょうけい）

水素イオンを重炭酸イオンで打ち消す

代謝によって二酸化炭素が発生し、水に溶けると水素イオンが生じて、体液が酸性に傾く。そこで二酸化炭素を捨てる、水素イオンを打ち消す、水素イオンを捨てるといった方法で体液のpHを維持する

生化学を理解するために

性質を決める官能基

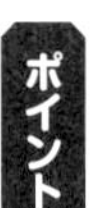

- 官能基とは有機化合物の反応性を決める原子団
- ヒドロキシ基、アミノ基、カルボキシ基などがある
- 物質名の頭か語尾には官能基を示す言葉がつく

同じ官能基を持つ物質は仲間

官能基とは、有機化合物の性質、つまりどんな化学反応が起こるかを決める原子団のことです。一般的に有機化合物は炭素骨格と官能基でできていて、炭素骨格の部分の構造が違っても同じ官能基を持つ物質は性質が似ています。有機化合物には実に多くの種類があり、1つひとつの構造や性質を知るのは大変です。そこで官能基とその性質を理解しておけば、数多くある有機化合物の性質に法則性を見出すことができます。

有機化合物につく官能基は1つとは限りません。2つ以上の官能基を持つ物質も多く、同じ種類の官能基を複数持つものもあれば、違う種類の官能基を併せ持つものもあります。

物質名を見れば官能基がわかる

生化学でよく目にする官能基には右表のようなものがあります。表の「接頭語」と「接尾語」は、その官能基を持つ物質の名称の頭や語尾につく言葉です。たとえばアミノ基を持つ物質は接頭語で「アミノ」、または接尾語で「アミン」がつきます。アミノ酸やグルコサミンという名称を見れば、これらがアミノ基を持つ物質であることがわかります。

右表に示したもの以外にも、ニトロベンゼンなどのニトロ化合物が持つニトロ基 ($-NO_2$)、スルホン酸などが持つスルホ基 ($-SO_3H$)、ニトリルなどが持つシアノ基 (-CN) などの官能基があります。

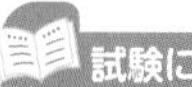

試験に出る語句

官能基
有機化合物の性質や反応性を決める原子団。同じ官能基を持つ物質は性質が似ている。

カルボキシ基
以前は「カルボキシル基」と呼ばれていたが現在は「カルボキシ基」に統一されている。

主な官能基と物質の性質

官能基はその有機化合物の性質を決める。物質が持つ官能基は１つとは限らない。

官能基	物質	性質・特徴	接頭語	接尾語
ヒドロキシ基（水酸基） R–O–H	アルコール	ナトリウムを加えると水素を生じる。中性	ヒドロキシ	～オール
	フェノール	弱酸性		
アミノ基 R–CH_2–NH_2	アミン	アミノ酸、グルコサミンなど。水に溶けにくい。特有の匂いがある。弱アルカリ性	アミノ	～アミン
カルボキシ基 R–C(=O)–OH	カルボン酸	酢酸、安息香酸、クエン酸、グルクロン酸など。水に溶けやすい。弱酸性	カルボキシ	～酸
ホルミル基（アルデヒド基） R–C(=O)–H	アルデヒド	ホルムアルデヒド（メタナール）の水溶液はホルマリン。ベンタナールなど。水によく溶ける。還元性がある	ホルミル、オキソ	～アール
カルボニル基（ケトン基） A–C(=O)–B	ケトン	アセトンなど。反応性が高く、結合の１つが水素に置き換わるとホルミル基になる。中性	オキソ	～オン

コラム

化学反応や酵素反応を使う生化学検査

生化学なんて自分には何の接点もないと思う人は多いかもしれませんが、そんなことはありません。ほとんどの人が一度は健康診断などで尿検査や血液検査を受けたことがあると思いますが、その検査の中に「生化学検査」と呼ばれるものがあるのです。生化学検査は、血液や尿を採取して、それらの中に含まれるたんぱく質や酵素、脂質、ミネラル、さまざまな代謝産物などの物質を調べる検査です。血液の中の赤血球や白血球などを数えたり、白血球の種類を分けたりする一般的な血液検査と違い、生化学検査ではさまざまな化学反応や酵素反応を使います。

生化学検査のうち、肝臓の検査やコレステロールの検査は知っている方も多いでしょう。

肝臓の酵素の検査には「AST」「ALT」「γ-GT（γ-GTP）」といった項目があります。これらはいずれも肝臓の細胞の中にある酵素で、それらが血液中にどのくらいあるかを調べます。その数値が異常に高い場合は、肝臓の細胞が炎症やがんなどによって大量に壊れ、細胞内の酵素が血液中に漏れ出ている可能性があることを示しています。ただしこれらの酵素は肝臓だけでなく心臓や腎臓、膵臓などほかの臓器の細胞内にもあるので、病気の診断にはほかの検査の結果や症状などの情報も必要です。

コレステロールの検査には、「LDL コレステロール」や「HDL コレステロール」といった項目があります。コレステロールは脂質で水とは混ざらないため、血液中では水になじむリポたんぱく質（P.158参照）というカプセルに入っています。リポたんぱく質には「LDL」や「HDL」などのタイプがあり、たとえば「LDL コレステロール」は、「LDL」だけを酵素反応で処理して中のコレステロールを取り出して測ったもの。「HDL コレステロール」は「HDL」だけに反応する酵素を使って測るのです。

尿の検査にも生化学検査があります。尿生化学検査では、試験紙をつけてたんぱく質などを調べる簡易な検査と違い、化学反応などを使って尿に含まれる化学物質を詳しく調べます。血液の生化学検査と組み合わせることで、より詳しい情報を得ることができます。

第２章

糖質の代謝

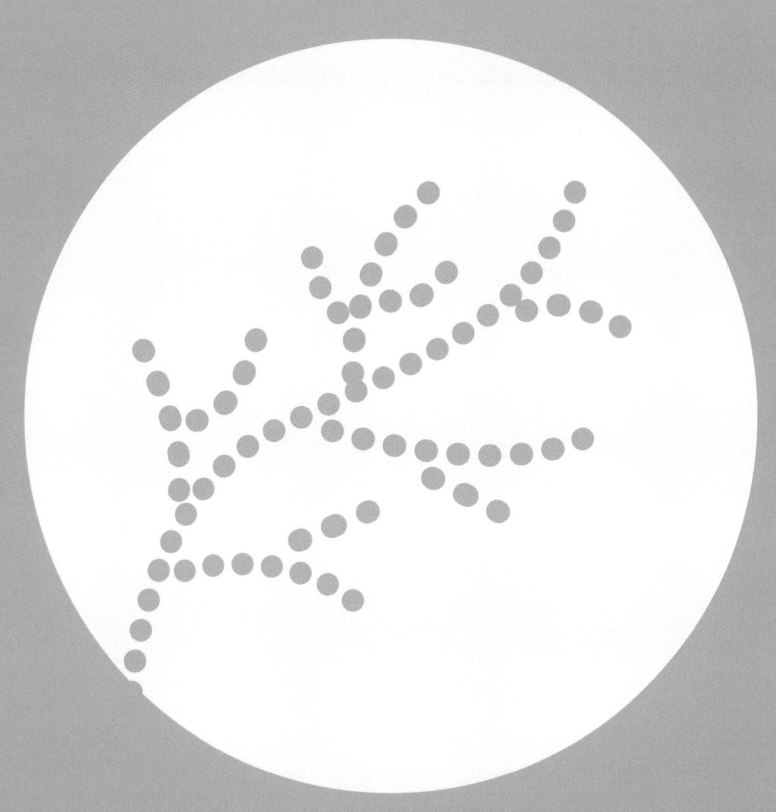

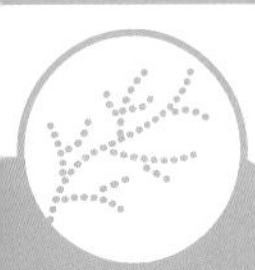

糖質とは何か

ポイント
- 糖質とは単糖(たんとう)とそれが複数つながった物質のこと
- 炭水化物のうちヒトが消化できるのが糖質
- 単糖のグルコースは生命活動に欠かせない物質

糖質はヒトの主要なエネルギー源

糖質とは、最小単位である**単糖**(たんとう)が複数つながってできた物質のことです。化学的には**アルデヒド基**か**ケトン基**を持ち、カルボニル基を除く全ての炭素がヒドロキシ基を持つ有機化合物(ゆうきかごうぶつ)と定義されています。Cm（H_2O）n で示されるものが多いので、「炭素(たんそ)の水和物」という意味で炭水化物とも呼ばれます。ただし栄養学的には、炭水化物のうちヒトが消化できるものを糖質、消化できないものを食物繊維(しょくもつせんい)と呼んでいます。糖質はごはんやパン、芋などに多く含まれていて、ヒトにとって最も利用しやすいエネルギー源です。

単糖類、二糖類、多糖類などに分類

単糖類（P.44参照）にはグルコース（ブドウ糖）、フルクトース（果糖(かとう)）、ガラクトースなどがあります。中でもグルコースは人体に欠かすことができない糖質です。たとえば脳はエネルギー源をほぼグルコースに依存しています。常時必要とされているので、食事から糖質を摂取(せっしゅ)していないときでも、糖の血中濃度（血糖値(けっとうち)）は常に一定レベル以上に保たれるしくみになっています。

単糖が２つつながったものを**二糖類**（P.48参照）といいます。最も身近な二糖は砂糖（スクロースまたはショ糖という）です。また単糖が３～10個程度（20個程度までとする場合もある）つながったものを**オリゴ糖**（P.48参照）、さらにたくさんの単糖がつながったものを**多糖**(たとう)（P.48参照）といいます。ごはんなどに含まれるデンプンや、筋肉などに貯蔵されているグリコーゲンは多糖類です。

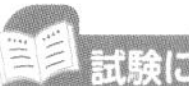

試験に出る語句

糖質
複数の水酸基と、アルデヒド基かケトン基を持つ有機化合物。

オリゴ糖
単糖が３～10個程度つながったもの。ただし何個つながっていればオリゴ糖と呼ぶかについては明確な定義がない。20個程度までとする場合もある。「オリゴ」はギリシャ語で「少ない」の意で少糖と呼ばれることもある。

多糖類
単糖がたくさんつながったもの。ヒトが利用できるのはデンプンとグリコーゲン。

メモ

ヒドロキシ基、アルデヒド基、ケトン基、カルボニル基
いずれも官能基。有機化合物にあり、その物質の性質を決めるもの。カルボニル基はCとOを持つ化合物で、アルデヒド基とケトン基がこのグループに分類される。

血糖値
血中のグルコース濃度。食後に上昇し、空腹時には低下するが、極端に下がると生命機能が維持できなくなるため、常にあるレベル以上に調節されている。

糖質の構造

糖質とは、分子に複数の水酸基と、アルデヒド基かケトン基を持つもの。「Cm (H20) n」で示されるものが多いため、炭水化物とも呼ばれる。

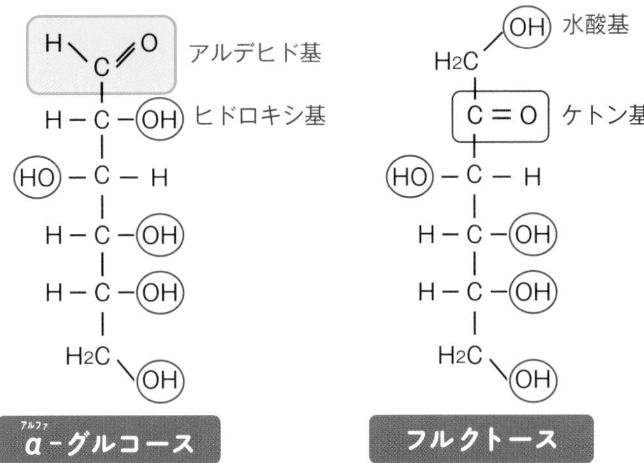

複数の水酸基と、アルデヒド基またはケトン基を持つ

糖質の一般式

$Cm\ (H_2O)\ n$ →炭（C）の、水（H_2O）和物＝炭水化物ともいう

糖質の栄養学的分類

栄養学的には、炭水化物のうちヒトが消化できるものを糖質、消化できないものを食物繊維と呼ぶ。

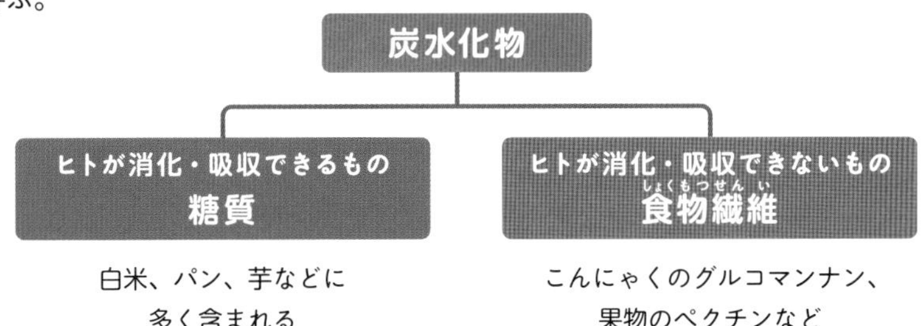

白米、パン、芋などに多く含まれる

こんにゃくのグルコマンナン、果物のペクチンなど

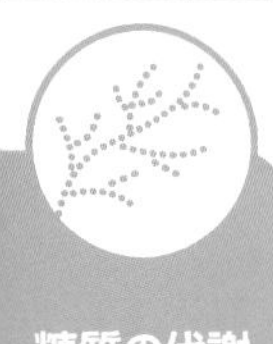

糖質の代謝

糖質の最小単位である単糖

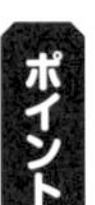

ポイント
- 単糖は糖質の最小単位で、炭素の数で「○炭糖」と呼ぶ
- 官能基によってケトースやアルドースに分類される
- 代表的なのはグルコース、フルクトース、ガラクトース

単糖は官能基や炭素の数などで分類される

糖質の最小単位となる物質が、単糖です。カルボニル基（ケトン基）を持つものはケトース、ホルミル基（アルデヒド基）を持つものはアルドースと呼ばれます。

単糖は、その物質を構成する炭素の数を頭につけて「○炭糖」と呼んで分類します。英語では、数を示す「トリ（3を表す）」「テトラ（4を表す）」といった言葉と語尾に糖を意味する「オース」をつけます。すなわち炭素が3つの単糖は三炭糖（トリオース）、炭素が4つなら四炭糖（テトロース）です。一般的な食品にも多く含まれ、ヒトもよく利用しているのは六炭糖（ヘキソース）のグルコース、フルクトース、ガラクトースです。

五炭糖以上の単糖は多くの場合、環状の構造をしています。化学的構造の特徴により、グルコースやガラクトースは六角形（六員環）、フルクトースは五角形（五員環）の輪をつくります。

主な六炭糖の特徴

最も身近な六炭糖は、グルコース（P.46参照）です。ブドウ糖と呼ばれています。

フルクトースは果糖とも呼ばれ、その名のとおり果物に多く含まれています。天然の糖の中では最も甘く、冷たいほど甘みが強くなるのが特徴です。

ガラクトースは、哺乳類の母乳に含まれる乳糖（ガラクトース＋グルコース）を構成する単糖です。乳腺では、グルコースをガラクトースに変換して乳糖をつくります。

試験に出る語句

単糖
糖質の最小単位。炭素の数で三炭糖、四炭糖、五炭糖、六炭糖と呼ぶ。

ケトース
官能基にカルボニル基（ケトン基）を持つ単糖。フルクトースはケトースである。

アルドース
官能基にホルミル基（アルデヒド基）を持つ単糖。グルコースやガラクトースはアルドースである。

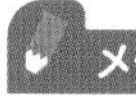

メモ

五員環、六員環
環状の構造をつくる化合物で、5個の原子が輪をつくっているものを五員環、6個の原子が輪をつくるものを六員環という。

乳糖不耐症
乳糖不耐症の人は、ラクトースを分解する酵素ラクターゼが不足している。そのため、未消化のラクトースが大腸まで運ばれてしまい、腹部膨満感や腹痛、ガスの発生が引き起こされる。

単糖の分類

単糖は糖質の最小単位となる物質。官能基によってアルドースやケトースに分類される。また炭素の数によって三炭糖（トリオース）、六炭糖（ヘキソース）などに分けられる。

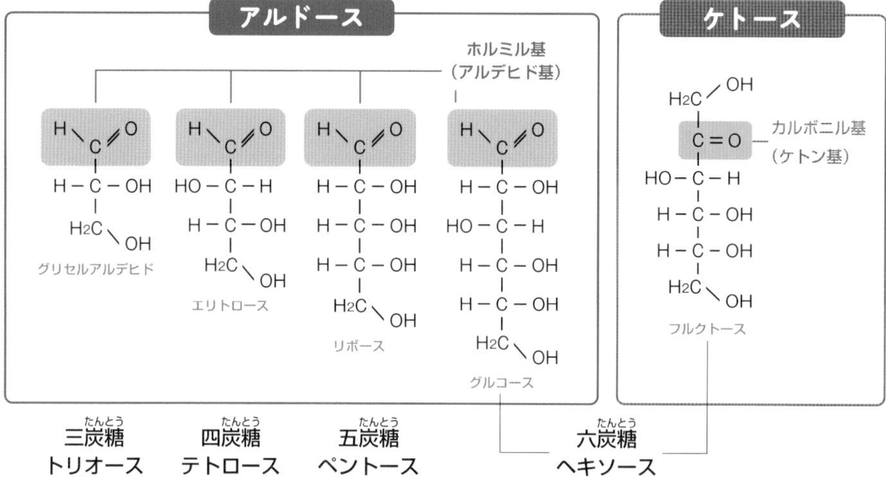

三炭糖 トリオース　四炭糖 テトロース　五炭糖 ペントース　六炭糖 ヘキソース

フルクトースとガラクトースの特徴

フルクトースとガラクトースは代表的な六炭糖で、フルクトースは五員環、ガラクトースは六員環をつくる。

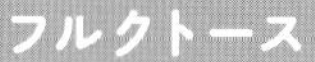

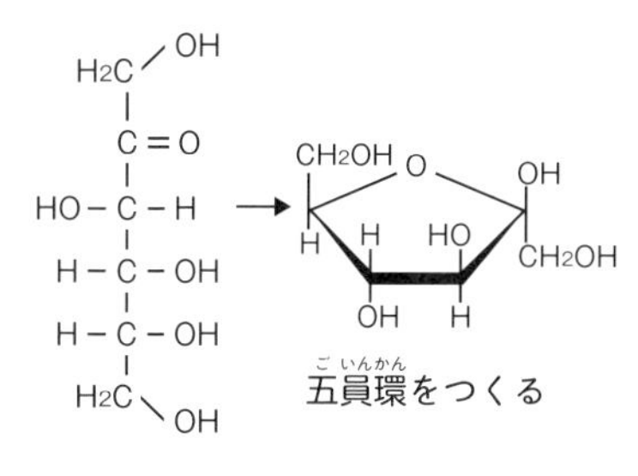

- 果物に多く含まれる
- 甘みが強い
- 冷たいほど甘みを感じる

ガラクトース

六員環をつくる

- グルコースと結合して乳糖になる
- 乳腺でグルコースを変換してつくる

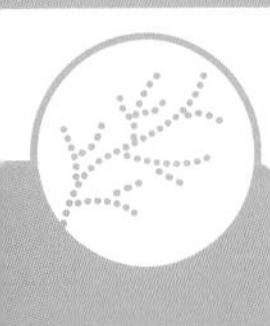

グルコースの特徴と利用

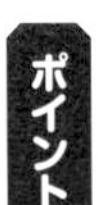

ポイント
- グルコースは六炭糖(たんとう)でアルドースである
- 生物にとって最も基本的で重要なエネルギー源である
- D体とL体があり、ヒトが利用できるのはD-グルコースである

最重要のエネルギー源でブドウ糖とも呼ばれる

グルコースはブドウ糖とも呼ばれます。炭素(たんそ)を6個持つ六炭糖(たんとう)で、ホルミル基（アルデヒド基）を持つアルドースの仲間です。グルコースは、ヒトだけでなくほとんどの生物にとって最も重要なエネルギー源です。ヒトは生きるためのエネルギーの半分以上をグルコースから得ていて、1日に160gほどのグルコースを消費しているといわれます。

グルコースが2つつながるとマルトース（麦芽糖(ばくがとう)）、グルコースとガラクトースがつながるとラクトース（乳糖(にゅうとう)）になります。また砂糖はグルコースとフルクトースがつながったものでスクロース（ショ糖）といいます。これら単糖(たんとう)が2つつながったものを二糖（P.48参照）といいます。またデンプンやグリコーゲン（P.50参照）、セルロースといった多糖(たとう)（P.48参照）はグルコースがたくさんつながったものです。基本単位は同じグルコースなのに違う物質になるのは、結合のしかたが違うためです。

ヒトが利用できるのはD-グルコース

グルコースには、D-グルコースとL-グルコースがあります。「D」は右、「L」は左という意味で、分子のC-5につくヒドロキシ基（-OH）がFisher投影図で示した場合に、右についているか左についているかを示しています。このD体とL体の構造は互いに鏡に映した関係にあり、このようなものを鏡像異性体(きょうぞういせいたい)といいます。そして私たちがエネルギー源として利用できるのはD体だけで、一般的にグルコースという場合はD-グルコースのことをさしています。

試験に出る語句

グルコース
代表的な単糖。ヒトを始めほとんどの生物がエネルギー源として利用する。D体とL体があり、エネルギーとして利用できるのはD体のみである。

鏡像異性体
互いに鏡に映したような反対の構造をしている一対の物質のこと。エナンチオマーともいう。

メモ

「D体」「L体」の意味
Dはラテン語で右側のという意味の「dextro」、Lは左側のという意味の「levo」の頭文字。

ちょっと一息

糖の甘み
D-グルコースが舌の味蕾にある受容体に結合すると、脳に電気信号が送られ「甘い」と感じる。ほかにも甘みを感じる物質が存在し、たとえばステビア属の植物から単離されるステビオシド（stevioside）は砂糖の数百倍の甘さがある。

グルコースの構造と特徴

グルコースはホルミル基（アルデヒド基）を持つアルドースで、炭素(たんそ)を6個持つ六炭糖(たんとう)（ヘキソース）である。鏡に映したように反対の構造を持つD体とL体がある。

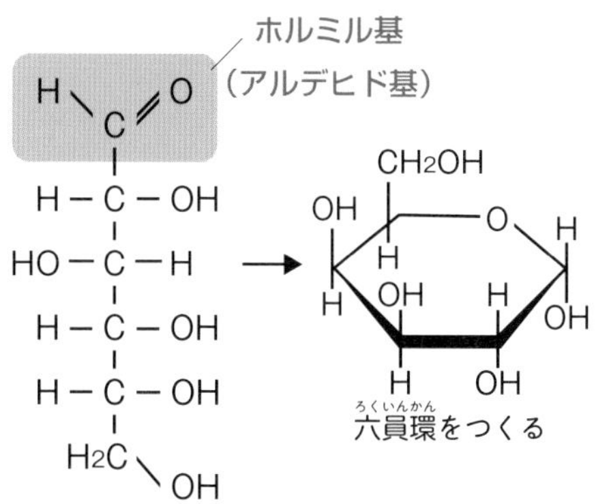

グルコースは六炭糖(たんとう)でありアルドースである。六角形の環状の形をつくる

鏡に映したようなD体とL体

CHO
H－C－OH
HO－C－H
H－C－OH
H－C－OH
CH2OH

CHO
HO－C－H
H－C－OH
HO－C－H
HO－C－H
CH2OH

D-グルコース　L-グルコース

C-5につくヒドロキシ基（-OH）が右のものがD体、左のものがL体

グルコースを含む二糖や多糖

グルコースは、グルコースやほかの単糖(たんとう)と結合して二糖をつくる。またデンプンやグリコーゲン、セルロースはグルコースがたくさんつながった多糖(たとう)である。

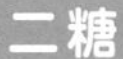

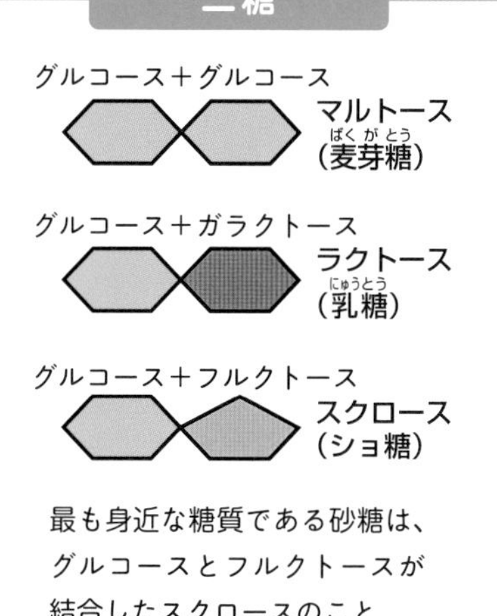

最も身近な糖質である砂糖は、グルコースとフルクトースが結合したスクロースのこと

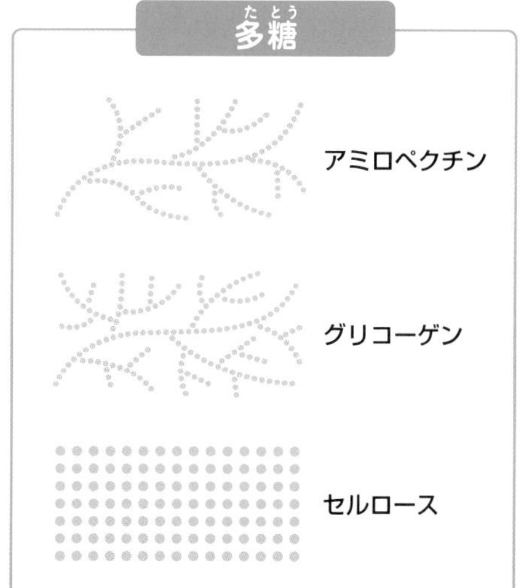

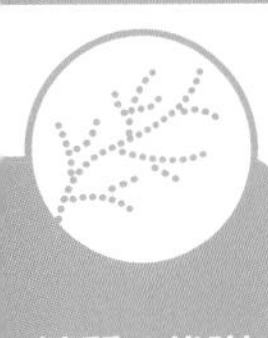

二糖・オリゴ糖・多糖

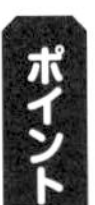

- 単糖が2個つながった二糖にはスクロースなどがある
- 単糖が3～10個つながったオリゴ糖の多くが消化できない
- 単糖がたくさんつながった多糖には消化できないものも多い

二糖とオリゴ糖の種類と特徴

単糖が２個つながったものを二糖といい、マルトース、ラクトース、スクロース、トレハロースなどがあります。マルトースとトレハロースはグルコースが２つつながったものですが、それぞれ結合のしかたが違います。

単糖が３～10個程度つながったものをオリゴ糖といいます。ラフィノース、マルトトリオースなどの三糖のほか、フラクトオリゴ糖、ガラクトオリゴ糖、イソマルトオリゴ糖などがあります。オリゴ糖の中にはヒトが消化・吸収できないものが少なくありません。そのかわり腸内細菌の栄養源となり、善玉の腸内細菌を増やして腸の調子を整える効果があります。

多糖の種類と特徴

単糖がたくさんつながったものを多糖といい、グリコーゲン（P.50参照）やデンプン、セルロース、デキストリンなどがよく知られています。これらのうちヒトがエネルギー源として利用できる多糖はデンプンとグリコーゲンで、いずれもグルコースがたくさんつながった物質です。セルロースもグルコースがつながったものですが、グルコースどうしの結合のしかたがデンプンなどと違い、その結合を切る酵素を持たないため消化・吸収できません。このように消化・吸収できない多糖は食物繊維と呼ばれます。

多糖は食べ物の粘度を上げたり、ゼリーのようにゲル化したり、安定化させたりする作用があり、食品や化粧品などにも利用されています。

試験に出る語句

腸内細菌
小腸・大腸の中にいる細菌。100兆個以上いるとされる。ヒトにとって有益な善玉菌、有害な悪玉菌と、状況によってどちらにもなる日和見（ひよりみ）菌に分けられる。ヒトが消化できない多糖を消化し、ある種のビタミンをつくる細菌がいる。

食物繊維
多糖のうちヒトが消化・吸収できないもの。セルロース、デキストリン、ペクチンなどがある。

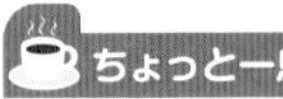

ちょっと一息

セルロース
丈夫な繊維状の物質で、植物の茎や幹を構成する成分。多くの脊椎動物は消化できないが、ウシなどの反芻動物はセルラーゼ（セルロースを分解する酵素）を分泌する微生物を胃に住まわせることによって消化を可能にしている。シロアリもセルロースを消化できるので、木材をダメにしてしまう。

二糖の種類と特徴

2個の単糖がつながったものを二糖という。最も身近な二糖はスクロース（砂糖）である。

物質	構成	特徴
マルトース	グルコース＋グルコース	麦芽糖。甘味料にも
ラクトース	グルコース＋ガラクトース	母乳に含まれる乳糖
スクロース	グルコース＋フルクトース	ショ糖。つまり砂糖
トレハロース	グルコース＋グルコース	餅などが硬くなるのを防ぐ
ラクツロース	ガラクトース＋フルクトース	慢性便秘に効果あり

オリゴ糖の種類と特徴

3～10個程度の単糖がつながったものをオリゴ糖という。腸内環境を整える働きがある。

物質	構成	特徴
ラフィノース	ガラクトース＋グルコース＋フルクトース	甘みは弱い。善玉腸内細菌のエサになりやすい
マルトトリオース	グルコース×3	和菓子の日持ちをよくする
フラクトオリゴ糖	グルコース＋フルクトース2～4個	虫歯になりにくい。甘みはやや控えめ
ガラクトオリゴ糖	グルコース＋ガラクトース2～5個	甘みは弱い。母乳にも含まれる
イソマルトオリゴ糖	グルコース2～3個	カロリーが高め。一部難消化性（一部は消化できる）

多糖の種類と特徴

単糖がたくさんつながったものを多糖という。糖のつながり方によって消化・吸収できるものとできないものがある。

物質	構成	特徴
グリコーゲン	たくさんのグルコース	筋肉や肝臓に貯蔵されている
デンプン		小麦粉やじゃがいもなど植物由来
セルロース		植物の細胞壁や繊維の成分。ヒトは消化不可能
デキストリン		つながっているグルコースの数はデンプンとマルトースの中間。一部は難消化性デキストリン

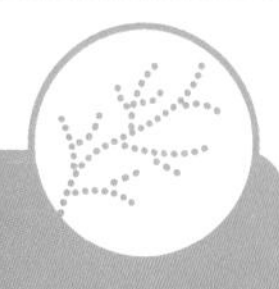

糖質の代謝

グリコーゲン

ポイント
- グリコーゲンはグルコースがたくさんつながったもの
- グリコーゲンは主に骨格筋(こっかくきん)と肝臓に貯蔵されている
- 運動時は筋のグリコーゲンからグルコースが切り離される

グリコーゲンは枝分かれしている

グリコーゲンは、グルコースがたくさんつながった物質です。デンプンもグルコースがつながった物質ですが、グリコーゲンは動物由来、デンプンは植物由来で、グリコーゲンはデンプンよりもつながるグルコースが圧倒的に多いのが特徴です。グリコーゲンは、大事なエネルギー源であるグルコースを体に貯蔵しておくための物質で、骨格筋(こっかくきん)に400g程度、肝臓に100g程度貯蔵されているほか、全身の細胞のほとんどが少量のグリコーゲンを持っています。

グルコースどうしはグリコシド結合と呼ばれる結合でつながっていて、全体として木の枝のような形になっています。ある酵素(こうそ)がグルコースを直線的につなげていき、別の酵素がそこに枝分かれをつくります。枝分かれをつくれば、一度により多くのグルコースをつなげることができ、大きな分子にしていくことができるのです。

骨格筋のグリコーゲンと肝臓のグリコーゲンの分解

骨格筋に蓄えられているグリコーゲンは、運動をすると酵素による分解が促進され、グリコーゲンから切り離されたグルコースはそのまま解糖系(かいとうけい)（P.56・58参照）に入り、エネルギー源として利用されます。

一方で肝臓に貯蔵されているグリコーゲンは、血糖値(けっとうち)が下がると膵臓(すいぞう)から分泌されるグルカゴン（P.72参照）の作用で活性化した酵素によって分解が始まります。そしてグリコーゲンから切り離されたグルコースは血中に放出され、血糖値が上がります。

試験に出る語句

グリコーゲン
グルコースがたくさんつながった多糖。主に骨格筋と肝臓に貯蔵されている。

グリコシド結合
糖質とほかの有機化合物が脱水結合したもの。グリコーゲンはグルコースどうしがグリコシド結合によってつながっている。

メモ

デンプン
植物由来の多糖。ジャガイモや小麦粉などに含まれる。グリコーゲン同様グルコースがたくさんつながった多糖だが、つながり方やグルコースの数が違う。

ちょっと一息

グルコースをグリコーゲンとして貯蔵する理由
肝細胞に貯蔵されているグリコーゲンの濃度は約0.01μMだが、グルコースに換算すると0.4M。もしグルコースで貯蔵されていたとすると、浸透圧が高くなりすぎて細胞を破壊するほどの水が細胞内に侵入してしまう。

グリコーゲンの構造

グリコーゲンはグルコースがグリコシド結合でたくさんつながったもの。途中でいくつもの枝分かれをつくり、大きな分子をつくっている。

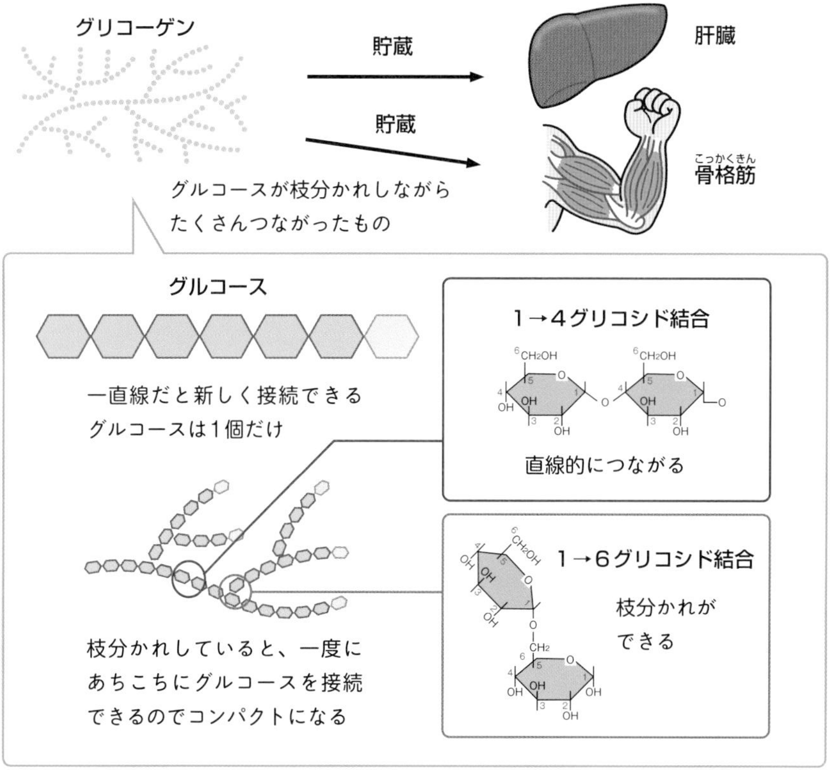

グリコーゲン

貯蔵 → 肝臓

貯蔵 → 骨格筋（こっかくきん）

グルコースが枝分かれしながらたくさんつながったもの

グルコース

一直線だと新しく接続できるグルコースは1個だけ

枝分かれしていると、一度にあちこちにグルコースを接続できるのでコンパクトになる

1→4グリコシド結合

直線的につながる

1→6グリコシド結合

枝分かれができる

グリコシド結合（グルコースどうしの場合）

糖質と有機化合物（ゆうきかごうぶつ）の脱水結合をグリコシド結合という。

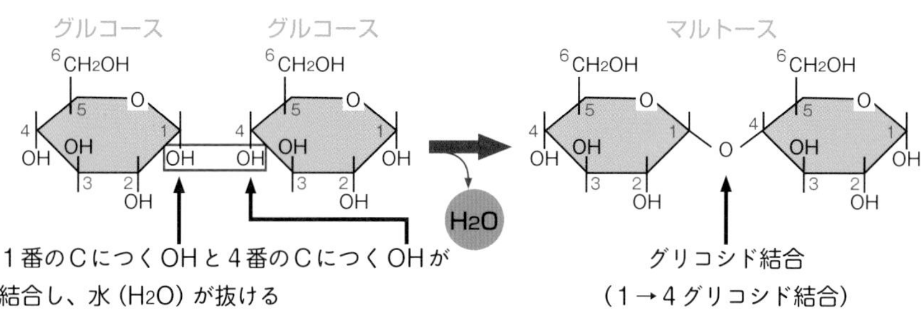

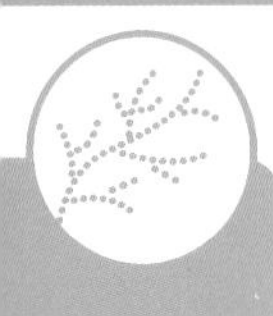

糖質の代謝

糖質の消化と吸収のしくみ

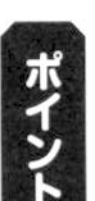

ポイント

- 唾液のアミラーゼが多糖類をランダムに切断する
- 膵液のアミラーゼで二糖にし、膜消化で単糖にする
- 単糖は小腸で吸収され、血管に入り肝臓に送られる

飲食物の糖質は単糖に分解されて吸収される

食べ物や飲み物に含まれる糖質は、多くの場合、スクロースやフルクトースなどの二糖、または多糖のデンプンの形をしています。もちろん、グルコースなどの単糖も含まれています。それらの糖質は全て消化管を通る間に酵素の働きによって消化され、単糖まで分解されてから小腸で吸収されます。

食べ物が口の中で咀嚼されると、唾液に含まれる糖質分解酵素のアミラーゼが作用し、ランダムに糖の結合部分を切断していきます。ごはんなどを長く噛んでいると徐々に甘みを感じるようになるのは、多糖が分解され、甘みを感じるサイズまで分解されるからです。ただし口腔内に滞在する時間は短いので、消化はそれほど進みません。

糖質の消化・吸収は主に小腸で行われる

胃の中は強酸性なので、食べ物が胃に入ると唾液のアミラーゼの活性は失われ、糖質の消化は止まります。次に食べ物が十二指腸に入ると、膵液の作用で酸が中和されるとともに膵臓から出るアミラーゼによって糖の結合が切断されていき、二糖にまで分解されます。

十二指腸から小腸に入ると、二糖は小腸粘膜の表面に並ぶ吸収上皮細胞の表面で最終的な消化を受けて単糖になります。これを膜消化といい、膜消化を行う酵素は総称してジサッカリダーゼといいます。

そして単糖は小腸の吸収上皮細胞に吸収され、血管に入って肝臓に送られます。

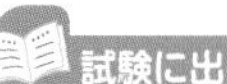

試験に出る語句

アミラーゼ
糖質を分解する消化酵素。唾液や膵液に含まれる。

膵液
膵臓から分泌される消化液で、十二指腸に注ぎ込んでいる。糖質だけでなくたんぱく質や脂質を分解する消化酵素も含む。アルカリ性。

吸収上皮細胞
小腸粘膜の表面に並ぶ細胞。微絨毛を持ち、その表面にある酵素で膜消化を行い、栄養素を吸収する。

ジサッカリダーゼ
二糖を単糖に分解する消化酵素の総称。スクロースをグルコースとフルクトースにするスクラーゼ、マルトースを２つのグルコースにするマルターゼなどがある。

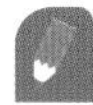

メモ

胃の中は強酸性
胃の中は胃液によって強酸性になっている。そのため唾液のアミラーゼは活性を失う。また胃液には糖質を分解する消化酵素は含まれていない。

糖質の消化と吸収

飲食物に含まれる糖質には二糖や多糖が多い。多糖は唾液や膵液のアミラーゼで二糖にまで分解される。二糖は小腸粘膜表面での膜消化で単糖に分解され、吸収される。

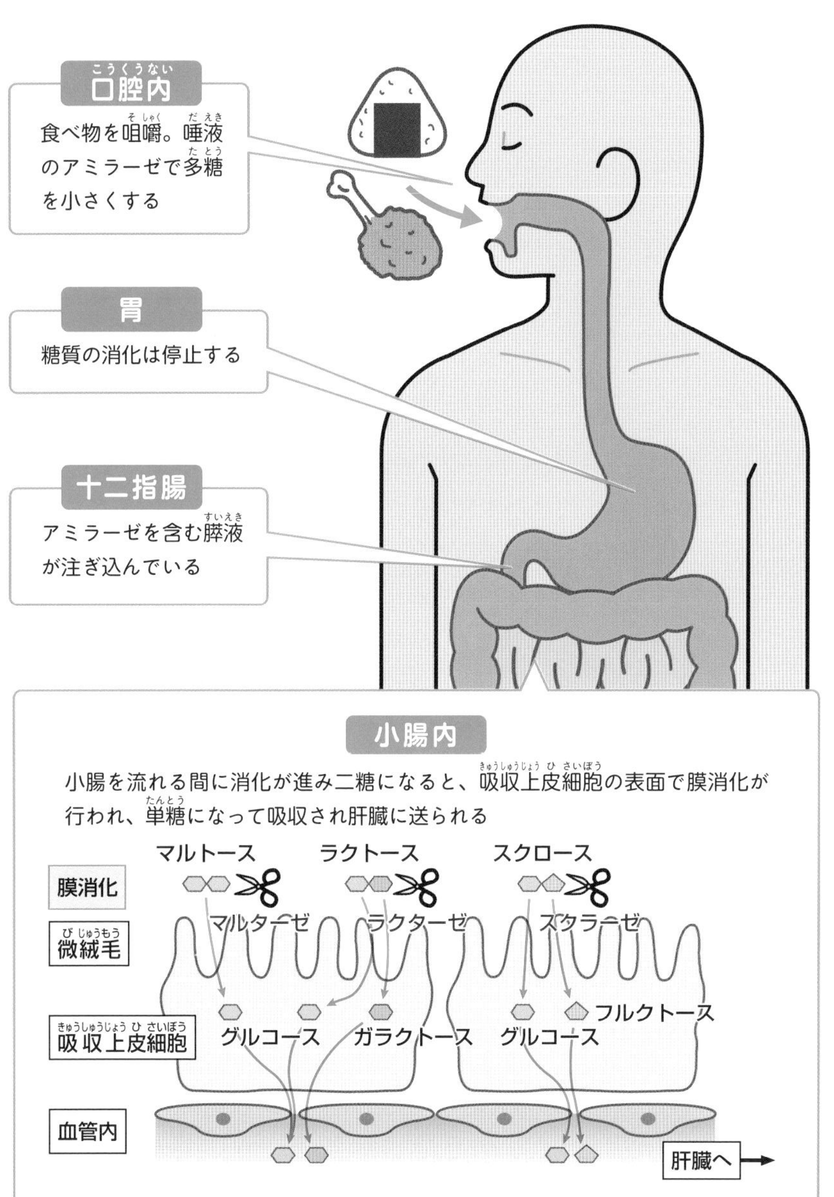

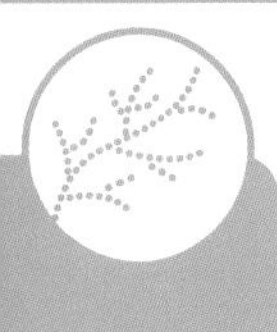

糖質代謝の全体像とATP

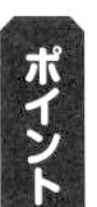

- 糖質代謝はエネルギー代謝の基本中の基本
- 解糖系、TCA回路、電子伝達系で構成される
- ATPのリン酸結合は高いエネルギーを持つ

糖質代謝を構成する3要素

糖質、とりわけグルコースはヒトにとって最も重要かつ利用しやすいエネルギー源です。脂質や、ときにはたんぱく質もエネルギー源として利用しますが、その場合もたんぱく質や脂質からグルコースをつくったり、グルコースを代謝する過程でできる**代謝産物**と同じ物質にしたりして利用しています。つまりグルコースの代謝はヒトのエネルギー代謝の基本中の基本なのです。

グルコースを代謝するプロセスは**解糖系**（P.56・58参照）と**TCA回路**（P.60・62参照）、**電子伝達系**（P.64参照）の3要素で構成されています。解糖系でグルコースを2個のピルビン酸にし、そのピルビン酸をTCA回路で代謝してエネルギーを取り出し、そのエネルギーを電子伝達系でいつでも使える**ATP**（アデノシン三リン酸）の形にします。解糖系より、TCA回路と電子伝達系の方がより大きなエネルギーを取り出すことができます。

使えるエネルギーが封じ込められているATP

ATPはアデニンとリボースからなるアデノシンに3個のリン酸が結合した物質で、リン酸の結合部に高いエネルギーを持っています（高エネルギーリン酸結合）。ヒトはATPのリン酸を1個切り離し**ADP**（アデノシン二リン酸）にして取り出したエネルギーを利用して生きています。ただし、必要な場合にはもうひとつリン酸結合を切って**AMP**（アデノシン一リン酸）にして、エネルギーを取り出すこともあります。

試験に出る語句

解糖系
グルコースを2個のピルビン酸にするプロセス。酸素があってもなくても反応は進む。細胞質で行われる。

TCA回路
解糖系でできた物質を次々に変換して二酸化炭素と水にするプロセスでエネルギーを取り出す。ミトコンドリアの中で行われ、たくさんのエネルギーが得られる。

電子伝達系
TCA回路で取り出したエネルギーをATPの形にするプロセス。ミトコンドリアの中で行われる。

ATP
アデノシン三リン酸。アデノシンに3つのリン酸が結合している。リン酸結合の部分に高いエネルギーを持つ。

メモ

アデノシン
アデニン（塩基）とリボース（五炭糖）からなる物質。

リボース
単糖。五炭糖であり、アルドース。核酸の成分にもなる。

糖質代謝の全体図（概念）

糖質代謝は、解糖系（かいとうけい）とTCA回路、電子伝達系で構成される。

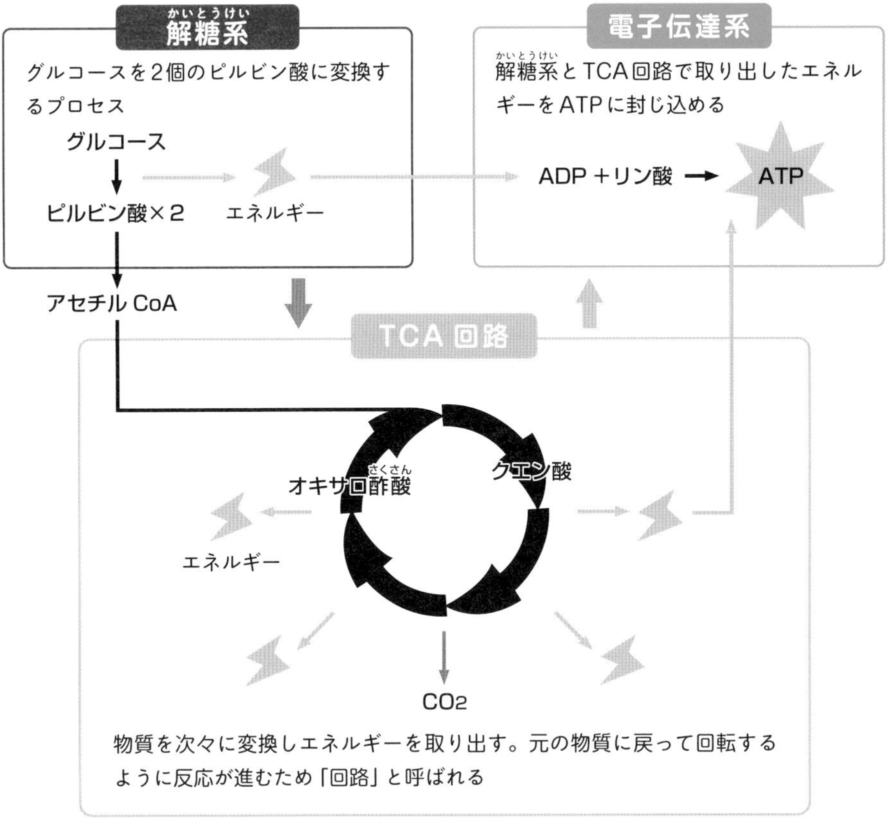

解糖系（かいとうけい）
グルコースを2個のピルビン酸に変換するプロセス
グルコース
ピルビン酸×2
エネルギー
電子伝達系
解糖系（かいとうけい）とTCA回路で取り出したエネルギーをATPに封じ込める
ADP＋リン酸
ATP
アセチルCoA
TCA回路
オキサロ酢酸（さくさん）
クエン酸
エネルギー
CO2
物質を次々に変換しエネルギーを取り出す。元の物質に戻って回転するように反応が進むため「回路」と呼ばれる

ATPの構造

ATPとはアデノシン三リン酸のこと。リン酸結合に高エネルギーが封じ込められている。

アデニン
リボース
高エネルギーリン酸結合
NH2
N
C
N
CH
HC
O
CH2 − O — P — O 〜 P — O 〜 P — OH
OH
H
リン酸
リン酸
リン酸
アデノシン

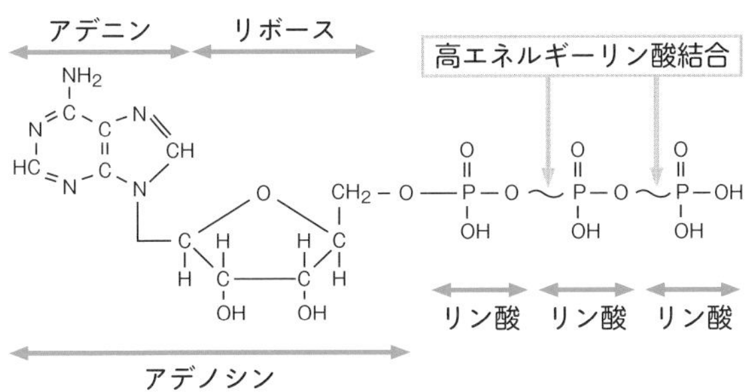

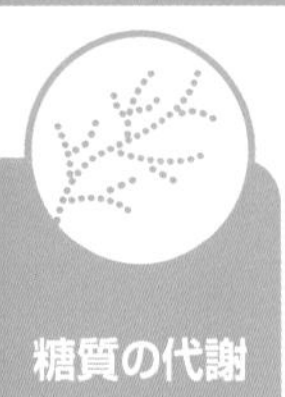

糖質の代謝

解糖系① 解糖系の概要

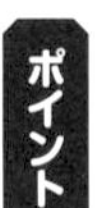

ポイント

- 解糖系(かいとうけい)はグルコースを2個のピルビン酸にするプロセス
- 解糖系は全ての細胞の細胞質(さいぼうしつ)で行われる
- 解糖系では2個のATPと2個のNADHが得られる

解糖系は酸素がなくても進行する

解糖系(かいとうけい)はグルコースを2個のピルビン酸にまで分解するプロセスです。解糖系は全ての細胞の細胞質(さいぼうしつ)で行われています。解糖系の反応は酸素がない環境でも酸素がある環境でも進みますが、酸素の有無によってプロセスの終わりが変わります。酸素がある環境では、最終段階でできたピルビン酸はTCA回路（P.60参照）に入ります。酸素がない環境ではピルビン酸は乳酸(にゅうさん)に変換され、その乳酸は肝臓でグルコースに変換するのに使われます（P.70参照）。

解糖系で得られるエネルギー

解糖系の反応は、前半と後半に分けることができます。前半はいわば準備段階で、エネルギーは取り出さず、逆に2個のATPを消費します（P.58参照）。

後半では、エネルギーとして4個のATPと2個のNADHという物質をつくります。NADHはNAD^+という物質が1個の水素原子（H^+）と2個の電子をもらって還元されたものです。逆に、NADHが水素原子や電子を手放して酸化されるとNAD^+に戻ります。NAD^+とNADHは解糖系とそのあとのTCA回路で重要な役割を担います。代謝のプロセスで取り出されたエネルギーは水素原子や電子の形でNADHが保持し、ATPを合成する電子伝達系（P.64参照）へと運ばれ、さらに電子伝達系のスイッチがONにされるのです。解糖系で得られるエネルギーを前半と後半で相殺すると、2個のATPと2個のNADHが得られることになります。

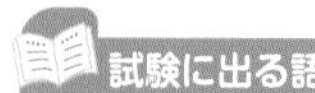

試験に出る語句

解糖系
六員環のグルコース(glucose)が2つの三員環に開裂(lysis)するので解糖系（glycolysis）と呼ばれる。

NADH、NAD^+
ニコチンアミドアデニンジヌクレオチド。NAD^+は酸化型で、水素原子1個と電子2個を受け取って還元されると還元型のNADHになる。NADHはエネルギーを電子伝達系に運ぶ。

解糖系は前半と後半に分けられる

解糖系は、１個のグルコースから２個のピルビン酸をつくるプロセスで、２個のNADHと２個のATPを取り出すことができる。詳細は次の項目で解説する。

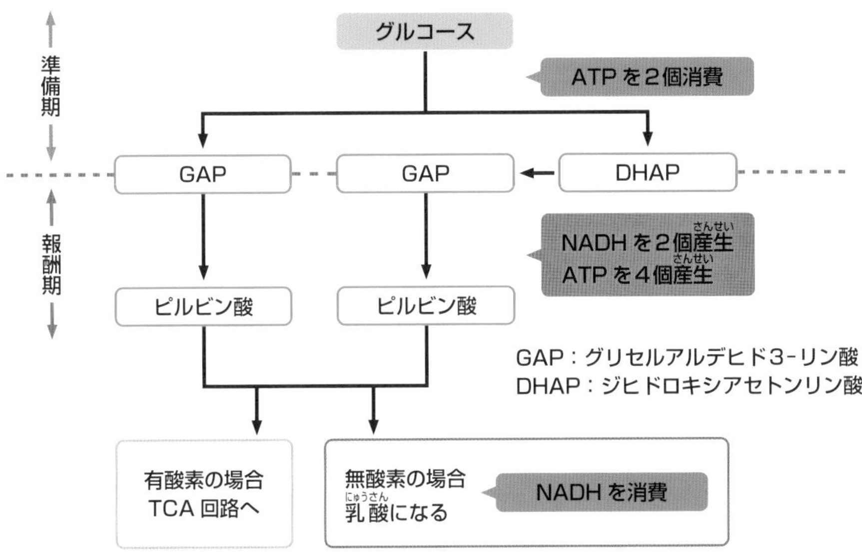

NAD⁺、NADHとは

NAD^+とNADHはニコチンアミドアデニンジヌクレオチドという物質。

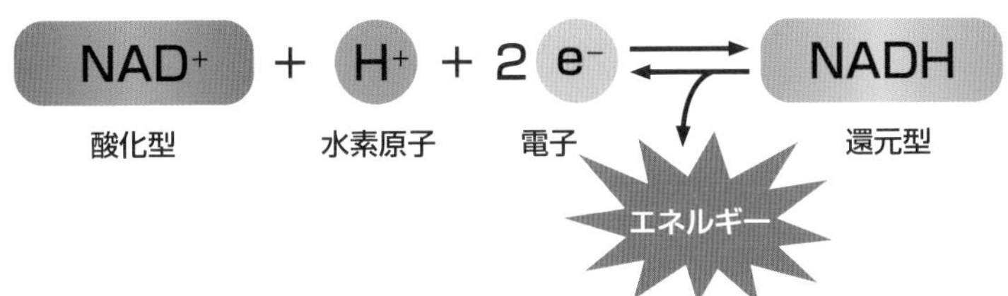

Athletics Column

乳酸は筋疲労を招く物質ではない

以前は、筋疲労は激しい運動で乳酸が生じて筋に溜まるのが原因といわれていました。しかし乳酸は血流に乗って肝臓に運ばれ、筋肉内にとどまるわけではないため、筋疲労を引き起こすことはありません。筋疲労の原因は、運動による筋グリコーゲンの減少や、乳酸ができるプロセスで生じる水素イオンで筋が酸性に傾くことと考えられています。

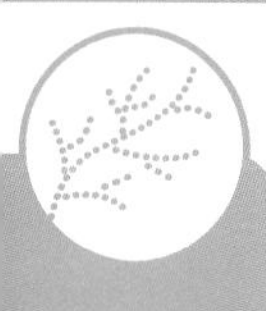

解糖系② 解糖系のプロセス

ポイント
- 解糖系(かいとうけい)の前半ではATPを2個消費する
- 解糖系の後半では2個のNADHと4個のATPが産生(さんせい)される
- 前半と後半の合計で2個のNADHと2個のATPができる

解糖系の前半はエネルギーを消費する準備期間

前半の準備期間ではATPを2個消費し、六炭糖(たんとう)が2つの三炭糖に分解されます。細胞内に入ったグルコースは**細胞質基質**(さいぼうしつきしつ)ですぐに**リン酸化**され、**グルコース 6-リン酸(G6P)**になります。この過程でATPを1個消費します。グルコース 6-リン酸になると細胞膜(さいぼうまく)を抜けて細胞外に出ることができなくなります。そして次々に酵素(こうそ)の作用を受け、グリセルアルデヒド3-リン酸(GAP)とジヒドロキシアセトンリン酸(DHAP)という相互に変換可能な2つの物質ができます。この過程でさらにATPを1個消費します。

解糖系の後半でエネルギーを取り出す

解糖系の後半はGAPがピルビン酸になるまでのプロセスです。まずGAPが1,3-ビスホスホグリセリン酸(1,3BPG)になるところで**NADH**(P.56参照)が1個、次に1,3BPGが3-ホスホグリセリン酸(3PG)になるときにATPが1個、その後ホスホエノールピルビン酸がピルビン酸になるときにATPが1個できます。つまりこのプロセスではNADHが1個と2個のATPができます。

解糖系の前半でグルコースからGAPとDHAPができますが、DHAPはGAPに変換できるので、「GAP→ピルビン酸」の過程で得られるATPとNADHは2倍になります。したがって解糖系の後半ではNADHが2個と4個のATPができることになります。そして前半の2個のATP消費と相殺すると、解糖系全体では2個のNADHと2個のATPができる計算になります。

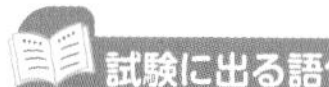

試験に出る語句

細胞質基質
細胞質ゾル(P.14参照)。細胞内の核と細胞小器官を除いた部分。

リン酸化
リン酸基をくっつけること。

グルコース 6-リン酸
G6Pと表記することがある。グルコースの6番目のCにリン酸基をつけた(リン酸化)もの。この形になると細胞から外に出られなくなる。

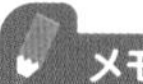

メモ

解糖系
六炭糖のフルクトース1,6-ビスリン酸が2つの三炭糖に開裂(lysis)するので解糖系(glycolysis)と呼ばれる。

準備期
準備期では、ATPの高エネルギーリン酸結合をグルコースに移してから開裂することで、高エネルギーリン酸結合を持つ三炭糖が2つできる。

報酬期
準備期で用意した高エネルギーリン酸結合を用いて、ATP 4個とNADH 2個を生成する。

解糖系のプロセスとエネルギー産生

解糖系(かいとうけい)の前半は、グルコースを変換する過程でエネルギーを消費する。後半では物質を変換しながらエネルギーを産生(さんせい)し、最終的に2個のピルビン酸ができる。

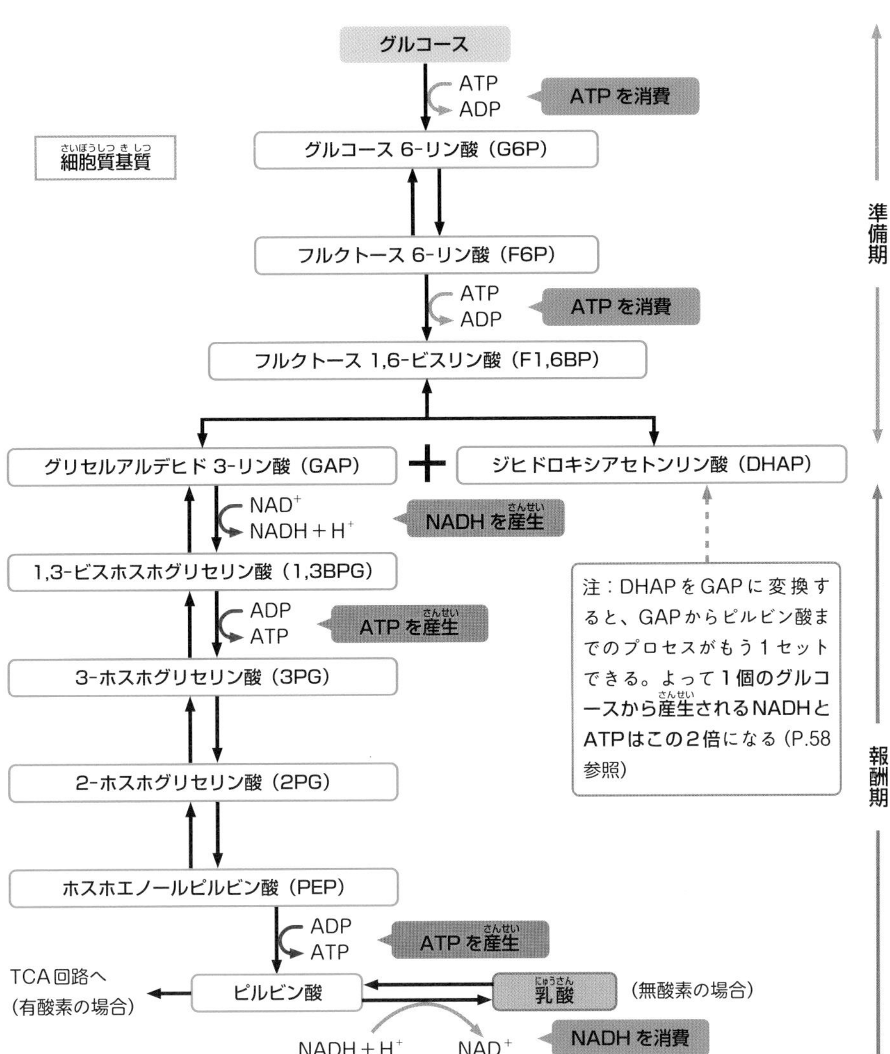

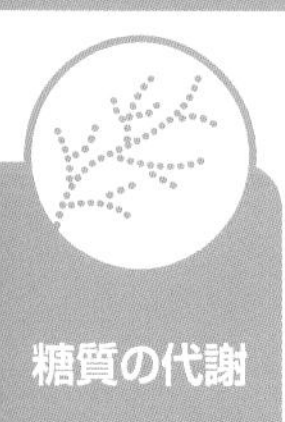

糖質の代謝

TCA回路① 解糖系からTCA回路

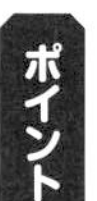

ポイント
- 有酸素の環境下では解糖系からピルビン酸がTCA回路に入る
- TCA回路では解糖系よりも多くのエネルギーが得られる
- TCA回路でATPが直接産生されるわけではない

酸素がないとピルビン酸は乳酸に変換される

解糖系でできたピルビン酸は、そこに酸素が十分にあれば**TCA回路**に入ってさらなる代謝を受けます。しかし酸素が十分にないとTCA回路には入らず乳酸に変換され、肝臓に送られて利用されます（P.70参照）。これには**NADH**と**NAD⁺**（P.56参照）が関係しています。

細胞質内のNAD⁺の量は限られていて、NADHに還元されたままでは、それ以上水素原子や電子を受け取れず、解糖系がストップしてしまいます。そこで、NADHを酸化してNAD⁺に戻す必要があります。酸素があればTCA回路中でNADHはNAD⁺に戻りますが、酸素がないときは、ピルビン酸を還元して乳酸にすることで、同時にNADHを酸化しNAD⁺に戻します。

TCAはトリカルボン酸の頭文字

TCA回路では、オキサロ酢酸とアセチルCoAから生成されたクエン酸が、次々に酸化されながらオキサロ酢酸に戻る循環型回路です。そのためオキサロ酢酸は実質的に消費されず、アセチルCoAのみが消費されます。名称の「TCA」は、3つのカルボキシ基を持つ物質という意味のtricarboxylic acid（トリカルボン酸）の頭文字です。回路の重要な物質である**トリカルボン酸**は**クエン酸**とも呼ばれるので、TCA回路はクエン酸回路とも呼ばれます。

実はTCA回路では**ATP**（P.54参照）は産生されません。TCA回路で取り出されたNADHなどの物質が**電子伝達系**（P.64参照）に運ばれ、そこでATPが合成されます。

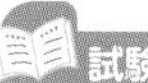

試験に出る語句

TCA回路
名称はトリカルボン酸のtricarboxylic acidの頭文字。解糖系でできたピルビン酸を取り込み、何段階もの酵素反応で変換しながら、より多くのエネルギーを取り出す。

トリカルボン酸
3つのカルボキシ基を持つ物質という意味。クエン酸など。

メモ

TCA回路の別名
クエン酸回路。また、これを発見した人の名前からクレブス回路ともいう。

炭素数で見るTCA回路
四炭素のオキサロ酢酸に、アセチルCoAの2つの炭素が結合し、六炭素のクエン酸となる。その後2回の脱炭酸（CO_2）が起き、四炭素のオキサロ酢酸に戻る。

ちょっと一息

ピルビン酸はアルコールのもとになる
ビール酵母やパン酵母のような微生物では、ピルビン酸をエタノールとCO_2に分解するアルコール発酵が起きる。

ピルビン酸の行方

解糖系(かいとうけい)でできたNADHは、酸化してNAD⁺に戻す必要がある。酸素があればNADHの酸化にピルビン酸は関与せずそのままTCA回路に入るが、酸素がないときはNADHを酸化するため、ピルビン酸を乳酸(にゅうさん)に還元する。

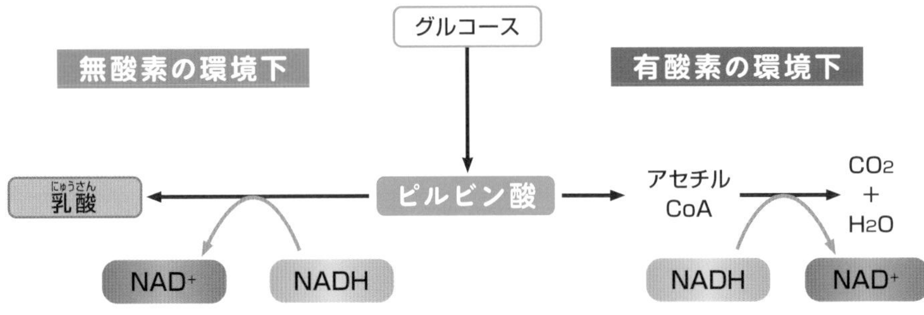

TCA 回路の概要

TCA回路では、次々に物質を変換しながらエネルギーを取り出す。反応によって生じるオキサロ酢酸(さくさん)は再度クエン酸になり、反応は無限に回転するため回路と呼ばれる。

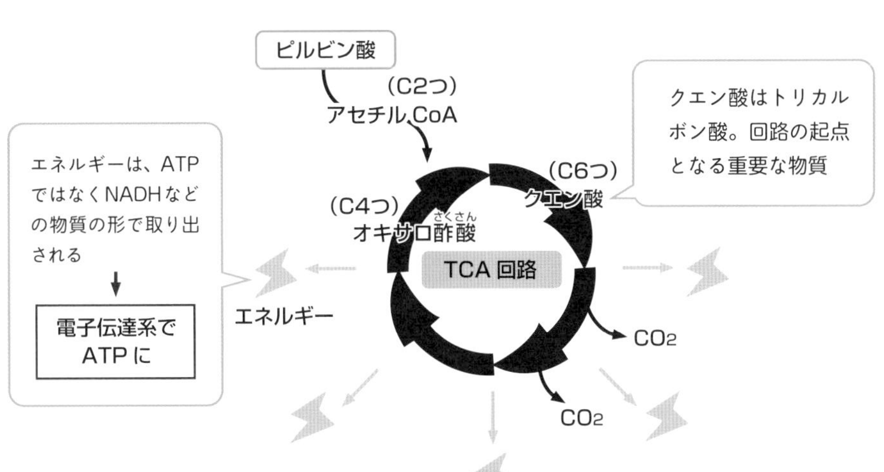

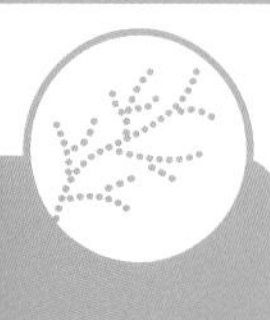

TCA回路② エネルギー産生

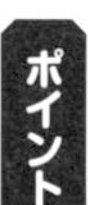

- TCA回路はミトコンドリアの内膜で行われる
- アセチルCoAとオキサロ酢酸からできるクエン酸が起点
- エネルギーはATPではなくNADHなどの形で取り出される

クエン酸からオキサロ酢酸へ

TCA回路で働くたくさんの酵素は、ミトコンドリアの内膜内にあります。解糖系で生成されたピルビン酸は、酸素がある環境下ではミトコンドリアに運ばれ、まずアセチルCoAになります。このとき、1個のNADHが取り出されます。そして、このアセチルCoAのアセチル基に由来する2個の炭素がオキサロ酢酸に組み込まれると、クエン酸になります。ここを起点に次々に酵素が働いて物質が変換されていき、クエン酸→イソクエン酸→α-ケトグルタル酸→スクシニルCoA→コハク酸→フマル酸→リンゴ酸を経てオキサロ酢酸に戻ります。

グルコース1個から得られるエネルギー

TCA回路が1回転するとエネルギーは、NADHが3個、$FADH_2$というエネルギーを保持する物質が1個、ATPと同様リン酸結合にエネルギーを持つGTPという物質が1個取り出されます。さらにNADHが取り出される際はいっしょに水素原子（H^+）が1個取り出されます。またこの過程では2個の二酸化炭素ができ、排出されます。したがってTCA回路での1回転で取り出されるエネルギーは、NADHが3個、$FADH_2$が1個、GTPが1個になります。ただし、グルコース1個からピルビン酸は2個（P.56参照）できるため、グルコース1個から得られるエネルギーはNADHが8個、$FADH_2$が2個、GTPが2個になります。そしてNADHと$FADH_2$は電子伝達系に送られ、ATPの合成に使われます。

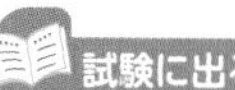

試験に出る語句

TCA回路
ピルビン酸を変換したアセチルCoAを取り込み、何段階もの酵素反応で変換しながら、より多くのエネルギーを取り出す回路。クエン酸回路ともいう。

クエン酸
トリカルボン酸の仲間。アセチルCoAとオキサロ酢酸から合成され、TCA回路の起点となる。

メモ

$FADH_2$、FAD
フラビンアデニンジヌクレオチド。FADが2個の水素原子と2個の電子を受け取って還元されると$FADH_2$になる。水素原子と電子を手放して酸化されるとFADに戻る。

GTP
グアノシン三リン酸。ATPと同様、リン酸結合にエネルギーを持つ。酵素の作用でATPに変換される。

TCA 回路の反応

TCA回路には、ピルビン酸を変換したアセチルCoAが取り込まれ、オキサロ酢酸と合成されてクエン酸ができる。これを起点にいくつもの酵素の働きで物質が変換され、エネルギーや二酸化炭素が取り出される。

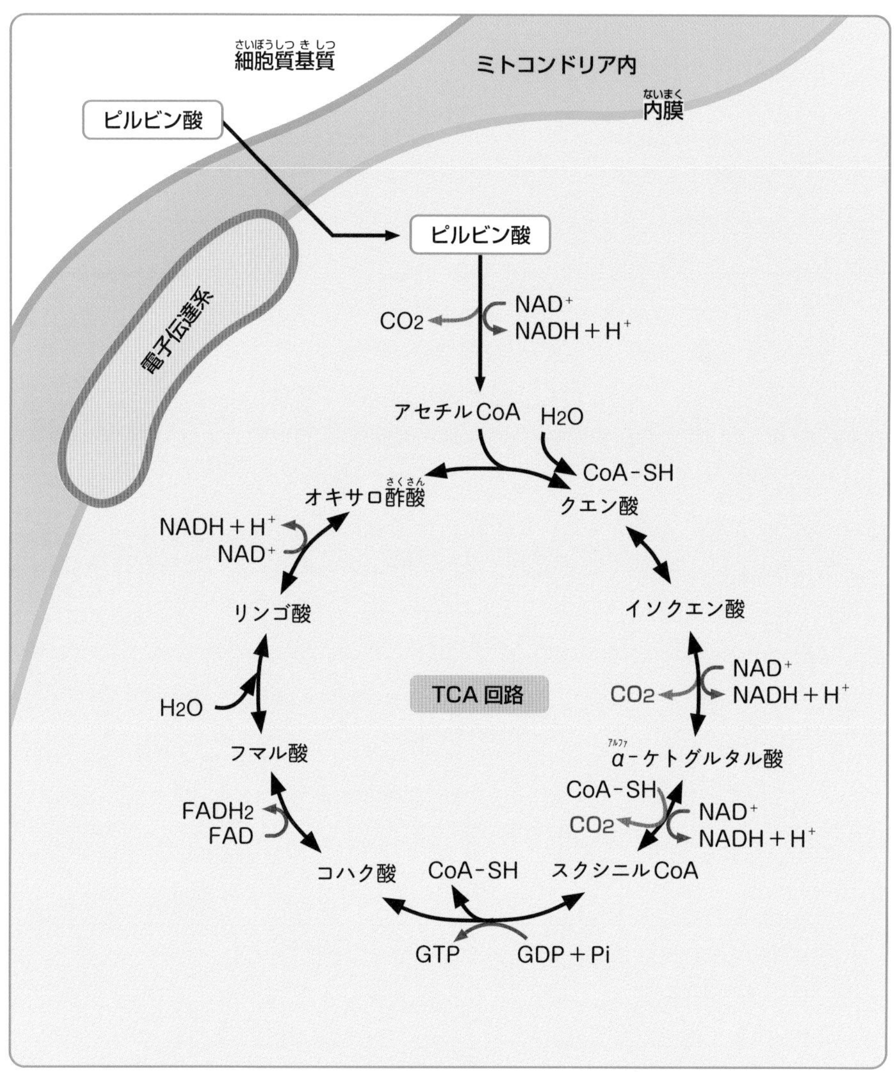

このプロセスで取り出されたNADHと$FADH_2$とH^+は電子伝達系に送られてATP合成に使われる。GTPは酵素の働きでATPとなる

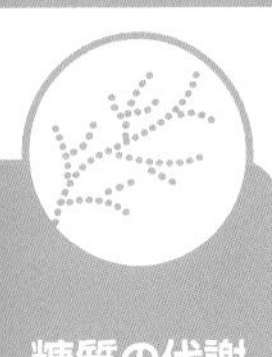
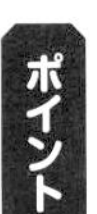

糖質の代謝

酸化的リン酸化

ポイント
- 電子伝達系はミトコンドリアの内膜（ないまく）に埋まっている複合体
- 電子が複合体のポンプを駆動し水素イオンが汲み出される
- 水素原子が内膜内外の濃度差で流れ込みATP合成酵素（こうそ）を動かす

複合体に電子が伝わるとプロトンポンプが作動する

NADHや$FADH_2$の形をしたエネルギーは、**電子伝達系**でATPに変換されます。

NADHや$FADH_2$によってH^+を汲み出し、H^+の電気化学的勾配をATPに変換します（**化学浸透説**）。電子伝達系はミトコンドリアの内膜（ないまく）に埋まっている複合体と呼ばれるたんぱく質で、I、II、III、IVとATP合成酵素（こうそ）（複合体Vとする場合も）があります。複合体IとIIIとIVは水素イオン（H^+、プロトン）を内膜内から内膜と外膜（がいまく）の間の膜間腔（まくかんくう）に汲み出すことから**プロトンポンプ**と呼ばれ、NADHからの電子が伝わっていくのをきっかけに水素原子を汲み出します。複合体IIにはプロトンポンプの働きはなく、$FADH_2$から電子を受け取り、複合体IIIとIVに流してそれぞれを駆動させます。

水素原子の流れがATP合成酵素を回転させる

プロトンポンプの作用で水素イオンの濃度は膜間腔の方が高くなります。すると今度は濃度が高い方から低い方へ、水素イオンが**ATP合成酵素**を通って流れ込みます。その勢いでATP合成酵素が回転し、そのエネルギーでATPが合成されます。これで解糖系とTCA回路で取り出したエネルギーが、ATPのリン酸結合に封じ込められたことになります。この一連のプロセスが**酸化的リン酸化**です。

理論上、1個のNADHからは3個、$FADH_2$からは2個のATPができるので、1個のグルコースから生成されるATPは合わせて38個になります。

試験に出る語句

電子伝達系
ミトコンドリア内膜に埋まるいくつかのたんぱく質の複合体。解糖系・TCA回路で取り出したエネルギーをATPに封じ込める。

プロトンポンプ
プロトンとは水素イオン（H^+）のことで、電子伝達系の複合体I、III、IVにあるプロトンを汲み出すポンプ。

ATP合成酵素
ミトコンドリア内膜に埋まるたんぱく質の複合体。複合体Vとする場合がある。水素イオンが中を流れる勢いで回転し、ATPを合成する。

酸化的リン酸化
NADHや$FADH_2$を酸化して、取り出したエネルギーでADPをリン酸化してATPを合成することで封じ込める一連のプロセスのこと。

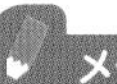

メモ

電子伝達系の別名
電子の流れで、反応が鎖のように次々につながって起こるため、呼吸鎖とも呼ばれる。

プロトンポンプが水素イオンを汲み出す

解糖系とTCA回路で取り出したNADHなどの電子が複合体を流れると、プロトンポンプが駆動、水素イオンが内膜内から膜間腔に汲み出される。

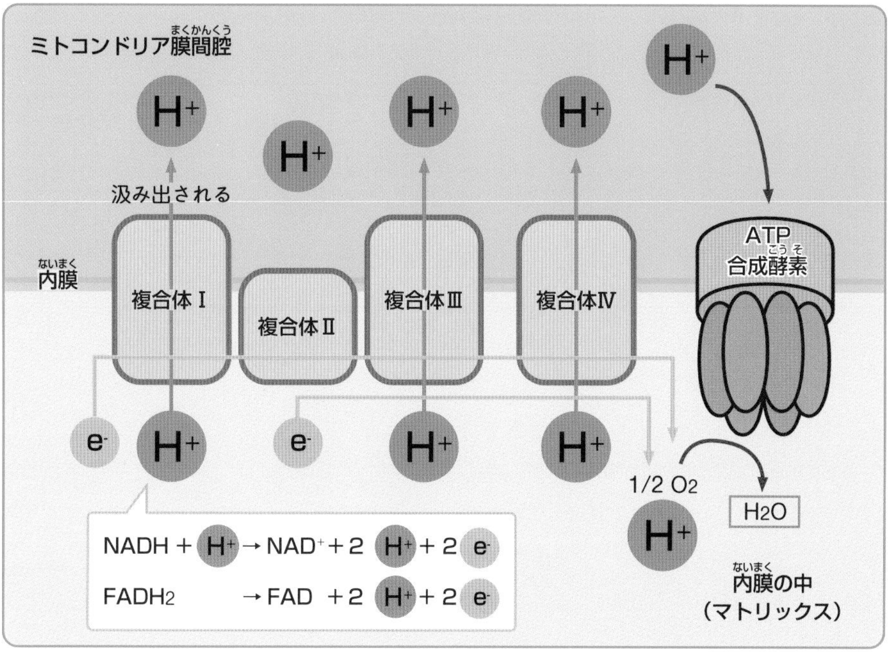

ミトコンドリア膜間腔

汲み出される

内膜

複合体Ⅰ　複合体Ⅱ　複合体Ⅲ　複合体Ⅳ

ATP合成酵素

$1/2\ O_2$ → H_2O

NADH ＋ H^+ → NAD^+ ＋2 H^+ ＋2 e^-

$FADH_2$ → FAD ＋2 H^+ ＋2 e^-

内膜の中（マトリックス）

ATP合成酵素が回転しATP合成

内膜の内外の水素イオンの濃度差で、膜間腔から内膜内へ水素イオンが流れ込む。するとATP合成酵素が回転し、そのエネルギーでADPとPi（リン酸）がATPに合成される。

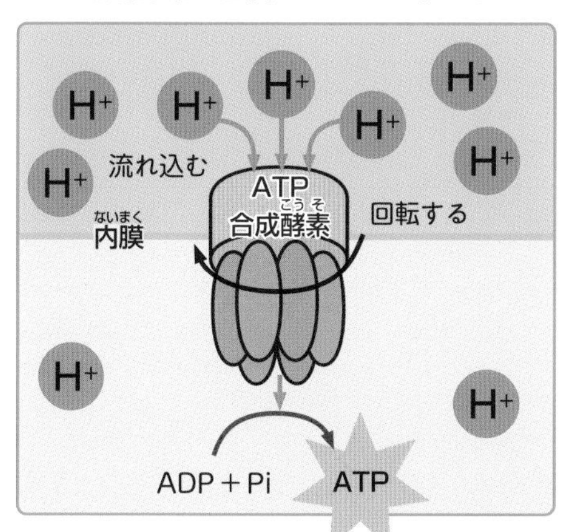

	生成物	ATP
解糖系	2ATP	2
	2NADH	×3＝6
ピルビン酸→アセチルCoA	2NADH	×3＝6
TCA回路	6NADH	×3＝18
	$2FADH_2$	×2＝4
	2GTP	2
合計		38

1分子のNADHでATPは約3分子、1分子の$FADH_2$でATPは約2分子できる

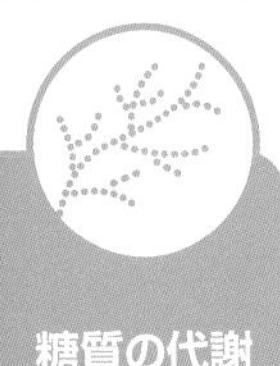
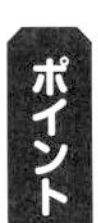

エネルギー産生の速度調節

ポイント
- エネルギー産生のスピードは必要に応じて調節されている
- 解糖系のある酵素はインスリンで活性化、ATP等の増加で抑制
- TCA回路のある酵素はNADHなどの減少で活性化、増加で抑制

エネルギー産生は必要なときに活性化される

ヒトは1日に自分の体重と同じくらいのATPを消費しているといわれています。一方で、体内にあるATPの量はたった数十グラム程度。つまりATPがエネルギーを放出したら、生じたADPとリン酸をすぐにATPに再合成するというサイクルをくり返しているのです。

ATPの合成は常に一定速度で行われているのではありません。じっとしていてATPをあまり消費しないときは、再合成を急ぐ必要はありませんが、激しい運動をするときは高速でATPを再合成しないと動けなくなってしまいます。そこで、解糖系やTCA回路の反応速度は、いくつものポイントで過不足が出ないように調整されています。

ATPなどの増減で酵素をコントロール

解糖系には何箇所かスピードを調整するしくみがありますが、特に重要なのはフルクトース 6-リン酸をフルクトース 1,6-ビスリン酸にする反応に関わる酵素の調節です。この酵素は、血糖値が上がると分泌されるインスリンの刺激で活性化し、ATPやNADHが増えると抑制されるしくみになっています。

TCA回路の回転は、クエン酸の合成に働く酵素や、イソクエン酸をα-ケトグルタル酸にする反応とα-ケトグルタル酸をスクシニルCoAにする反応に関わる酵素の働きによって調整されています。これらの酵素はNADHやATPなどが増えると抑制され、ADPなどが増えると活性化するようになっています。

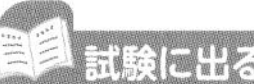
試験に出る語句

血糖値
血中のグルコース濃度。

インスリン
血糖値が上がると膵臓から分泌され、血糖値を下げるホルモン。

ホスホフルクトキナーゼ-1
フルクトース 6-リン酸をフルクトース 1,6-ビスリン酸にする反応に関わる酵素。

クエン酸シンターゼ
クエン酸の合成に関わる酵素。

イソクエン酸デヒドロゲナーゼ
イソクエン酸をα-ケトグルタル酸にする反応に関わる酵素。

α-ケトグルタル酸デヒドロゲナーゼ複合体
α-ケトグルタル酸をスクシニルCoAにする反応に関わる酵素。

解糖系やTCA回路は必要なときに速く進む

解糖系（かいとうけい）やTCA回路でのエネルギー産生（さんせい）は、必要がないときは抑制され、激しい運動時など必要なときには活性化されるしくみになっている。

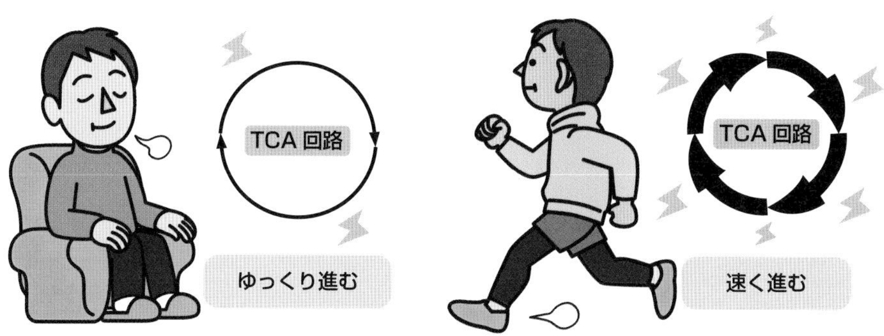

エネルギー産生のスピード調節のポイント

解糖系（かいとうけい）やTCA回路には、反応のスピードを調節するポイントがいくつか組み込まれている。解糖系（かいとうけい）ではホスホフルクトキナーゼ-1が、TCA回路ではクエン酸シンターゼなどがポイントになっている。

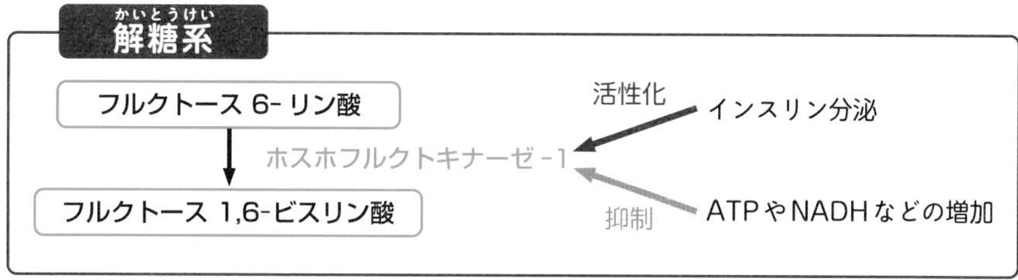

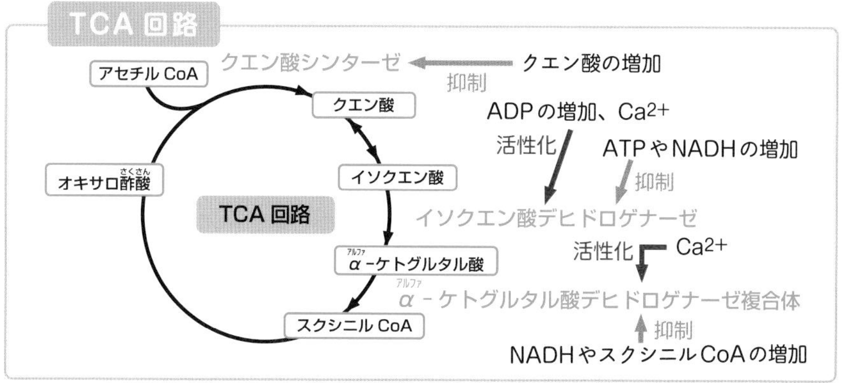

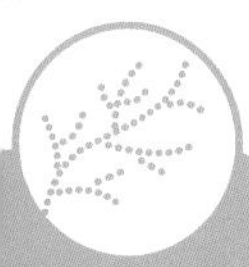

糖質の代謝

グルコースを合成する糖新生

ポイント
- 糖新生（とうしんせい）とは糖質以外の物質からグルコースをつくること
- 乳酸（にゅうさん）、グリセロール、糖原性（とうげんせい）アミノ酸が原料
- 糖新生はエネルギーを消費するプロセスである

肝臓に貯蔵されたグリコーゲンだけでは足りない

糖新生（とうしんせい）とは糖質以外の物質からグルコースをつくることです。ヒトの脳や神経などは血液からのグルコースを主要な燃料としており、血糖値（けっとうち）は一定レベルに保たれる必要があります（P.22参照）。血糖値が下がると、まず肝臓のグリコーゲン（P.50参照）からグルコースが供給されますが、グリコーゲンの貯蔵量は限られているので、別の物質からグルコースを合成する必要があります。

乳酸やグリセロール、アミノ酸が原料

糖新生の原料は乳酸（にゅうさん）（P.56参照）やグリセロール（P.80参照）、アミノ酸（P.122参照）です。糖新生ではエネルギーを消費してグルコースをつくります。

乳酸は、解糖系（かいとうけい）が無酸素の環境で進んだときに生成される物質です（P.56参照）。乳酸は、肝臓に送られてピルビン酸に変換されたあと、オキサロ酢酸（さくさん）を経てグルコースに合成されます。

グリセロールは、トリグリセリド（中性脂肪）から脂肪酸を取り外したものです。肝臓で解糖系（P.58参照）の途中の物質ジヒドロキシアセトンリン酸になり、解糖系を逆行するようにしてグルコースに合成されます。

グルコースに合成できるアミノ酸は糖原性（とうげんせい）アミノ酸と呼ばれ、アラニンやグルタミン酸などがあります。これらはピルビン酸やTCA回路（P.62参照）のメンバーであるα（アルファ）-ケトグルタル酸などに変換され、TCA回路や解糖系を逆行するようにしてグルコースになります。

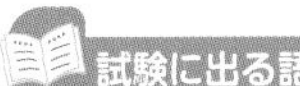

試験に出る語句

糖新生
糖質以外の物質からグルコースを合成すること。主に肝臓と腎臓で行われる。

グリセロール
トリグリセリド(中性脂肪)から脂肪酸を取り外したもの。

糖原性アミノ酸
アミノ酸のうちグルコースの原料になるもの。アラニンやグルタミン酸、アスパラギン酸、アルギニンなど。

メモ

糖新生は解糖系の逆反応ではない
解糖系には逆方向の反応ができない（不可逆）ところがあり、そこは別の酵素が働くことで反応を起こしている。なので、糖新生は解糖系の完全な逆反応ではない。

糖新生のプロセスの全体像

糖新生(とうしんせい)の原料になるのは乳酸(にゅうさん)、グリセロール、アミノ酸。いずれも解糖系(かいとうけい)やTCA回路の途中の物質に変換され、解糖系(かいとうけい)などの反応を逆にたどるようにしてグルコースが合成される。ただし反応は完全な逆行ではない。

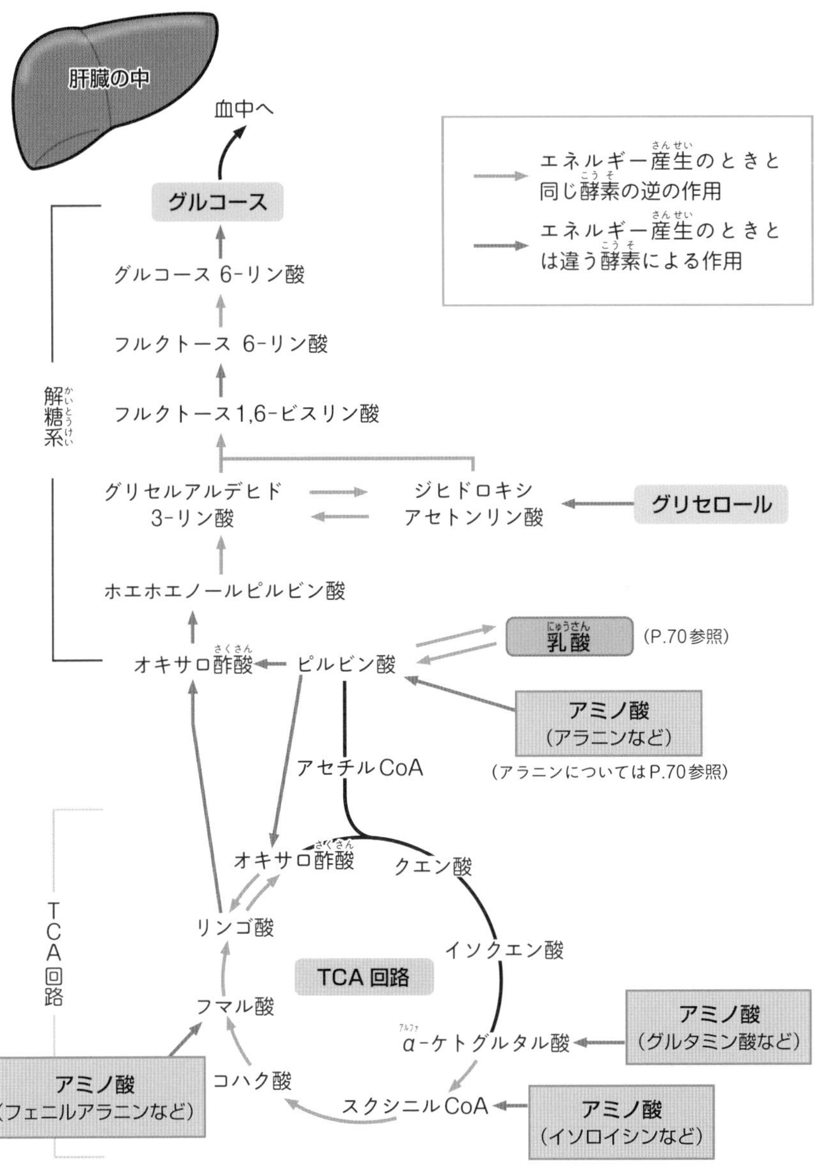

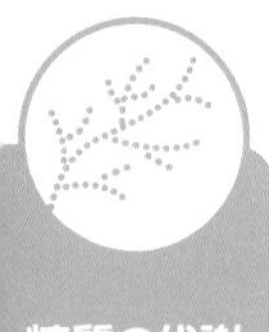

糖質の代謝

血糖を供給する肝臓の回路

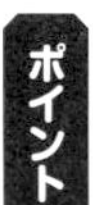

- 激しい運動時にグルコースを再補給する2つの回路がある
- 乳酸をグルコースにして放出する肝臓のコリ回路
- アラニンからグルコースをつくるグルコース-アラニン回路

乳酸をグルコースに変換するコリ回路

肝臓が血中にグルコースを供給する糖新生(P.68参照)のしくみのひとつに、解糖系が無酸素の環境で働いたときにできる乳酸をグルコースに変換する方法があります。

乳酸は激しい運動をしたときに骨格筋で生じるほか、ミトコンドリアを持たない赤血球でも生じます。乳酸は血液に乗って肝臓に送られ、そこでエネルギーを使ってグルコースに変換されて血中に放出されます。それをまた骨格筋などが利用して…という循環が成立しています。これをコリ回路といいます。

骨格筋からのアラニンをグルコースに変換する回路

激しい運動をしたときや飢餓時などは、骨格筋も分解されてエネルギー源にされます。骨格筋の組織が壊され、そのたんぱく質からアミノ酸をつくり出し、グルコースに変換されます。

具体的には、アミノ酸のアミノ基が解糖系で生じたピルビン酸にくっつけられ、アラニンというアミノ酸ができます。アラニンは血流に乗って肝臓に届けられ、ピルビン酸に戻されたのちグルコースになります。そしてグルコースは肝臓から骨格筋に送り返され、エネルギー源として利用されます。このしくみを、グルコース-アラニン回路といいます。グルコース-アラニン回路では、グルコースとアミノ酸の異化で生じたピルビン酸にアンモニアをつけアラニンにして肝臓に送り、そこでエネルギーとして使えるグルコースに変換してから、送り返してもらっています。

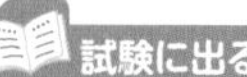

試験に出る語句

コリ回路
骨格筋や赤血球で生じた乳酸が肝臓に送られ、肝臓でグルコースに変換後、放出される。この回路を発見したコリ夫妻にちなんでコリ回路と名付けられた。

グルコース-アラニン回路
アミノ酸の分解で生じたアンモニアを、ピルビン酸とくっつけてアラニンにして肝臓に送る。アラニンは肝臓で再度ピルビン酸とアンモニアに分離され、ピルビン酸はグルコースに変換されると同時に、アンモニアは尿素回路で処理される。

アンモニア
アミノ酸が持つアミノ基は、代謝されてアンモニアを生じる。アンモニアは人体には有毒なので、尿素回路(P.144参照)で無毒な尿素に変換され、尿として捨てられる。

メモ

乳酸
100m走などの瞬発的な激しい筋肉活動では、酸素の供給が追いつかないため乳酸発酵によってATPを生成する。

コリ回路とグルコース-アラニン回路

コリ回路もグルコース-アラニン回路も、筋肉で生じた代謝物を肝臓に送り出し、肝臓でエネルギー源のグルコースに変換してもらっている。糖新生（とうしんせい）のためのエネルギーに関しては筋肉ではなく肝臓に負担が課せられるので、筋肉ではATPを筋収縮に使うことができる。

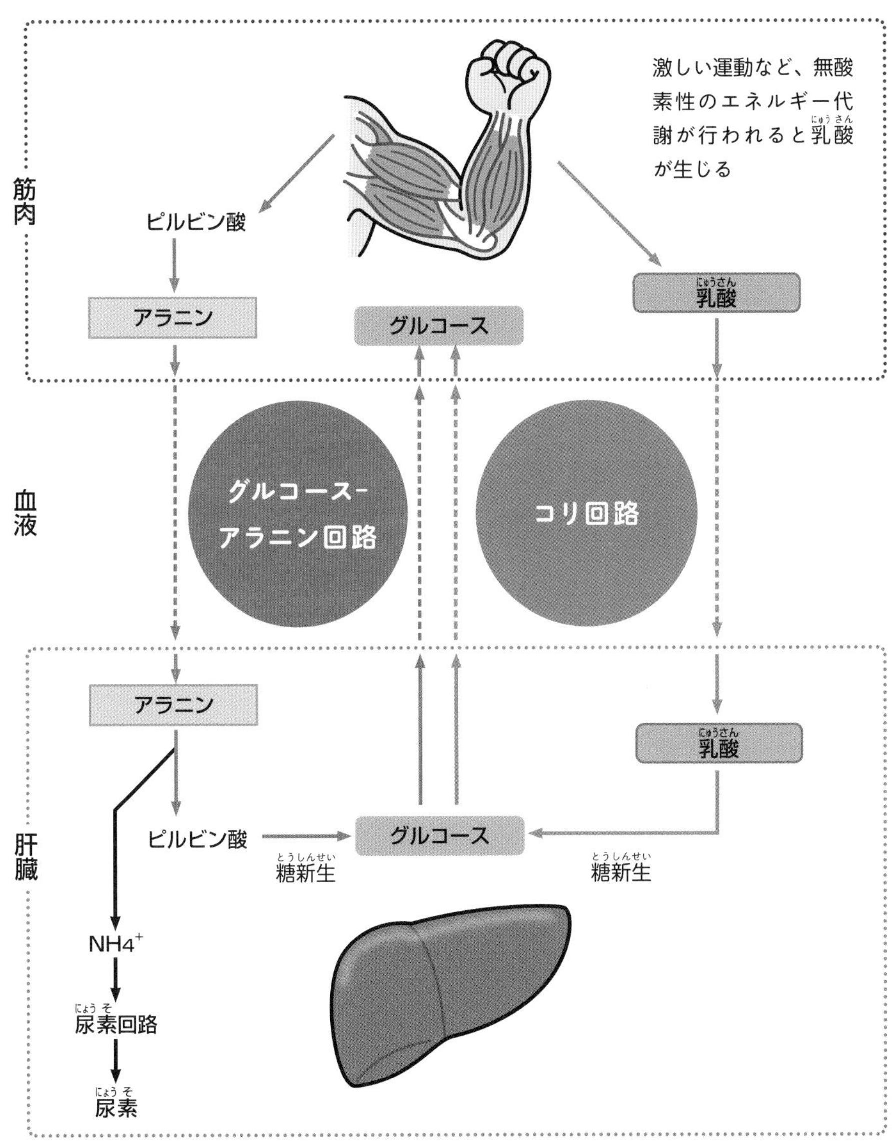

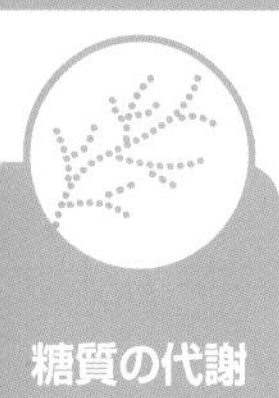

糖質の代謝

血糖値の変化と調節

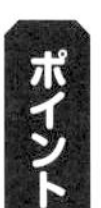

- 血糖値が上がるとインスリンが分泌されて血糖値が下がる
- 血糖値が下がるとグルカゴン等が分泌され、血糖値が上がる
- 血糖値を上げるホルモンは複数あるが、下げるのはインスリンだけ

インスリンはグルコースの取り込みと利用を促す

グルコースは生命活動のエネルギー源ですから、常に供給され続けなければなりません（P.22参照）。そのため、血中のグルコース濃度（**血糖値**）が上がると利用と貯蔵が促進され、血糖値が下がると肝臓でのグリコーゲンの分解や糖新生が促されるしくみになっており、血糖値は常に一定のレベル内（70～140mg/dl）に維持されています。

飲食物が消化され、小腸でグルコースが吸収されると血糖値が上がってきます。すると、膵臓から血糖値を下げるホルモンの**インスリン**が分泌されます。インスリンは血中を流れ、肝臓や筋肉の細胞の細胞膜にある受容体に結合し、細胞にグルコースの取り込みと解糖系での分解、グリコーゲンの合成やトリグリセリドへの変換を促します。するとグルコースが細胞内に取り込まれ、血糖値が下がります。

血糖値を下げるホルモンは、インスリンだけです。

グルカゴンはグリコーゲン分解と糖新生を促す

血糖値が下がると、血糖値を上げる働きをするホルモンが分泌されます。主なものは膵臓からの**グルカゴン**で、ほかに副腎からの**アドレナリン**や**コルチゾール**、下垂体からの成長ホルモンにも血糖値を上げる作用があります。

グルカゴンは肝臓の細胞に作用し、グリコーゲンの分解と糖新生を促進します。その結果、肝臓からグルコースが放出され、血糖値が上がります。骨格筋は肝臓と同じようにグリコーゲンを貯蔵していますが、グルカゴンは骨格筋に対してグリコーゲン分解を促す作用はありません。

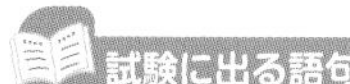

血糖値
血中のグルコース濃度。食後に上がり、空腹時に下がる。平常では70～140mg/dl程度に維持されている。

インスリン
膵臓のランゲルハンス島のβ（B）細胞から分泌されるホルモンで、人体では唯一血糖値を下げる作用を持つ。筋肉や肝臓の細胞に、グルコースの取り込みや利用を促す働きがある。

グルカゴン
膵臓のランゲルハンス島のα（A）細胞から分泌されるホルモンで、血糖値を上げる作用がある。肝臓にグリコーゲンの分解と糖新生を促す。

メモ

アドレナリン
交感神経系が活発になると副腎から分泌されるホルモンで、血圧や心拍数、血糖値を上げる作用がある。

コルチゾール
副腎から分泌される、糖質コルチコイドの仲間。日中に分泌が多く、夜間に減少するほか、ストレスなどで分泌が亢進する。血糖値や血圧を上げる作用がある。

1日の血糖値の変化

血糖値(けっとうち)は、食事をして消化が進み小腸でグルコースが吸収されると上昇し、次の食事までの間に徐々に低下する。正常では一定レベル以上に上昇することはなく、空腹時でも0にならことはない。

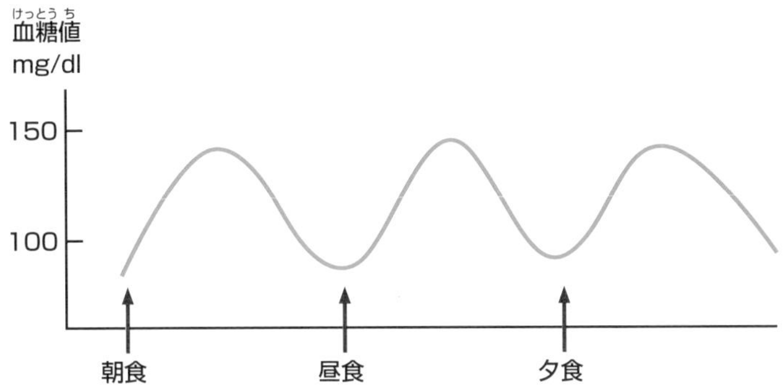

血糖値を調節するしくみ

血糖値(けっとうち)が上昇したときは、細胞でのグルコースの利用を促すとともに、貯蔵を促し、血糖値(けっとうち)を下げる。血糖値(けっとうち)が下がってきたときは、異常な低値にならないよう、肝臓からのグルコースの放出を促す。

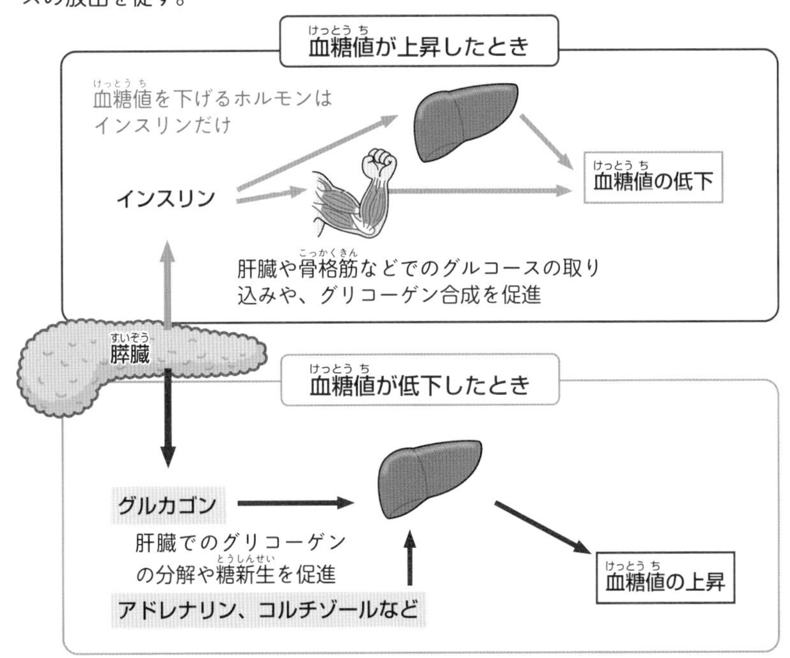

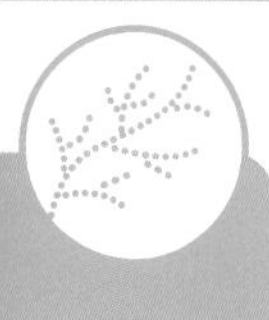

糖質の代謝

ペントースリン酸経路

ポイント
- グルコース 6-リン酸から解糖系(かいとうけい)とは別ルートを形成
- RNAの構成成分のリボースの生成に重要
- 生成される補酵素(ほこうそ)NADPHは脂肪酸等の合成に重要

DNAやATPの原料をつくる重要な回路

ほとんどの動物組織では解糖系(かいとうけい)でつくられたグルコース 6-リン酸は分解されてピルビン酸になります。しかし、いくつかの組織ではグルコース6-リン酸はペントースリン酸経路によってリボース5-リン酸に異化されます。

この経路では、その途中でつくられる五炭糖(たんとう)のリボース5-リン酸とNADPH（ニコチンアミドアデニンジヌクレオチドリン酸）という物質が重要です。

リボースとNADPH

リボースは、RNA（リボ核酸(かくさん)）を構成する五炭糖です。DNA（デオキシリボ核酸）を構成する糖のデオキシリボースもリボースから合成されます。RNAやDNAは遺伝情報を伝える物質のため、リボースは新しい細胞をつくるのに欠かせない物質です。また、リボース5-リン酸からはATP、NADH、$FADH_2$などの重要な補酵素(ほこうそ)もつくられており、ペントースリン酸経路は生体内で重要な役割を果たしています。

NADPHは、解糖系とTCA回路に関わるNADH（P.56参照）と構造的によく似ています。NADPHは、相手の物質に水素原子とエネルギーを提供して還元する補酵素で、脂肪酸やステロイドホルモンの合成、ビタミンDの活性化、胆汁酸(たんじゅうさん)の合成などに関わっています。またNADPHは、体内で絶えず発生している活性酸素などを打ち消す抗酸化(こうさんか)作用や、白血球の仲間による貪食作用(どんしょく)、血管拡張などの作用がある一酸化窒素(いっさんかちっそ)の合成などにも関係しています。

試験に出る語句

ペントースリン酸経路
ペントースリン酸回路ともいう。解糖系の物質から別のルートでペントース（五炭糖）とNADPHを生成する。

リボース
RNA（リボ核酸）を、構成する五炭糖。DNA（デオキシリボ核酸）を構成するデオキシリボースもリボースからつくられる。

NADPH
ニコチンアミドアデニンジヌクレオチドリン酸。水素原子を持ち、それを相手に提供して還元する補酵素。

メモ

ペントース
五炭糖のこと。"5"を表す「penta」と"糖"を表す「ose」をつなげた言葉。

貪食作用
白血球が細菌などの外敵を丸ごと取り込んで処理する働き。

ペントースリン酸経路の概要

ペントースリン酸経路は、解糖系(かいとうけい)の物質からスタートし、途中でNADPHとリボース 5-リン酸を生成し、解糖系(かいとうけい)の物質に戻る。下の図は反応の一部を省略している。

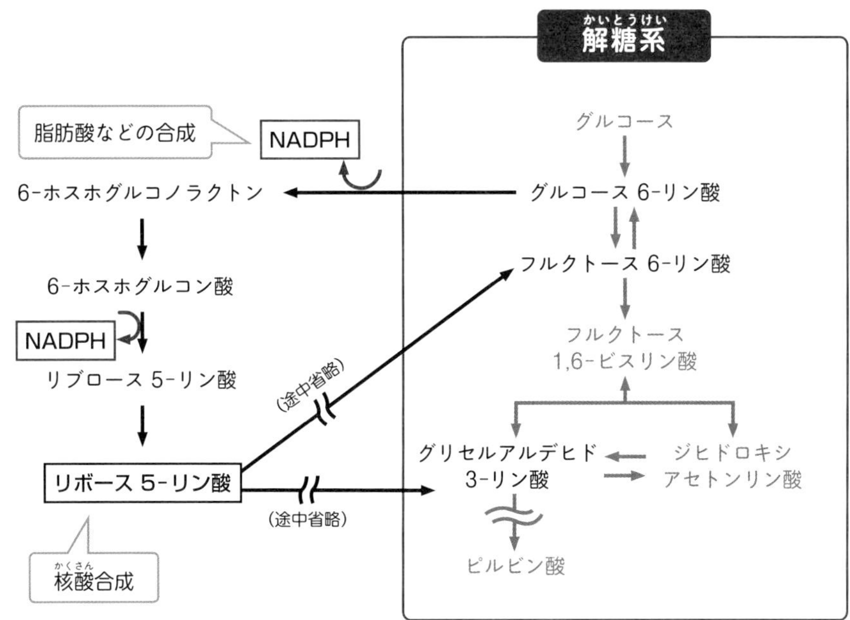

リボース 5-リン酸からフルクトース 6-リン酸やグリセルアルデヒド 3-リン酸の合成の過程では、キシルロース 5-リン酸、セドヘプツロース 7-リン酸、エリトロース 4-リン酸が相互に反応しながら生成される

COLUMN ペントースは五炭糖、何炭糖まである?

人体で利用されている糖は、ペントース（ペンタ＋オース＝五炭糖(たんとう)）やヘキソース（ヘキサ＋オース＝六炭糖）が多く、ほかにトリオース（トリ＋オース＝三炭糖）、テトロース（テトラ＋オース＝四炭糖）、ヘプトース（ヘプタ＋オース＝七炭糖）があります。またあまり聞き慣れない名称ですが、ノノース（ノナ＋オース＝九炭糖）もあります。

コラム

ミトコンドリアはもともと別の細菌

ミトコンドリアは、細胞内で特定の機能を発揮する細胞小器官（さいぼうしょうきかん）のひとつ。グルコースなどの栄養素を代謝して生きるためのエネルギーを取り出すのに欠かせないものです。

ミトコンドリアという名称は、ギリシャ語で糸という意味の「mitos」と粒子という意味の「chondos」を合体させたものです。ミトコンドリアが糸状に見えたり粒状に見えたりするからとか、粒状のものが糸でつながっているように見えたからその名がつけられたとされています。ミトコンドリアはイラストではコッペパンのような形に描かれていますが、細胞の中では常に分裂と融合を繰り返していて、その形はさまざまに変化しています。また緑色に塗られている図が多いのですが、ミトコンドリアには色はないか、鉄を含むためやや赤褐色をしているといわれています。

ミトコンドリアは、何かの生命体に別の細菌が入り込んで共生するようになったものといわれています（細胞内共生）。ミトコンドリアが細胞内で分裂して増える様子が、独立して生きる細菌のふるまいと同じに見えたことや、ミトコンドリアが本体の生物とは別のDNA（ミトコンドリアDNA）を持っていることが根拠になっています。またミトコンドリアが性質の違う2枚の膜を持つことも根拠のひとつ。外側の膜は本体の生命体のもの、内側の膜は別の生物由来と考えられるのです。約20億年前、酸素を使ってエネルギー代謝をする細菌がある生命体に取り込まれ、その生命体の一部となったと考えられています。

ミトコンドリアDNAも親から子へと受け継がれますが、ミトコンドリアDNAは母親のものだけが子に遺伝します。このような形式を母性遺伝といいます。ミトコンドリアDNAを調べれば、代々の母親をたどっていくことができるのです。ミトコンドリアDNAが母性遺伝をする理由について従来は、「受精卵をつくる卵子にはミトコンドリアがあるが精子にはないから」と説明されていました。しかし最近では、精子もわずかながらミトコンドリアDNAを持つこと、そしてそのミトコンドリアDNAが受精卵の中で積極的に分解されてしまうことがわかってきています。

第３章

脂質の代謝

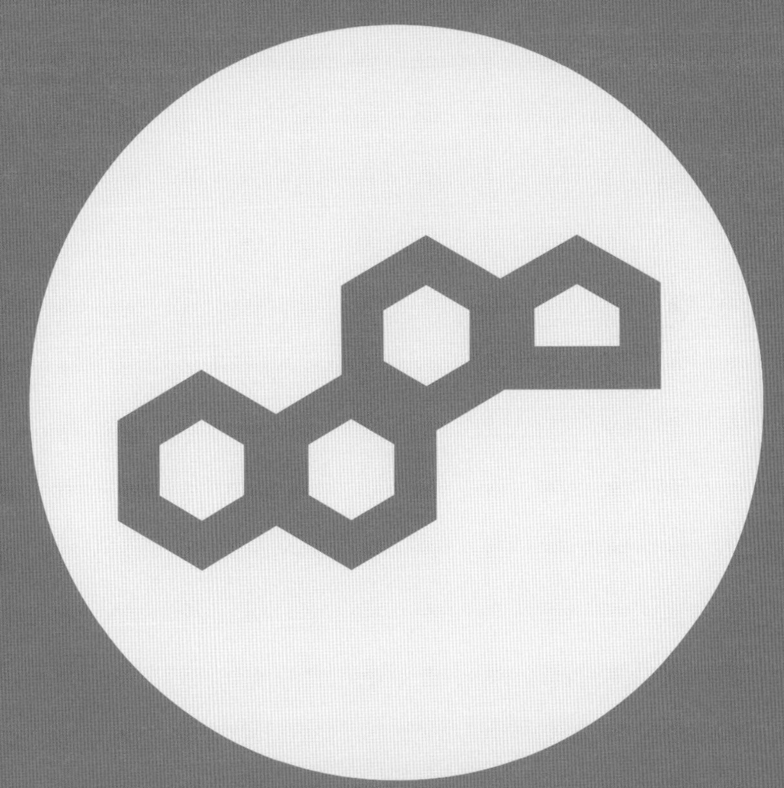

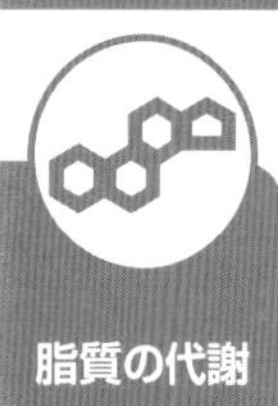

脂質とは何か

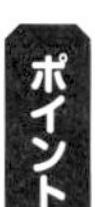

- 脂質とは水に溶けず有機溶媒に溶ける、生物由来の物質
- 栄養学的に単純脂質、誘導脂質、複合脂質に分類される
- 油脂という場合、油は常温で液状、脂は固形の脂質をさす

脂質は化学的な構造式では定義できない

脂質は、植物油やバター、肉の脂身などに含まれる物質です。脂質は糖質のように、化学的な構造で定義することができません。厳密な定義が決まっておらず、いろいろな定義が存在しています。よく知られているのは100年も前にBloorが提案した「水に溶けず、エーテルやアルコールなどの有機溶媒に溶けて、生体に利用できる有機物質」というものです。この定義に当てはまらないものもありますが、その性質を表したわかりやすい定義として今でも使われています。または「長鎖脂肪酸や炭化水素鎖を持つ、生物体内にある、または生物由来の分子」という定義もあります。あくまで脂質は植物や動物由来のものであり、重油や石油、ワセリンなどの鉱物油は含みません。

トリグリセリドやコレステロールなどが脂質の仲間

栄養学の観点では、脂質は単純脂質、誘導脂質、複合脂質に分類されます。単純脂質は水を加えて加熱する（加水分解）と脂肪酸が離れるもので、トリグリセリドやコレステロールエステルが該当します。そして、その加水分解したあとのグリセロールやコレステロール、脂肪酸などが誘導脂質です。また複合脂質とは、脂質にリン酸や糖、あるいはたんぱく質がくっついているもののことです。

脂質は「油脂」と呼ばれることがありますが、一般に「油」は常温で液状のもの、「脂」は常温で固形のもののことです。また「脂肪」という場合、それは肉の脂身や体脂肪などのトリグリセリド（P.80参照）をさしています。

試験に出る語句

脂質
決定的な特徴としては、水に溶けないことが挙げられる。単純脂質、誘導脂質、複合脂質に分類される。

単純脂質
水を加えて加熱（加水分解）すると脂肪酸が離れるもの。トリグリセリドやコレステロールエステルなど。

誘導脂質
単純脂質を加水分解してできるもの。脂肪酸、グリセロール、コレステロールなど。

複合脂質
リン酸が結合したリン脂質、糖が結合した糖脂質のほか、たんぱく質と脂質で構成されるリポたんぱく質などを含む。「リポ」は脂質の意。

加水分解
反応物と水が反応して生成物ができること。H_2OがHとOHに分かれて取り込まれる。

脂質の定義

脂質は糖質のように化学式で定義することができない。いろいろな定義があり、決まっていない。一般によく使われるのはBloorが提案した定義である。

糖質は
$Cm(H_2O)n$
だいたいこの式で表せる

脂質は
例：$C_{16}H_{32}O_2$（パルミチン酸）
$C_{27}H_{46}O$（コレステロール）
化学式で定義することができない

脂質の定義

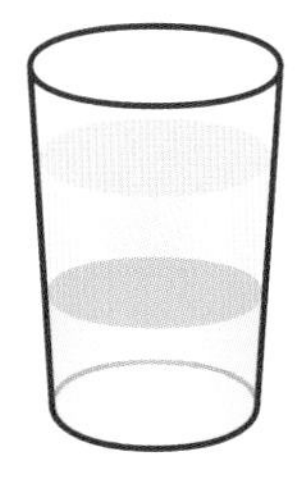
水に溶けない

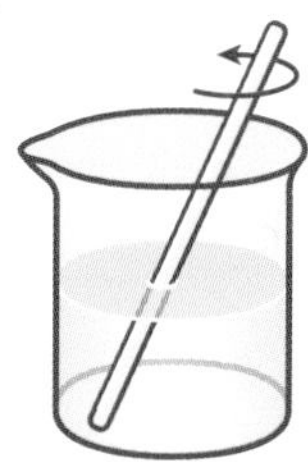
アルコールやエーテルなどの有機溶媒に溶ける

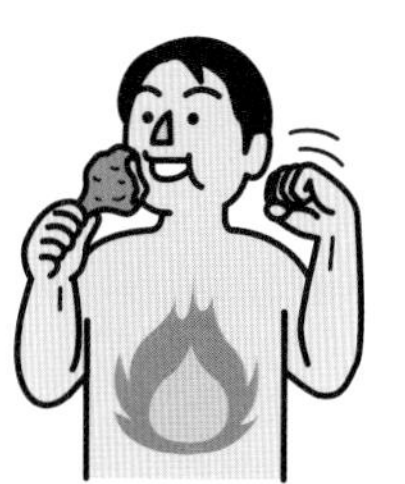
生体に利用できる

脂質の種類

栄養学的に脂質は、単純脂質とそれを加水分解してできる誘導脂質、糖などと結合した複合脂質に分けられる。

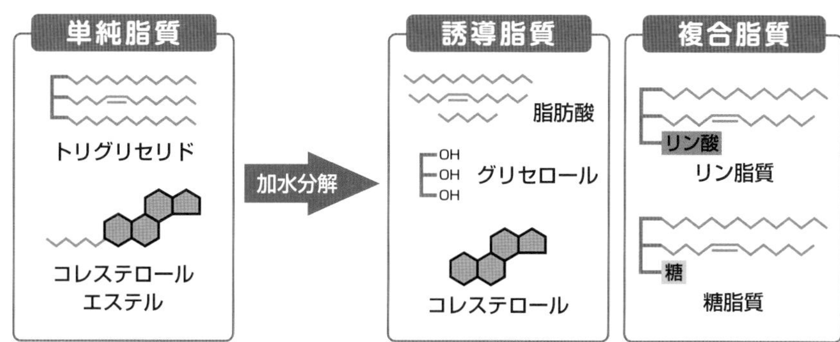

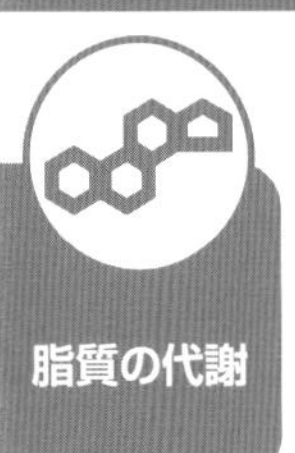

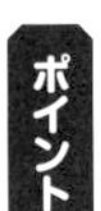

脂質の代謝

トリグリセリド（中性脂肪）

ポイント
- トリグリセリド（中性脂肪）はグリセロール＋脂肪酸3個
- 食事中の脂質（ししつ）やヒトの体脂肪の大半がトリグリセリド
- トリグリセリドはエネルギーの貯蔵庫（9kcal/g）

グリセロールに3つの脂肪酸がついたもの

食事中に含まれる脂質（ししつ）のほとんどがトリグリセリドです。グリセロールに３つの脂肪酸が結合したもので、トリアシルグリセロールともいい、中性脂肪または単に脂肪と呼ぶこともあります。

グリセロールはグリセリンとも呼ばれる物質で、鎖状につながった３個の炭素（たんそ）原子のそれぞれにヒドロキシ基がついた三価アルコールです。一方の脂肪酸は炭化水素（たんかすいそ）鎖にカルボキシ基がついたもので、炭化水素鎖の長さや構造によってたくさんの種類があります。そしてトリグリセリドは、グリセロールのヒドロキシ基のひとつひとつに、脂肪酸のカルボキシ基がエステル結合したものです。エステル結合とは、ヒドロキシ基（-OH）とカルボキシ基（-COOH）が水（H_2O）が抜ける形で結合したものです。このような結合を脱水縮合（だっすいしゅくごう）といいます。

エネルギーを貯蔵しておくためのトリグリセリド

トリグリセリドは、体内にエネルギーを貯蔵しておくための物質で、ヒトの体脂肪の大部分はトリグリセリドです。トリグリセリドが持つエネルギーは９kcal/g で４kcal/g の糖質の２倍以上にもなります。

食事中のトリグリセリドは小腸で消化・吸収（P.94参照）され、その後血流に乗って全身に送り届けられますが、脂質なのでそのままでは血液になじみません。そこでトリグリセリドはリポたんぱく質（P.154～159参照）という、水になじむカプセルに入った状態で運ばれます。

試験に出る語句

トリグリセリド
グリセロールに３つの脂肪酸が結合したもの。トリアシルグリセロール、中性脂肪ともいう。肉の脂身や体脂肪はほとんどトリグリセリド。

グリセロール
３個のヒドロキシ基を持つ三価アルコール。

脂肪酸
炭化水素鎖にカルボキシ基がついたもの。

アルコール
炭化水素の１個の水素原子がヒドロキシ基に変わったもの。ヒドロキシ基が１個なら一価アルコール。ヒドロキシ基が３個ついているグリセロールは三価アルコール。

エステル結合
ヒドロキシ基（-OH）とカルボキシ基（-COOH）が結合して水（H_2O）が抜ける。脱水縮合。

トリグリセリドとは

グリセロールに3個の脂肪酸がエステル結合したものをトリグリセリドという。トリアシルグリセロール、または中性脂肪ともいう。

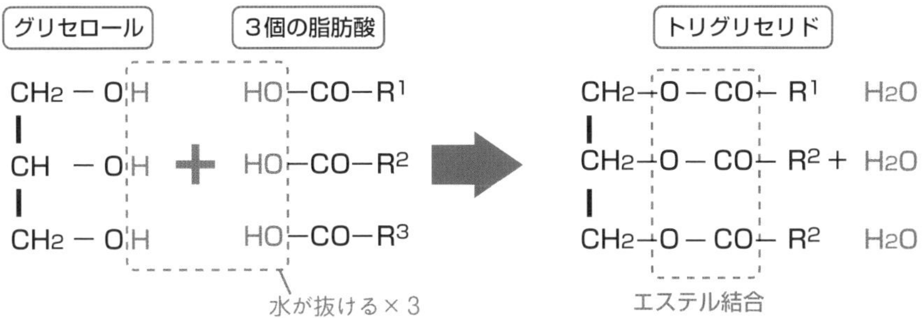

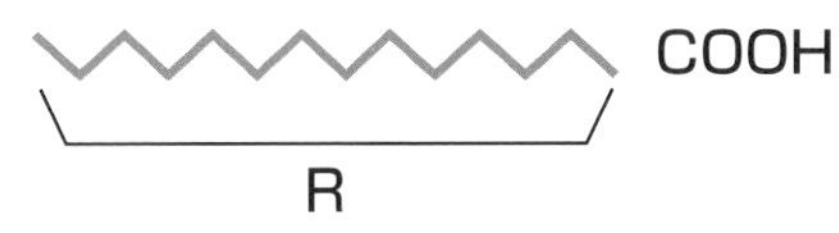

「R」は脂肪酸のCOOHを除いた部分。長さや二重結合の有無などさまざま

トリグリセリドはエネルギーの貯蔵庫

トリグリセリドは1gあたり9kcalのエネルギーを持つため、生体のエネルギー貯蔵庫になっている。ヒトの体脂肪や肉の脂身、バターなどはトリグリセリドを多く含む。

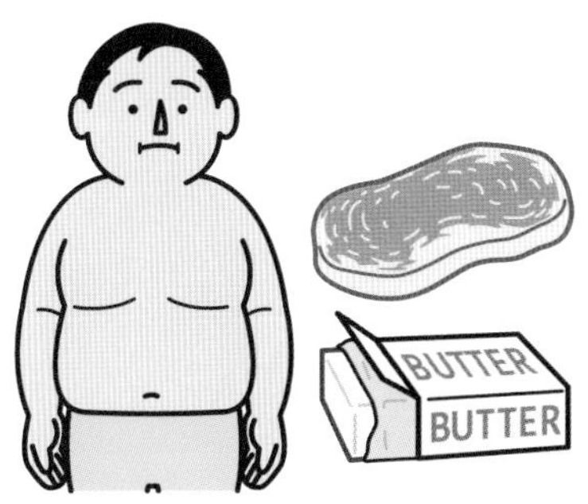

肉の脂身や体脂肪はほとんどがトリグリセリド

脂質(ししつ) 9 kcal/g

糖質 4 kcal/g

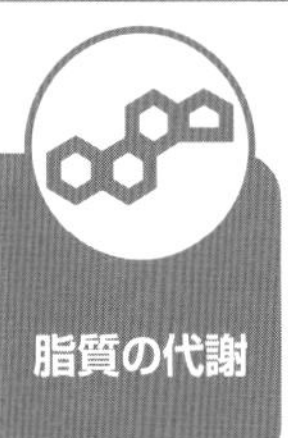
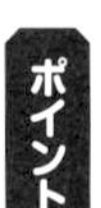

脂質の代謝

コレステロールとは何か

ポイント
- コレステロールはステロイド核を持つ疎水性の物質
- 体内のコレステロールの6～7割は体内でつくったもの
- コレステロールは細胞膜やホルモンの成分として重要

コレステロールは健康にとって悪者ではない

ヒトにとってコレステロールは、細胞膜やホルモンの材料になるなど生命維持に必要不可欠な物質です。体内のコレステロールのうち、食事で摂取したものは3～4割程度で、残りの6～7割は体内でつくったものです。コレステロールの合成（P.106参照）は主に肝臓で行われ、その原料はTCA回路（P.62参照）にも登場したアセチルCoAです。

一方でヒトは、コレステロールを水と二酸化炭素にまで分解してエネルギーを取り出すことはできません。コレステロールは脂質の消化を助ける胆汁の成分となって小腸に出され、一部は便として排泄され、一部はまた吸収されて再利用されます。

ステロイド核を持つ疎水性が高い物質

コレステロールは4つの炭化水素の輪がくっついたステロイド核に、炭化水素のしっぽがつく炭素原子27個でできた物質です。そしてこれに脂肪酸がエステル結合したものを、コレステロールエステルといいます。

コレステロールとコレステロールエステルは疎水性が高く、そのままでは水になじみません。そこで血流に乗せて全身に運ぶときはリポたんぱく質（P.154～159参照）という水になじむカプセルに入れられます。

血液検査で調べる総コレステロールは、血中のコレステロールとコレステロールエステルの総和です。また善玉・悪玉と呼ばれるのは、コレステロールがどんなタイプのリポたんぱく質に入っているかの違いを表しています。

試験に出る語句

コレステロール
ステロイド核（ステロイド骨格）に炭化水素鎖がつく有機化合物。細胞膜やステロイドホルモンの材料になる。

ステロイド核
ステロイド骨格ともいう。4つの環状の炭化水素がくっついたもの。

コレステロールエステル
コレステロールに脂肪酸がエステル結合したもの。

疎水性
水になじまない、水をはじく性質。

メモ

胆汁
肝臓がつくり、胆嚢で濃縮されて、脂質を含む食物が流れてくると十二指腸に注ぎ込まれる。消化酵素は含まないが、脂質を乳化して消化を助ける。

コレステロールの構造

コレステロールは4つの環状の炭化水素(たんかすいそ)がくっついたステロイド核を持つ。コレステロールと、そこに脂肪酸が結合したコレステロールエステルがある。

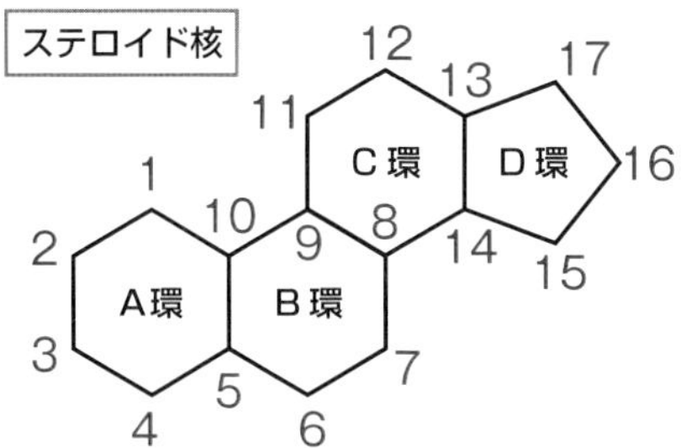

- 4個の環状の炭化水素(たんかすいそ)がくっついている
- A環～D環と名前がついている
- 図の赤い数字は炭素(たんそ)原子
- 立体構造が違う2つのタイプがある

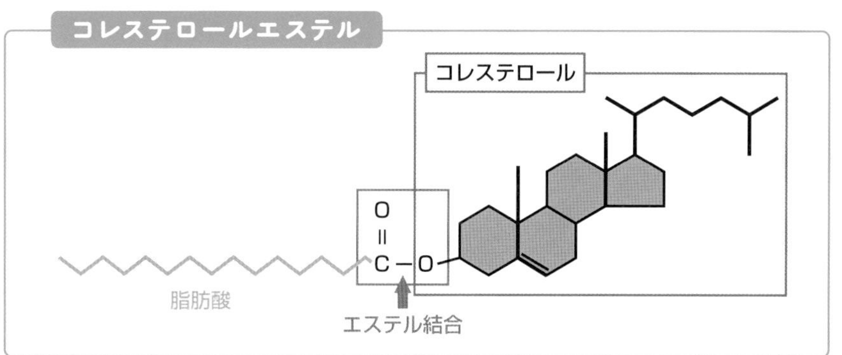

コレステロールの用途

体内でコレステロールは、細胞膜(さいぼうまく)やホルモン、胆汁(たんじゅう)の成分として利用されている。

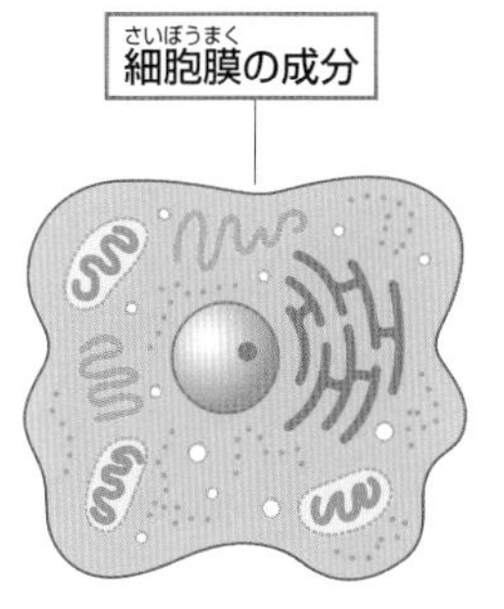

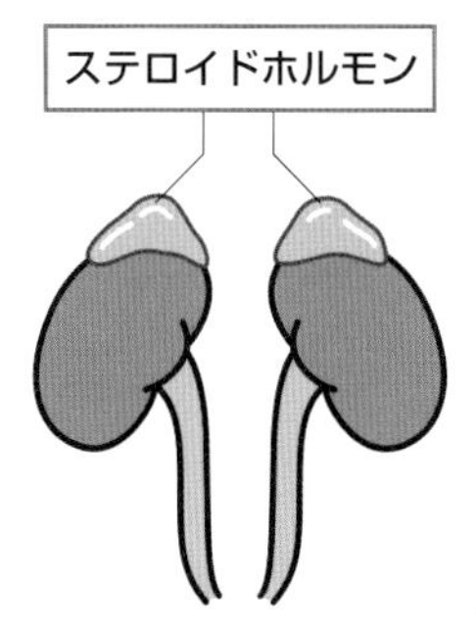

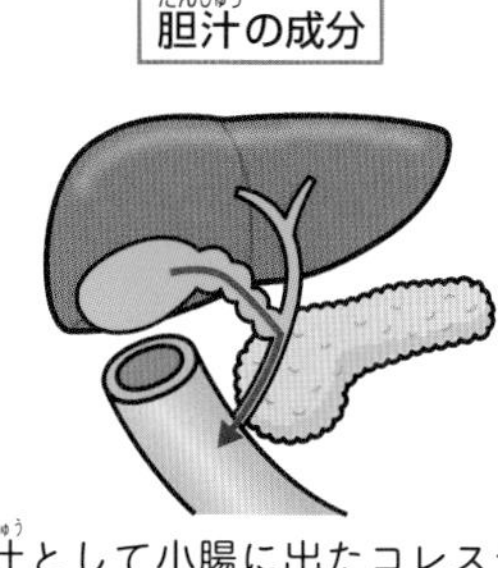

胆汁(たんじゅう)として小腸に出たコレステロールの一部はそのまま便になり、一部は吸収されて再利用される

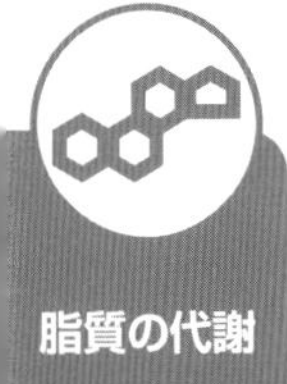

脂肪酸は脂質の構成成分

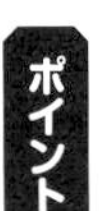

ポイント

- 脂肪酸は炭化水素鎖(たんかすいそさ)にカルボキシ基がついたもの
- 炭素原子の数により短鎖(たんさ)・中鎖(ちゅうさ)・長鎖脂肪酸(ちょうさしぼうさん)に分けられる
- リノール酸、α(アルファ)-リノレン酸、アラキドン酸は必須脂肪酸

炭化水素鎖にカルボキシ基がついた脂肪酸

脂肪酸は、トリグリセリド（P.80参照）やコレステロールエステル（P.82参照）、リン脂質(ししつ)（P.90参照）などにつく脂質の重要な成分です。また脂肪酸の形で血中を流れる遊離脂肪酸(ゆうりしぼうさん)（P.96参照）もあります。

脂肪酸は、炭化水素鎖(たんかすいそさ)の末端にカルボキシ基（-COOH）が結合したものです。炭化水素とは炭素(たんそ)と水素だけでできた物質のことで、炭素原子が鎖のように一直線につながっているのが炭化水素鎖です。炭化水素には環状のものもありますが、脂肪酸を構成するのは鎖状の炭化水素です。

大きさや二重結合の有無などさまざま

脂肪酸は炭素原子が2個のものから、20個以上のものまでさまざまです。炭素原子の数により、6個以下の短鎖脂肪酸(たんさしぼうさん)、8～12個の中鎖脂肪酸(ちゅうさしぼうさん)、14個以上の長鎖脂肪酸(ちょうさしぼうさん)に分類されます（P.86参照）。天然の脂肪酸の大半は炭素原子数が偶数です。それは合成の過程で、常に炭素原子が2個ずつ追加されていくからです（P.102参照）。

脂肪酸は疎水性(そすいせい)の物質で、炭化水素鎖が長くなるほど疎水性が高くなります。また脂肪酸はカルボキシ基を持つため酸性です。

ヒトが利用している脂肪酸のうち、生命維持に必要なのに体内ではつくれないもの、またはつくれても必要な量に満たないものを、必須脂肪酸といいます。リノール酸、α(アルファ)-リノレン酸、アラキドン酸が必須脂肪酸で、これらは食べ物などで摂取(せっしゅ)しなければなりません。

試験に出る語句

脂肪酸
炭化水素鎖にカルボキシ基がついたもの。炭素原子の数は2個から20個以上までさまざま。

炭化水素
炭素と水素だけで構成される有機化合物。長くつながった鎖状の物質と、輪をつくっている環状のものがある。

必須脂肪酸
体内でつくれないか、または十分な量をつくれない脂肪酸。リノール酸、α-リノレン酸、アラキドン酸。

メモ

トリグリセリドの脂肪酸
トリグリセリドを構成する脂肪酸は、最低でも炭素16個以上の長鎖脂肪酸。

脂肪酸の構造

脂肪酸は炭化水素鎖にカルボキシ基がついたもので、炭化水素鎖の長さはさまざまである。

脂肪酸は炭化水素鎖にカルボキシ基がついたもの

```
    H   H             H   H   H   O
    |   |             |   |   |   ||
H - C - C ----------- C - C - C - C - OH
    |   |             |   |   |
    H   H             H   H   H
```

カルボキシ基

炭化水素鎖

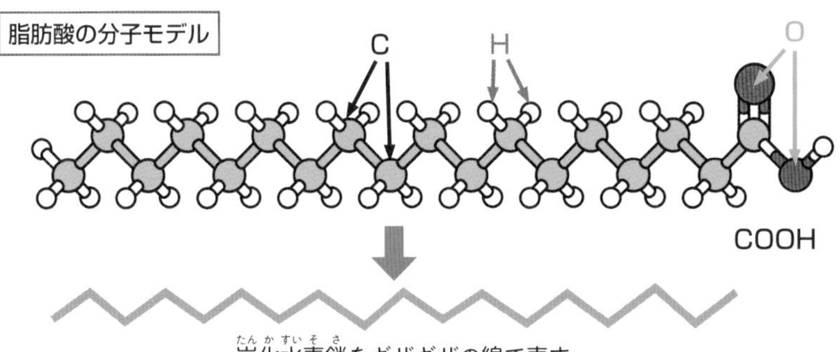

炭化水素鎖をギザギザの線で表す

必須脂肪酸と食品

体内で合成できない、または合成できても必要な量に満たないため、食事等で摂取しなければならない脂肪酸を必須脂肪酸という。

リノール酸

・ベニバナ油
・コーン油
・大豆油などに多い

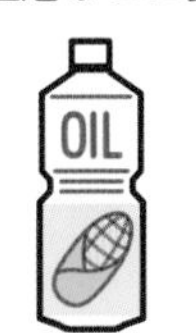

α-リノレン酸

・エゴマ油
・アマニ油
・くるみなどに多い

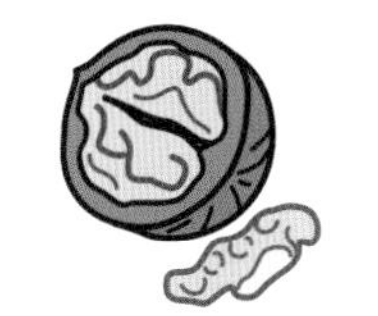

アラキドン酸

・肉、卵、魚などに多い
・母乳にも含まれる
・植物にはほとんど含まれない

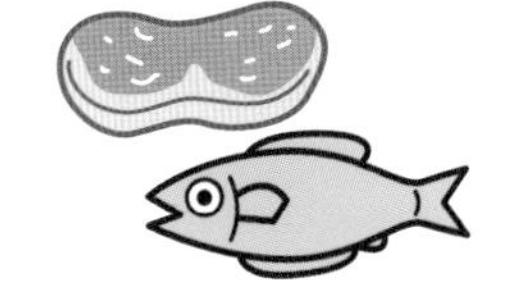

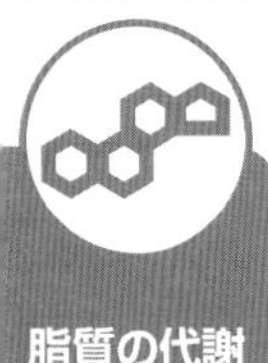

脂質の代謝

短・中・長鎖脂肪酸の特徴

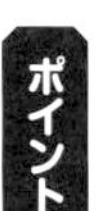

ポイント

- 脂肪酸を構成する炭素原子が6個以下を短鎖脂肪酸という
- 炭素原子8〜12個の中鎖脂肪酸は体脂肪になりにくい
- 身近な脂質の多くが炭素原子14個以上の長鎖脂肪酸を含む

短鎖脂肪酸と中鎖脂肪酸の種類と特徴

脂肪酸を構成する炭素原子が6個以下の**短鎖脂肪酸**には、炭素2個の酢酸や4個の酪酸などがあります。食品として摂取したり、脂肪酸のβ酸化（P.98参照）によって生成されたりしています。また、腸内細菌も食物繊維やオリゴ糖を分解してつくっており、そのおかげで善玉の腸内細菌が増え、便通が整うといわれています。

炭素数が8〜12個の脂肪酸を**中鎖脂肪酸**といい、カプリル酸（炭素8個）、カプリン酸（炭素10個）、ラウリン酸（炭素12個）などがあります。これらはココナツオイルやパーム油などに含まれています。炭化水素鎖が長くないので消化・吸収（P.94参照）されやすく、すぐに肝臓に届いてエネルギーとして利用されるため、体脂肪として蓄積されにくいのが特徴です。

長鎖脂肪酸にはたくさんの種類がある

炭素数が14個以上の**長鎖脂肪酸**には、炭素16個のパルミチン酸、炭素18個のステアリン酸やオレイン酸、リノール酸、炭素20個のアラキドン酸やエイコサペンタエン酸（EPA）、炭素22個のドコサヘキサエン酸（DHA）などがあります。私たちが日常的に口にしている脂質を構成する脂肪酸は、その多くが長鎖脂肪酸です。

長鎖脂肪酸の消化・吸収のしくみは、中鎖脂肪酸の場合と少し違っています（P.94参照）。吸収されるとリポたんぱく質（P.154参照）になって全身をまわり、一部は消費されますが、脂肪細胞や肝臓での貯蔵にもまわされます。

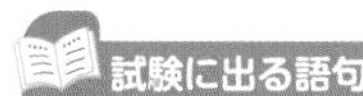

試験に出る語句

短鎖脂肪酸
炭素原子が6個以下の脂肪酸。

中鎖脂肪酸
炭素原子が8〜12個の脂肪酸。

長鎖脂肪酸
炭素原子が14個以上の脂肪酸。

リポたんぱく質
脂質を血液に乗せて輸送するためのもので、リン脂質とたんぱく質でできたカプセルの中にトリグリセリドやコレステロールなどの脂質を入れたもの。

メモ

ギ酸や乳酸、コハク酸も脂肪酸？
炭素1個のギ酸、炭素3個の乳酸やコハク酸も構造的には脂肪酸といえるが、生理作用などの違いから脂肪酸には含めないことがある。

主な脂肪酸と特徴

脂肪酸は、分子が持つ炭素原子の数で短鎖脂肪酸、中鎖脂肪酸、長鎖脂肪酸に分類される。天然の脂肪酸はそのほとんどが偶数の炭素原子を持つ。

分類	脂肪酸	炭素原子数	食品	特徴
短鎖脂肪酸	酢酸	2	お酢	β酸化で生成されるほか、腸内細菌が食物繊維を分解して生成する
	酪酸	4	乳製品	
中鎖脂肪酸	カプリル酸	8	ココナツオイル、パーム油	吸収されるとすぐに肝臓に届き、エネルギー源として利用されるため、体脂肪になりにくい。いずれも飽和脂肪酸
	カプリン酸	10	ココナツオイル、パーム油、牛乳	
	ラウリン酸	12	ココナツオイル、パーム油、母乳	
長鎖脂肪酸	ミリスチン酸	14	ヤシ油、パーム油	赤字は飽和脂肪酸、青字は不飽和脂肪酸。食品に含まれる脂質の大半は長鎖脂肪酸を含む。吸収されるとリポたんぱく質に入ってリンパ管から全身をまわる。利用されずに余ったものは体脂肪として貯蔵される
	パルミチン酸	16	パーム油	
	ステアリン酸	18	ココアバター	
	オレイン酸	18	オリーブオイル	
	リノール酸	18	大豆油、コーン油ベニバナ油	
	アラキドン酸	20	肉、卵、魚、肝油	
	エイコサペンタエン酸	20	魚油	
	ドコサヘキサエン酸	22	魚油	

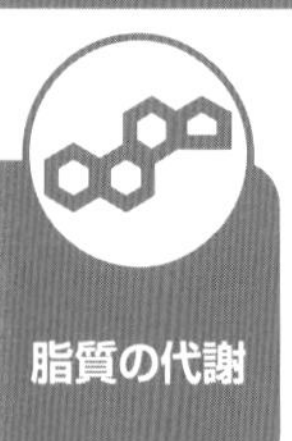
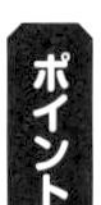

脂質の代謝

飽和脂肪酸・不飽和脂肪酸

ポイント
- 脂肪酸の炭化水素鎖に二重結合を持たない飽和脂肪酸
- 二重結合1個は一価不飽和脂肪酸、複数は多価不飽和脂肪酸
- 不飽和脂肪酸は二重結合の位置でω-3・ω-6・ω-9に分類

飽和脂肪酸と不飽和脂肪酸の違い

脂肪酸の炭化水素鎖に二重結合を持たないものを**飽和脂肪酸**といいます。融点が高く常温では固体で、酸化しにくいのが特徴で、肉の脂身などに多く含まれています。とりすぎると心血管系の疾患や脳溢血、糖尿病などのリスクを高めることがわかっています。

脂肪酸の炭化水素鎖に二重結合を持つのが**不飽和脂肪酸**で、二重結合が1個のものを一価不飽和脂肪酸、2個以上のものを多価不飽和脂肪酸といいます。融点が低く常温で液状で、酸化されやすいのが特徴で、植物や魚に多く含まれています。不飽和脂肪酸には、悪玉コレステロールの低下、動脈硬化や心血管系疾患などの予防効果があると考えられており、研究が進められています。

不飽和脂肪酸の分類「ω-3」「ω-6」「ω-9」

不飽和脂肪酸にはω-3、ω-6、ω-9という種類があります。この数字は不飽和脂肪酸の二重結合が、末端のメチル基（ω）から数えて何個目の炭素（とその次の炭素の間）のところにあるかを示しています。α-リノレン酸などのω-3脂肪酸とリノール酸などのω-6の脂肪酸は、体内で合成することができない（P.102参照）ため、必須脂肪酸になっています。

これらは私たちの健康を維持するため重要な役割を担っており、さらにω-3脂肪酸とω-6脂肪酸を、バランスよくとる必要があるといわれています。ω-9脂肪酸は体内で合成できるため、必須脂肪酸ではありません。

試験に出る語句

二重結合
2つの原子間の結合のしかたで、2個の電子を共有する結合を2つつくっているもの。2つの原子間の距離は単結合より短く、反応しやすい。

飽和脂肪酸
脂肪酸の炭化水素鎖に二重結合を持たないもの。常温で固体。酸化されにくい。

不飽和脂肪酸
脂肪酸の炭化水素鎖に二重結合を持つもの。二重結合が1個のものを一価不飽和脂肪酸、2個以上のものを多価不飽和脂肪酸という。常温で液体。酸化されやすい。

メモ

「ω」とは
ωはギリシャ文字の最後の文字。炭化水素鎖の最後の炭素をωとして、特定の炭素原子の位置がそこからいくつ手前かを「ω-3」などと表す。ωのかわりにnとすることもある。

脂肪酸の表記方法
枝分かれのない脂肪酸は炭素数と二重結合の数をコロンでつないで簡単に表記できる。たとえば、炭素数が18で二重結合を1つ持つオレイン酸は18：1と略記される。

飽和脂肪酸と不飽和脂肪酸

脂肪酸の炭化水素鎖に二重結合がないものを飽和脂肪酸、あるものを不飽和脂肪酸という。多くは二重結合の部分で炭化水素鎖が曲がるシス型だが、曲がらないトランス型もある。

飽和脂肪酸

COOH

二重結合を持たない

・パルミチン酸、ステアリン酸など
・安定している
・常温で固体

不飽和脂肪酸

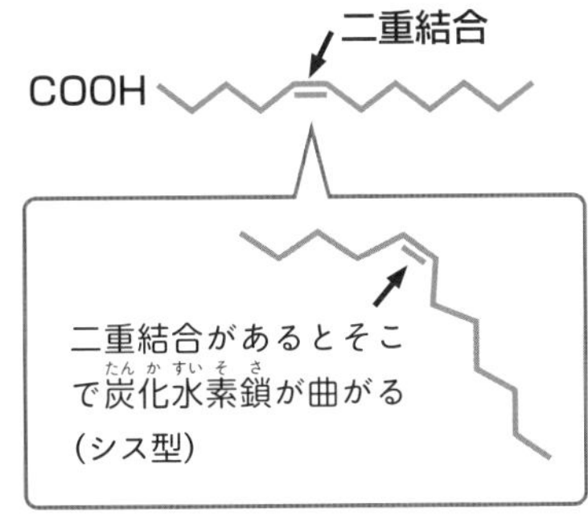

・α－リノレン酸、リノール酸など
・二重結合１個：一価不飽和脂肪酸
・二重結合複数：多価不飽和脂肪酸
・反応しやすい
・常温で液体

COOH

二重結合があっても曲がらない結合もある（トランス型。常温で固体）

COLUMN

トランス脂肪酸のとりすぎは禁物？

トランス脂肪酸をとりすぎると心筋梗塞など心血管系の深刻な病気が増えることがわかってきました。そのためWHOは、1日の摂取量を減らすよう呼びかけており、特に欧米では社会的な大問題になっています。トランス脂肪酸は、マーガリンなどをつくるプロセスで植物油を高温で熱したときなどに生じます。また牛などの反芻動物では、消化管内の微生物の働きでトランス脂肪酸がつくられるため、牛乳や乳製品、肉などにも含まれています。日本人もトランス脂肪酸を摂取していますが、厚生労働省によれば平均摂取量はWHOが示す上限の3分の1程度で、とりすぎている人はごくわずか。極端な場合を除き、日本人はトランス脂肪酸の摂取量に神経質になる必要はなさそうです。

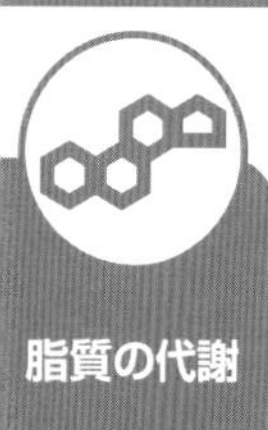
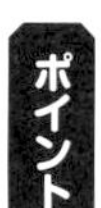

グリセロリン脂質

ポイント
- グリセロールのヒドロキシ基に2つの脂肪酸とリン酸などがつく
- リン酸の先につく物質によって性質が異なる
- 細胞膜はグリセロリン脂質が2層に並んだもの

トリグリセリドの脂肪酸がリン酸等に変わったもの

グリセロリン脂質は複合脂質（P.78参照）に分類され、細胞膜の成分として重要な物質です。

グリセロリン脂質は、グリセロールが持つ３つのヒドロキシ基のうちの２つに脂肪酸がつき、残りの１つにリン酸と脂肪酸以外のものがつながった物質です。リン酸以外のものにはコリンやセリン、イノシトールなどがあります。コリンがつながったものは**ホスファチジルコリン**とも呼ばれ、細胞膜のリン脂質の30～50%を占めています。

グリセロリン脂質は、トリグリセリドから脂肪酸が１つ外れたジグリセリドから生成されます。ほとんどが細胞小器官の滑面小胞体で合成されたのち、ゴルジ体を経由して細胞膜に送られるか、細胞膜から外に出ていきます。

分子に疎水性の部分と親水性の部分を併せ持つ

グリセロリン脂質の脂肪酸部分は**疎水性**で、リン酸とコリンなどがつく部分は**親水性**です。そして細胞膜は、グリセロリン脂質が同じ向きでぎっしり並んだものが２層、互いに疎水性の部分を内側にして接した構造をしています。親水性の部分が表に出ているおかげで、細胞の中の細胞内液や、細胞の外の組織液などの体液がはじかれることなくなじみます。

細胞膜にはあちこちに**コレステロール**（P.82参照）があり、細胞膜をしっかり支えています。また細胞膜には細胞の内外に物質を通す輸送体や、シグナルを受け取る受容体となるたんぱく質や、糖たんぱく質などが埋まっています。

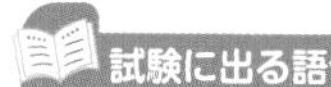
試験に出る語句

グリセロリン脂質
グリセロールが持つ３つのヒドロキシ基の２つに脂肪酸が、残りの１つにリン酸と脂肪酸以外のコリンなどがつく。細胞膜の成分。

ホスファチジルコリン
リン脂質の仲間。リン酸とコリンがつく。細胞膜を構成するグリセロリン脂質の30～50％を占める。

メモ

疎水性・親水性
疎水性は水となじまない（はじく）性質。親水性は水になじむ性質。

グリセロリン脂質の構造

グリセロリン脂質(ししつ)はグリセロールの３つのヒドロキシ基の２つに脂肪酸が、残りにリン酸とコリンなどがつく物質。細胞膜(さいぼうまく)の成分である。

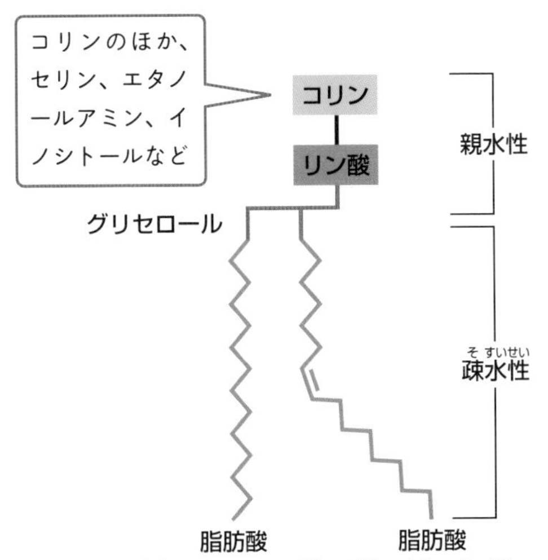

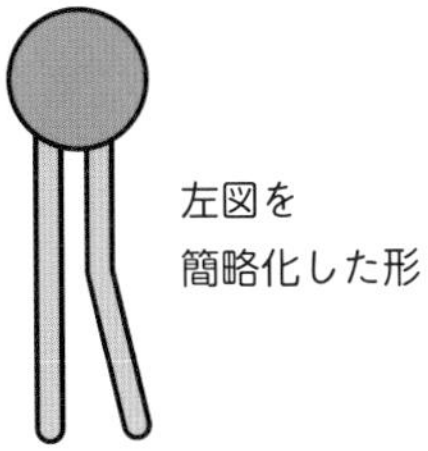

左図を
簡略化した形

・グリセロールの３つのヒドロキシ基の２つに脂肪酸が、残りにリン酸とコリンなどがつく
・図の上部は親水性、下部は疎水性(そすいせい)
・リン酸を介してつく物質や脂肪酸の違いでいくつかの種類がある

細胞膜の構造

細胞膜(さいぼうまく)は、同じ向きで並んだ２層のグリセロリン脂質(ししつ)が、互いに疎水性(そすいせい)の部分を接した構造をしている。ところどころにたんぱく質やコレステロールなどが埋まっている。

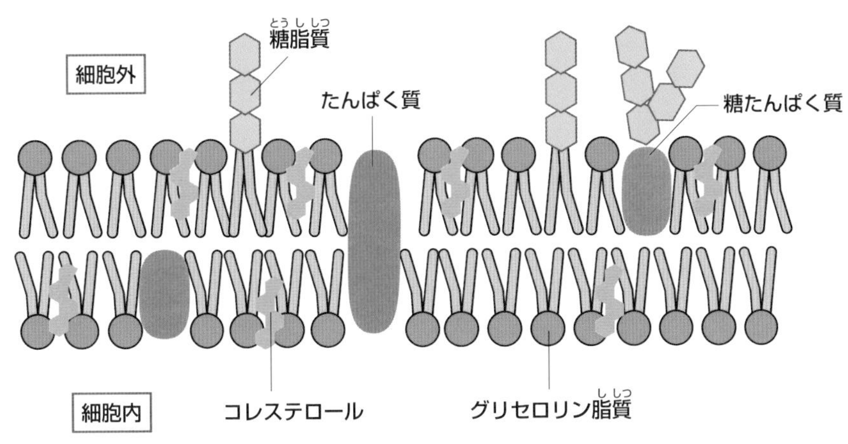

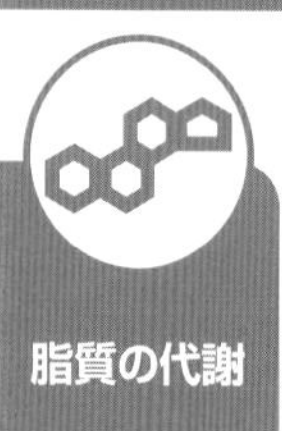

脂質の代謝

スフィンゴ脂質

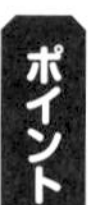

ポイント

- スフィンゴシンに脂肪酸がついたものがセラミド
- セラミドにリン酸とコリンがついたものがスフィンゴミエリン
- セラミドに糖や糖鎖(とうさ)がついたものがスフィンゴ糖脂質

セラミドが基本構造のスフィンゴ脂質

スフィンゴ脂質(ししつ)というあまり聞きなれない脂質は、特に脳や神経の働きに関わる重要な物質です。

セリンというアミノ酸（P.118参照）に、脂肪酸のパルミチン酸（P.86参照）が結合したものをスフィンゴシンといいます。そしてこのスフィンゴシンに、もう1個脂肪酸が結合したものをセラミドといいます。セラミドは、皮膚(ひふ)の保湿成分として基礎化粧品にも使われているので、聞きなじみがあることでしょう。

スフィンゴ「リン」脂質とスフィンゴ「糖」脂質

セラミドにリン酸とコリンなどが結合したものをスフィンゴミエリンといいます。スフィンゴミエリンは細胞膜(さいぼうまく)を構成するほか、神経線維(しんけいせんい)をおおって神経信号の伝達を助けるミエリン鞘(しょう)の主成分にもなります。スフィンゴミエリンはリン脂質の仲間、スフィンゴリン脂質に分類されます。

セラミドにグルコースやガラクトースが結合したものをセレブロシドといいます。またセラミドにシアル酸を含む糖鎖(とうさ)（糖がたくさんつながったもの）が結合したものをガングリオシドといいます。これらのセラミドに糖や糖鎖が結合したものをスフィンゴ糖脂質といいます。スフィンゴ糖脂質は脳や神経の情報伝達に関係しているほか、赤血球の血液型を決める物質でもあります。

そしてセラミド、スフィンゴリン脂質、スフィンゴ糖脂質といったセラミドを基本構造として持つ脂質をまとめてスフィンゴ脂質といいます。

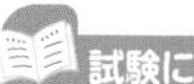

試験に出る語句

スフィンゴシン
アミノ酸のセリンと脂肪酸のパルミチン酸が結合したもの。

セラミド
スフィンゴシンにもう1個脂肪酸が結合したもの。スフィンゴ脂質の基本構造になっている。

スフィンゴミエリン
セラミドにリン酸とコリンなどが結合したもの。リン脂質の仲間。

スフィンゴ糖脂質
セラミドに糖や糖鎖が結合したもの。

メモ

ミエリン鞘
神経線維（軸索）のまわりに鞘のように巻きついているもの。神経線維を伝わる信号がミエリン鞘の隙間を飛ぶように伝わるため、伝達が速くなる。

スフィンゴ脂質の基本構造「セラミド」

セリンとパルミチン酸が結合したスフィンゴシンに、もうひとつ脂肪酸が結合したのがセラミドで、これがスフィンゴ脂質の基本構造となる。

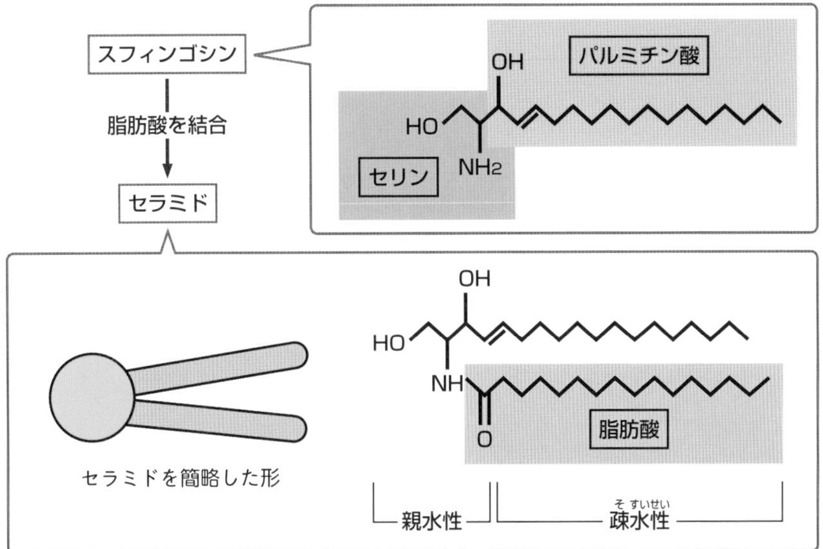

スフィンゴリン脂質とスフィンゴ糖脂質

セラミドにリン酸とコリンが結合したのがスフィンゴリン脂質、セラミドにグルコースや糖鎖が結合したのがスフィンゴ糖脂質である。

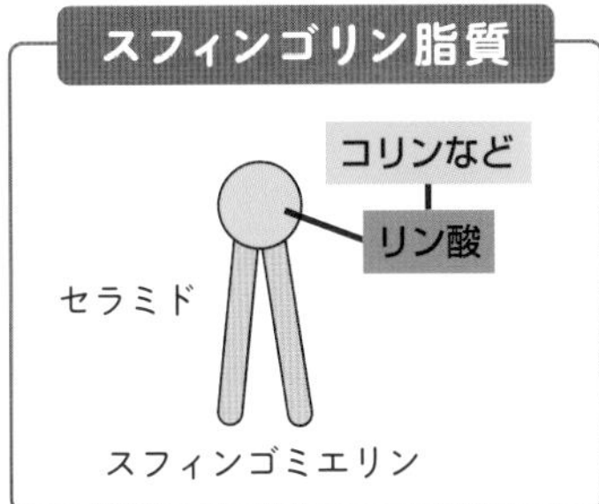

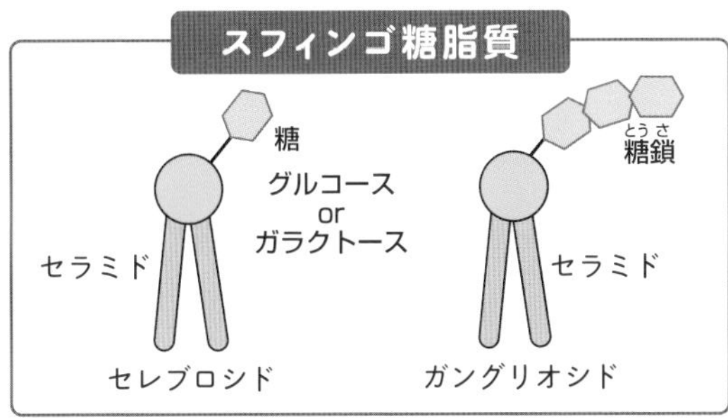

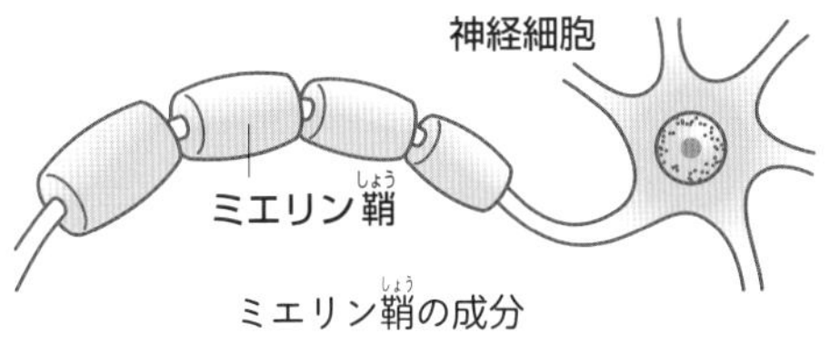

ミエリン鞘の成分

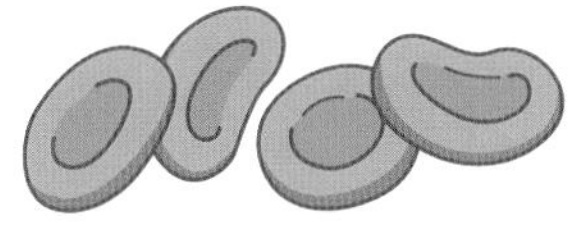
神経の働きや赤血球の血液型の決定など

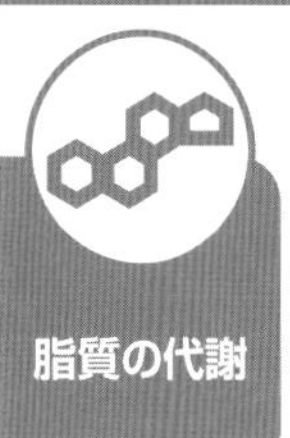
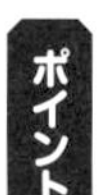

脂質の代謝

脂質の消化と吸収

ポイント
- 胆汁が食べ物の脂質を囲んで小さい粒のミセルにする
- ミセルに脂質の消化酵素が働き、脂肪酸が切り離される
- 吸収上皮細胞に吸収され、血管またはリンパ管に入る

胆汁が脂質を囲んでミセルをつくる

肉や魚のかたまりのままでは、栄養成分の脂質を吸収することはできません。そこでまず食べ物をよく噛んで細かくし、胃液の強酸とたんぱく質分解酵素で溶かして、ドロドロにします。それが十二指腸に流れ出ると、そこに胆汁と膵液が注ぎ込まれます。胆汁は肝臓でつくられ胆嚢で濃縮されたもので、胆汁酸やリン脂質などを含みます。胆汁酸は界面活性剤で、胆汁酸とリン脂質は脂質を取り囲んでミセルという小さい粒にします。ミセルの中にはトリグリセリドのほか、コレステロールエステルやコレステロール、遊離脂肪酸、グリセロールなどが入っています。

吸収上皮細胞の中でキロミクロンができる

膵液に含まれるリパーゼは、補酵素（コリパーゼ）の働きで活性化し、ミセルの中のトリグリセリドをモノグリセリドと脂肪酸にします。別の酵素はコレステロールエステルから脂肪酸を切り離し、また別の酵素はリン脂質から1個の脂肪酸を切り離します。そしてミセルは粘膜表面で破れ、中の脂質が拡散の作用で吸収上皮細胞に吸収されます。

吸収された脂質のうち、モノグリセリドと長鎖脂肪酸は細胞内でトリグリセリドに再合成されます。そしてトリグリセリドやリン脂質、コレステロールなどはキロミクロンというリポたんぱく質（P.154参照）をつくったのち、リンパ管に入り、全身をまわります。一方、短鎖・中鎖脂肪酸やグリセロールは、吸収上皮細胞から毛細血管に入り、門脈を経て肝臓に送られます。

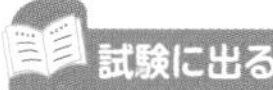

試験に出る語句

胆汁酸
胆汁に含まれるコレステロールを原料とする成分。

ミセル
リン脂質と胆汁酸が疎水性の部分を中にして脂質を包み込み、小さい粒にしたもの。表面積が大きくなり、膵液の消化酵素が効果的に働く。

拡散
濃度が濃い方から薄い方へ物質が移動すること。エネルギーは必要ない。

キロミクロン
血中で脂質を運ぶためのカプセル。リポたんぱく質の仲間。

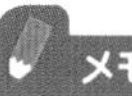

メモ

舌と胃からもリパーゼは分泌される
脂質分解酵素のリパーゼは、舌と胃からも分泌される。ただし活性は低く、本格的な消化は進まない。

胆汁のリン脂質
主にグリセロリン脂質のホスファチジルコリンが含まれる。

脂質の消化と吸収（十二指腸と小腸）

脂質は胆汁の作用でミセルを形成する。そこに膵液に含まれるリパーゼなどの酵素が作用し、脂肪酸やモノグリセリドなどに分解され、吸収される。長鎖脂肪酸やモノグリセリドは吸収上皮細胞内で再びトリグリセリドになり、キロミクロンをつくってリンパ管へ出る。

十二指腸内 胆汁と膵液が注ぎ、胆汁が脂質をミセルにする

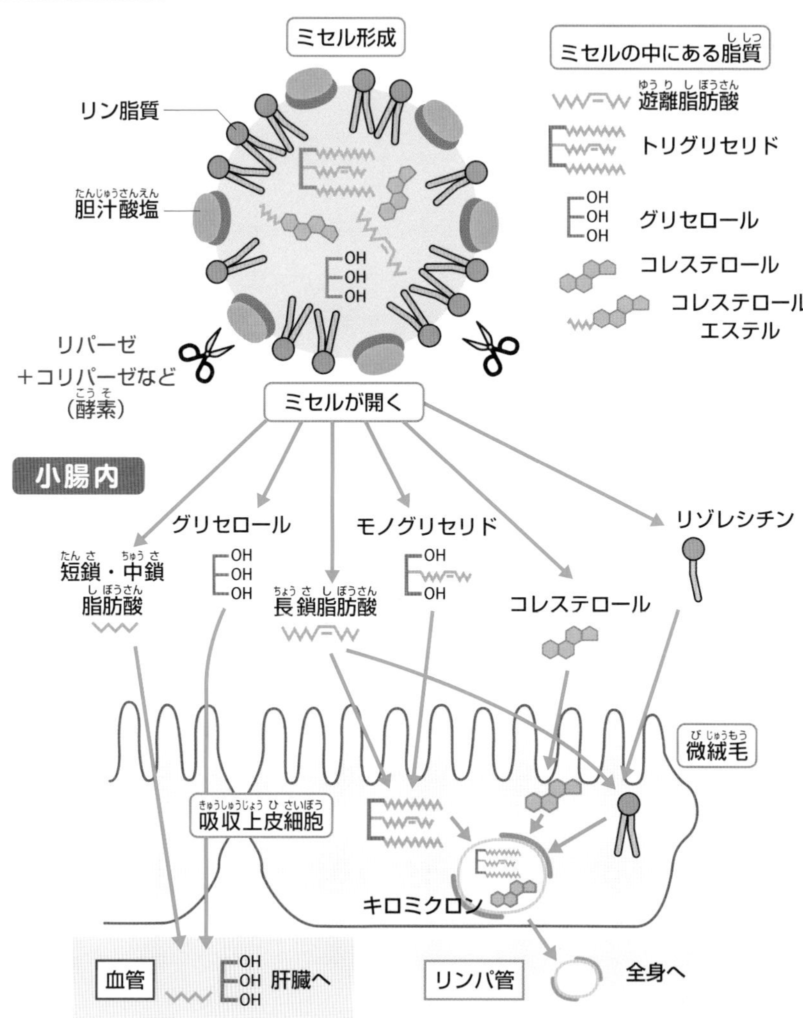

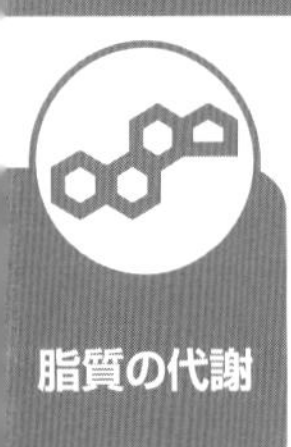

遊離脂肪酸

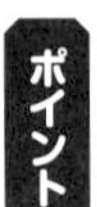

- 遊離脂肪酸とはトリグリセリドから切り離された脂肪酸
- ホルモン感受性リパーゼがトリグリセリドを分解する
- 血中では水になじむためアルブミンと結合している

空腹時のエネルギー源として血中に放出される

トリグリセリドから切り離され、血中に放出された脂肪酸を遊離脂肪酸といいます。脂肪酸は疎水性の物質なので、水分になじませるため血中ではたんぱく質のアルブミンと結合した状態になっています。

空腹になると、脂肪細胞のホルモン感受性リパーゼという酵素が活性化して、脂肪細胞に貯蔵してあるトリグリセリドをグリセロールと脂肪酸に分解し、脂肪酸が血中に放出されます。これが遊離脂肪酸です。遊離脂肪酸は血液によって全身に運ばれ、肝臓や心臓、骨格筋などに取り込まれてエネルギー源として利用されます。使われずに残った脂肪酸は肝臓に戻され、トリグリセリドに再合成されて貯蔵されます。

ホルモン感受性リパーゼを活性化するには

ホルモン感受性リパーゼを活性化するのは、グルカゴンやアドレナリン、成長ホルモンなどです。これらのホルモンは空腹時などエネルギー源の供給が減ったときや、興奮時など、より多くのエネルギー源が必要になったときに分泌されるホルモンで、血糖値を上げる（P.72参照）と同時に、遊離脂肪酸も動員します。

一方で血糖値が上がると分泌されるインスリンは、血糖値を下げるとともに、ホルモン感受性リパーゼを抑制する働きを持っています。血糖値が高い、つまりエネルギー源が十分に、または過剰に供給されているときは、遊離脂肪酸をも動員する必要はないからです。

試験に出る語句

遊離脂肪酸
トリグリセリドから切り離され、血中に放出された脂肪酸。血中ではアルブミンと結合している。長鎖脂肪酸である。

アルブミン
血中に多く存在するたんぱく質。血液の浸透圧を維持し、脂肪酸などの物質を運ぶ。

ホルモン感受性リパーゼ
脂肪細胞にあり、アドレナリンやグルカゴンで活性化して、トリグリセリドをグリセロールと脂肪酸に分解する。インスリンで抑制される。

遊離脂肪酸放出の調節

ホルモン感受性リパーゼによるトリグリセリド分解・遊離脂肪酸の放出は、空腹時などに分泌されるホルモンによって活性化し、血糖値が上がると抑制される。

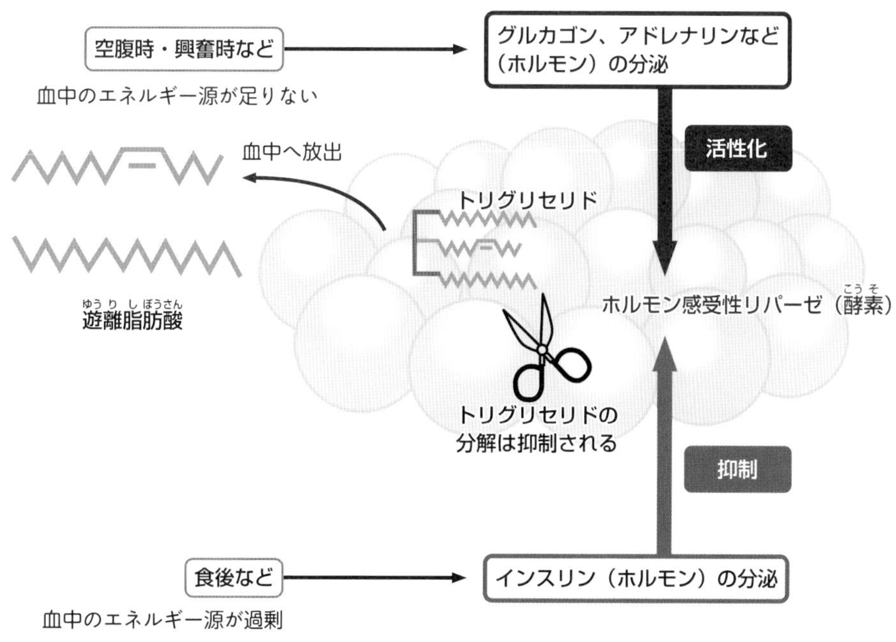

Athletics Column

アスリートに極端な糖質制限は危険

糖質制限はダイエット（減量）の方法として知られています。大ざっぱに言えば、食事でとる糖質を制限することで、遊離脂肪酸の放出と利用を促して体脂肪を減らそうというもので、一部理にかなっている部分はあります。しかし極端に糖質を制限するのは問題視されており、長期的な健康への影響などまだわかっていないこともあり、賛否両論となっています。特にアスリートやスポーツ愛好家は注意が必要です。糖質は運動のためのエネルギー源として最も利用しやすい栄養素で、筋グリコーゲンの蓄積のためにも必要ですから、しっかり摂取しないとパフォーマンスに関わる可能性も。減量したいからといって安易に糖質を制限するのは危険だと認識しておきましょう。種目によって、また競技前・中・後といった時期などによって栄養素のとり方は違ってきますから、専門家などに相談し、自分に適した正しい栄養摂取法を選択しましょう。

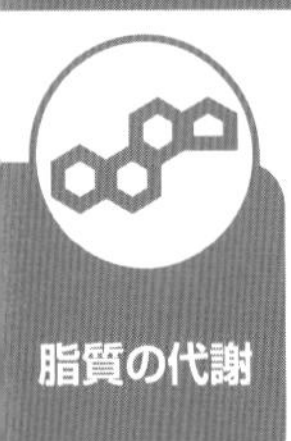

脂質代謝の概要

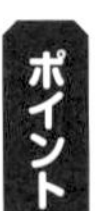

- エネルギー源として利用できる脂質は脂肪酸とグリセロール
- グリセロールは肝臓で分解されるか脂質に再合成される
- 脂肪酸やコレステロールは体内で合成できる

脂質を分解してエネルギー源として利用する

脂質のうちエネルギー源となるのは、グリセロールと脂肪酸です。コレステロールは分解できないので、エネルギー源としては利用されません（P.106参照）。

空腹などでホルモン感受性リパーゼ（P.96参照）が活性化すると、脂肪細胞に貯蔵されているトリグリセリドが分解され、グリセロールと脂肪酸ができます。脂肪細胞はグリセロールを代謝する酵素を持っていないので、グリセロールは血流に乗って肝臓に送られます。肝臓でグリセロールはリン酸化されてグリセロール 3-リン酸になり、再びトリグリセリドに合成されたり、解糖系の途中の物質であるジヒドロキシアセトンリン酸（P.58参照）に変換されたり、糖新生（P.68参照）に利用されたりします。

脂肪酸は遊離脂肪酸（P.96参照）となって肝臓や骨格筋の細胞に取り込まれ、β酸化と呼ばれる反応とTCA回路での代謝により大量のエネルギーが取り出されます（P.100参照）。

脂質の合成にはアセチルCoAとNADPHが必要

脂肪酸やコレステロールは、体内でも合成されています（P.102、106参照）。これらの合成にはアセチルCoAとNADPHが必要です。アセチルCoAは解糖系でできるピルビン酸から変換されてTCA回路（P.62参照）に入る物質で、脂肪酸のβ酸化でも取り出されます（P.100参照）。NADPHは糖質代謝のペントースリン酸経路（P.74参照）で生成される物質です。

試験に出る語句

グリセロール 3-リン酸
トリグリセリドから脂肪酸が切り離されたグリセロールが肝臓でリン酸化されたもの。

β酸化
脂肪酸分解のしくみ。β位の炭素の部分が切断されること。

NADPH
ニコチンアミドアデニンジヌクレオチドリン酸。ペントースリン酸経路で生成される補酵素。

ペントースリン酸経路
解糖系の物質から別ルートの反応でペントースとNADPHを生成する。

アセチルCoAは反応の中心
糖をエネルギーにするときは解糖系を経てつくられたアセチルCoAが、脂肪酸をエネルギーにするときはβ酸化を経てつくられたアセチルCoAがTCA回路に入ることによってATPが合成される。

グリセロールの代謝

脂肪細胞でトリグリセリドから脂肪酸が切り離されたグリセロールは、肝臓でグリセロール 3-リン酸に変換され、分解されるか、糖新生（とうしんせい）やトリグリセリド合成に利用される。

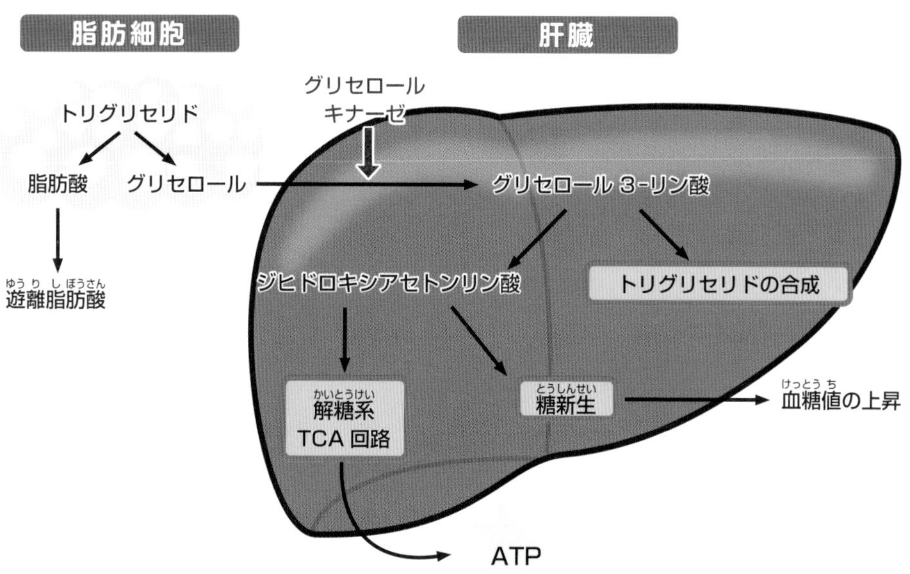

脂肪酸の利用（分解と合成の概要）

脂肪酸は心臓や骨格筋（こっかくきん）などでβ（ベータ）酸化を受け、アセチルCoAになってエネルギーが取り出される。また脂肪酸を合成するときもアセチルCoAから始まる。

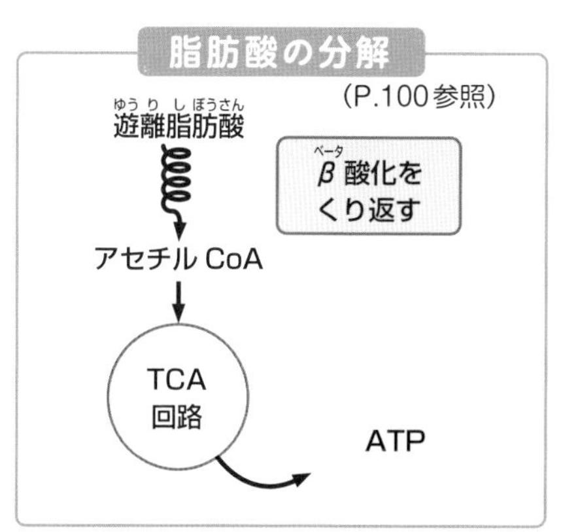

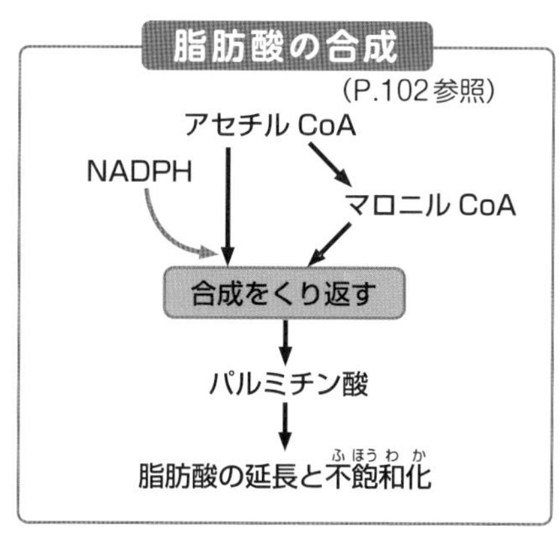

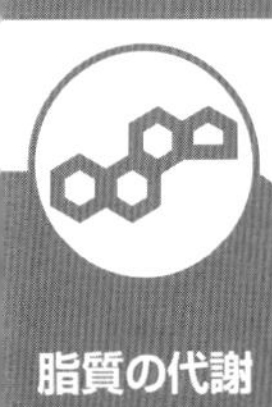

脂質の代謝

脂肪酸の分解

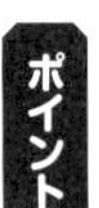

ポイント
- 遊離脂肪酸(ゆうりしぼうさん)が細胞に取り込まれ、まずアシルCoAになる
- アシルCoAがカルニチンシャトルでミトコンドリア内膜(ないまく)内に入る
- アシルCoAがβ(ベータ)酸化を受け、アセチルCoAが切り出される

脂肪酸はカルニチンの力でミトコンドリアの中へ

血中の遊離脂肪酸(ゆうりしぼうさん)（P.96参照）は心臓や骨格筋(こっかくきん)などの細胞に取り込まれると、細胞内でミトコンドリアの外膜(がいまく)にあるアシルCoAシンテターゼという酵素(こうそ)の働きで、CoA（コエンザイムA）と結合して**アシルCoA**になります。次にCoAとカルニチンが交換され、ミトコンドリアの外膜と内膜(ないまく)を通過すると、再度カルニチンとCoAが交換されてアシルCoAに戻ります。こんな無駄に思えるようなことをするのは、アシルCoAのままではミトコンドリアの膜を通過できず、カルニチンの力を借りる必要があるからです。カルニチンによって脂肪酸がミトコンドリアの中に運ばれるしくみをカルニチンシャトルといいます。

炭素を2個ずつ切り出すβ酸化がくり返される

次にミトコンドリアの内膜の中で、アシルCoAのβ(ベータ)の位置の結合が切断されます。これを**β酸化**といい、**アセチルCoA**、**$FADH_2$**（P.62参照）と**NADH**（P.56参照）が1個ずつできます。次にアセチルCoAを切り出した残りの部分に再びCoAが結合してアシルCoAができ、またβ酸化が起こるというくり返しが続きます。アセチルCoAは**TCA回路**（P.62参照）に入って代謝され、$FADH_2$とNADHは**電子伝達系**（P.64参照）に入り、大量のATPが合成されます。

短鎖(たんさ)・中鎖脂肪酸(ちゅうさしぼうさん)は分子が小さいためカルニチンの力は不要で、アシルCoAになるとそのままミトコンドリア内膜の中に入ってβ酸化を受けます。

試験に出る語句

アシルCoA
脂肪酸のカルボキシ基にCoA（コエンザイムA）が結合したもの。

コエンザイム
補酵素のこと。

β酸化
脂肪酸の代謝の過程で、アシルCoAのβ位の炭素の結合が切断され、アセチルCoAと炭素原子が2個減ったアシルCoAができる反応。$FADH_2$とNADHが1個ずつできる。

アセチルCoA
酢酸にCoAが結合したもの。オキサロ酢酸と結合してクエン酸になり、TCA回路で代謝される。

メモ

βの位置の炭素
脂肪酸のカルボキシ基の炭素原子を除き、その次の炭素原子をα、次の炭素原子をβとする。最後の炭素原子はギリシャ文字の最後のωとする。

脂肪酸が分解されるしくみ

脂肪酸の代謝はCoAと結合してアシルCoAとなるところから始まる。アシルCoAはミトコンドリアの内膜の中でβ酸化を受ける。β酸化は炭化水素鎖の残りが全てアセチルCoAになるまでくり返される。

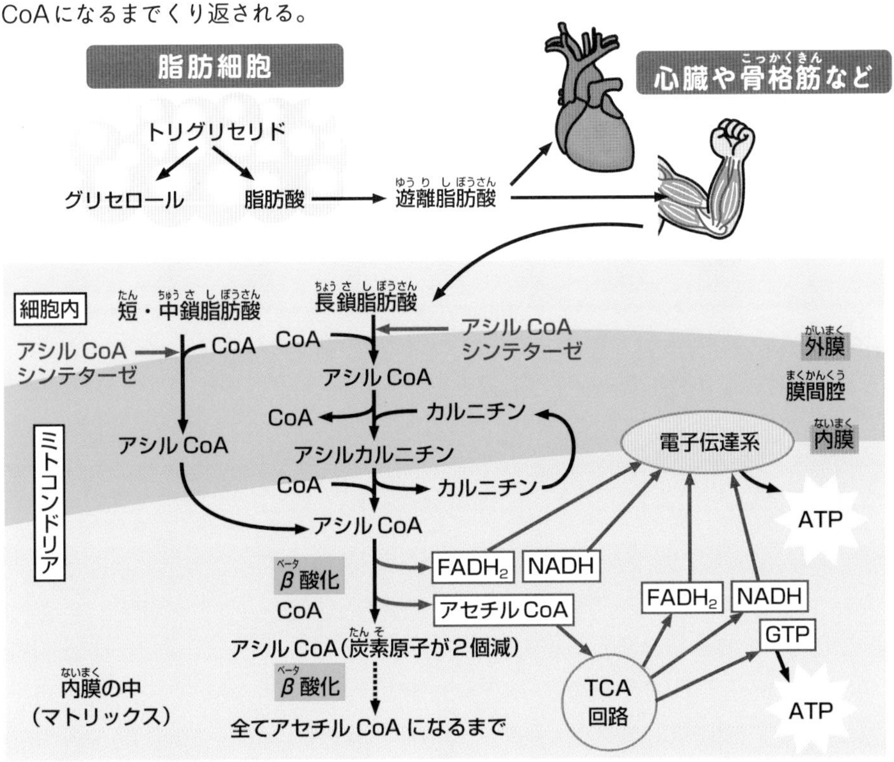

脂肪細胞
トリグリセリド
グリセロール
脂肪酸
遊離脂肪酸
心臓や骨格筋など

細胞内
短・中鎖脂肪酸
アシル CoA シンテターゼ
CoA
アシル CoA
長鎖脂肪酸
CoA
アシル CoA シンテターゼ
アシル CoA
CoA
カルニチン
アシルカルニチン
CoA
カルニチン
アシル CoA
β酸化
CoA
FADH$_2$
NADH
アセチル CoA
アシル CoA(炭素原子が2個減)
β酸化
全てアセチル CoA になるまで
ミトコンドリア
外膜
膜間腔
内膜
電子伝達系
ATP
FADH$_2$
NADH
GTP
TCA 回路
ATP
内膜の中
(マトリックス)

β酸化とは

β酸化とはβ位の炭素原子の前で切断すること。アシルCoAから炭素原子を2個切り離し、アセチルCoAをつくる。

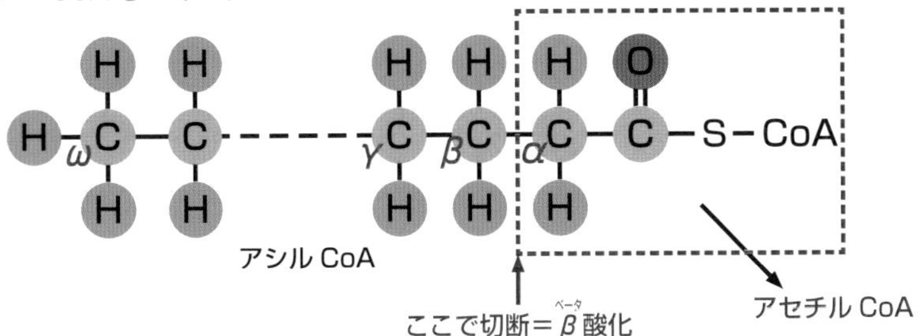

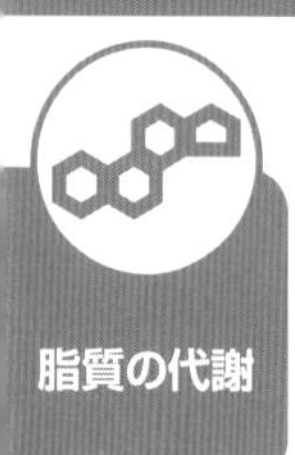

脂肪酸の合成

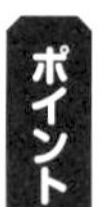

- 脂肪酸合成の原料はアセチルCoAである
- アセチルCoAとマロニルCoAを結合し炭素を2個ずつ増やす
- 炭素16個のパルミチン酸から炭素鎖延長や不飽和化を行う

余ったアセチルCoAを脂肪酸にして貯蔵する

TCA回路（P.62参照）で利用されずに余ったアセチルCoAは脂肪酸に変換され、さらにトリグリセリドに合成されて貯蔵されます。これが体脂肪です。

脂肪酸の合成は細胞質基質で行われます。第1段階で炭素原子16個のパルミチン酸を合成し、第2段階で炭化水素鎖を伸ばしたり、二重結合をつくったりします。

炭素原子を2個ずつ増やしていく

アセチルCoA（炭素数2）が細胞質基質に出る（メモ参照）と、CO_2と結合してマロニルCoA（炭素数3）ができます。アセチルCoAとマロニルCoAはそれぞれACPというたんぱく質と結合して活性化し（アセチルACPとマロニルACPになる）、アセチルACPにマロニルACPがくっつき、CO_2が抜けて炭素4個のアセトアセチルACPができます。このようにマロニルACPがくっついてCO_2が抜ける反応をくり返し、炭素原子が2個ずつ増えていき、パルミチン酸（飽和脂肪酸）ができると反応が止まります。このプロセスには、還元剤としてペントースリン酸経路（P.74参照）でつくられたNADPHが必要です。

パルミチン酸から炭素鎖を伸ばす反応は、小胞体とミトコンドリアで行われます。ここまでと同様に炭素を2個ずつ増やし、または別の酵素の働きで炭素鎖に二重結合をつくって不飽和脂肪酸にします。ただし酵素で二重結合をつくれる場所は限られているため、体内で合成できないものもあります。これが食事での摂取が必要な必須脂肪酸です。

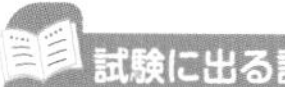

アセチルCoA
脂肪酸を分解して生じるほか、解糖系でできるピルビン酸からもつくられる。脂肪酸の原料となる。

マロニルCoA
アセチルCoAにCO_2が結合したもの。

メモ

アセチルCoAの細胞質基質への移動
アセチルCoAはミトコンドリアを出られないため、オキサロ酢酸と結合してクエン酸となって細胞質基質に出る。その後すぐアセチルCoAとオキサロ酢酸に分解される。

脂肪酸を不飽和化する酵素
ヒトは脂肪酸の5位、6位、9位の炭素（とその次）の結合を二重結合にする酵素を持つ。

脂肪酸の合成の場
主に肝臓、脂肪細胞、乳腺細胞で行われる。

脂肪酸の生合成と分解
脂肪酸の生合成と分解は異なる経路で起こる。触媒する酵素も異なっており、場所もミトコンドリア内（分解）と細胞質基質（生合成）と異なる。

第１段階：パルミチン酸合成まで

アセチルCoAと、それにCO_2を結合させたマロニルCoAが、それぞれACPと結合したうえで１つになり、CO_2が抜ける。この反応がくり返され、炭素数16のパルミチン酸ができると反応が止まる。

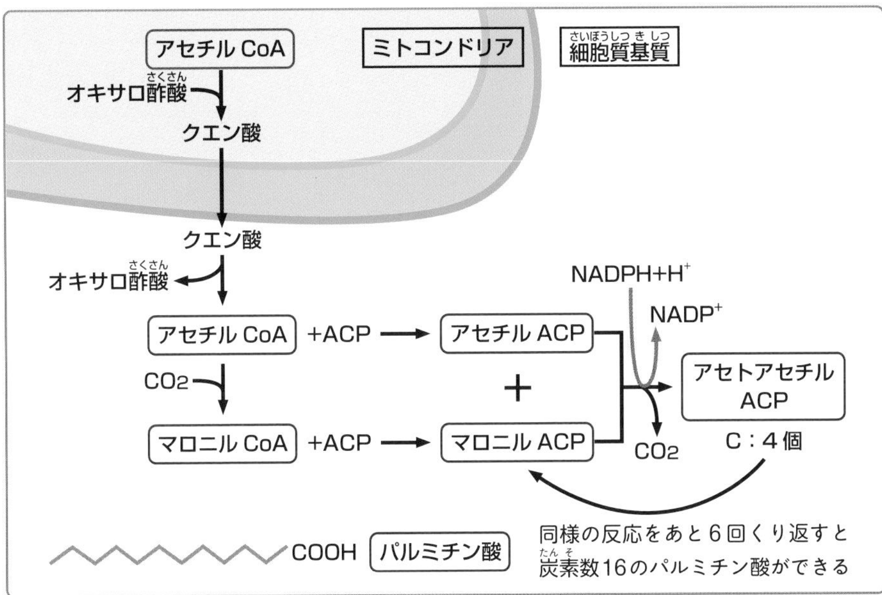

第２段階：炭素鎖の延長と不飽和化

パルミチン酸にさらに２個ずつ炭素をつなげていったり、炭素鎖に二重結合をつくったりして、さまざまな種類の脂肪酸をつくる。

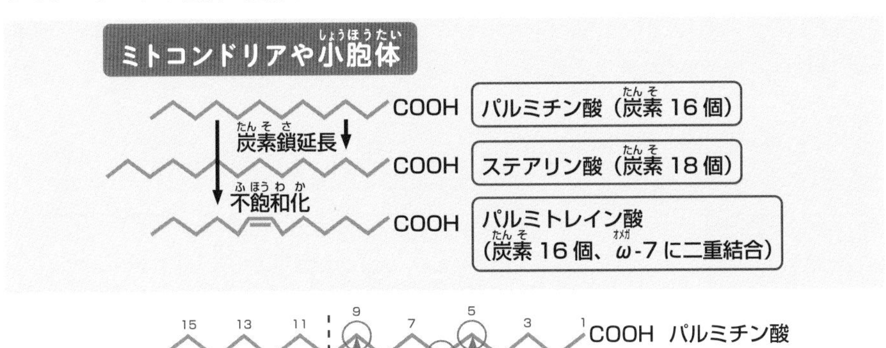

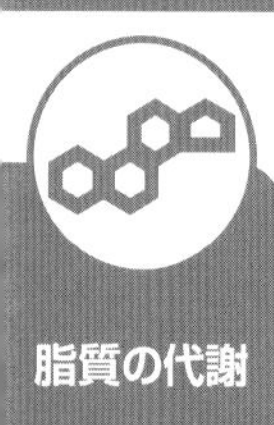

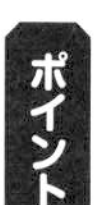

脂質の代謝

ケトン体の増加

ポイント
- ケトン体とはアセト酢酸（さくさん）、3-ヒドロキシ酪酸（らくさん）、アセトンのこと
- グルコース不足時に肝臓でつくられ、全身で消費される
- 重症糖尿病患者では糖尿病ケトアシドーシスを起こすことも

グルコース不足時に肝臓でできるケトン体

ケトン体とはアセト酢酸（さくさん）、3-ヒドロキシ酪酸（らくさん）、アセトンの総称で、アセチルCoAが変換されてできる物質です。グルコースの供給が足りないときに、その代わりとなるエネルギー源で、肝臓で生成されて全身に送り出され、骨格筋（こっかくきん）や心臓、脳などほとんどの組織で利用されます。

ケトン体は水溶性（すいようせい）で、水に溶けない脂肪酸と違い、そのまま血流に乗せて全身の組織に届けることができます。組織ではケトン体はアセチルCoAに戻されて、TCA回路（P.62参照）に入ります。ただしアセトンは体内では利用できず、揮発性（きはつせい）なので呼気で排出されます。

溜まったアセチルCoAがケトン体に変換される

グルコースが不足すると脂肪酸の分解が活発になり、脂肪酸が分解されて、アセチルCoAができてきます（P.100参照）。アセチルCoAは通常ならTCA回路に入りますが、グルコースが不足している状態だと、グルコースから変換されてできるオキサロ酢酸も不足して、アセチルCoAがTCA回路に入れずに溜まってきます。そこで溜まったアセチルCoAはアセト酢酸に、さらに3-ヒドロキシ酪酸とアセトンへと変換されるのです。肝臓自体はケトン体を利用できないので、できたケトン体は血中に放出されます。

重症糖尿病患者では糖が利用できないため、血中のケトン体（酸性）が増加して血液が酸性に傾き、ケトン体の尿への排泄（はいせつ）にともない、水やNa^+も失われて脱水状態になる糖尿病ケトアシドーシスを起こすことがあります。

試験に出る語句

ケトン体
アセト酢酸、3-ヒドロキシ酪酸、アセトンの総称。脂肪酸を分解してできるアセチルCoAが変換されたもの。体内のケトン体の多くが3-ヒドロキシ酪酸。

オキサロ酢酸
TCA回路のメンバーで、アセチルCoAと結合してクエン酸になる物質。解糖系でできるピルビン酸からも合成され、グルコースが足りないとオキサロ酢酸も減る。

ケトアシドーシス
血中のケトン体が増えた状態をケトーシスという。また血液が酸性に傾くことをアシドーシスといい、酸性のケトン体の増加はその要因となる。

メモ

アセトンの呼気への排出
呼気中のアセトンが増えると、呼気に果物が熟したような甘酸っぱい匂いがする。これをアセトン臭という。

ケトン体の生成と利用

グルコースが不足すると、脂質を分解しアセチルCoAをつくりエネルギー源として利用される。肝臓ではグルコースの不足によってオキサロ酢酸が不足し、アセチルCoAがTCA回路に入れず溜まる。するとアセチルCoAがケトン体に変換され、血中に放出される。

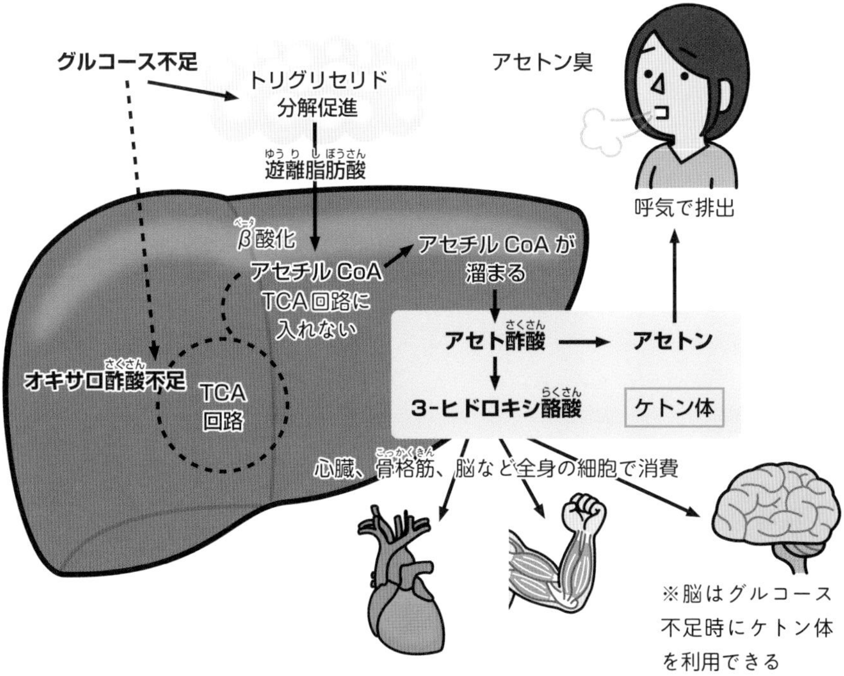

グルコース不足
トリグリセリド
分解促進
遊離脂肪酸
β酸化
アセチルCoA
TCA回路に
入れない
アセチルCoAが
溜まる
オキサロ酢酸不足
TCA
回路
アセト酢酸
アセトン
3-ヒドロキシ酪酸
ケトン体
アセトン臭
呼気で排出
心臓、骨格筋、脳など全身の細胞で消費
※脳はグルコース
不足時にケトン体
を利用できる

糖尿病ケトアシドーシスとは

重症糖尿病患者はインスリンの作用が不十分で、高血糖なのにグルコースを利用できない。血中のケトン体が増加してアシドーシスを起こし、ケトン体が排泄されて脱水を招く。

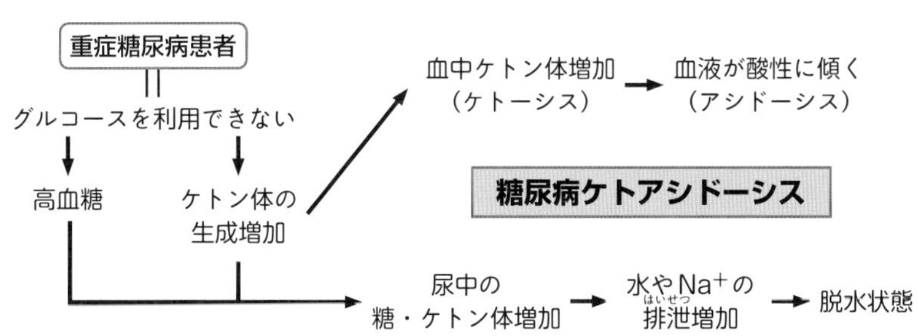

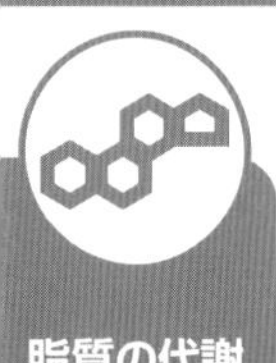

脂質の代謝

コレステロールの代謝

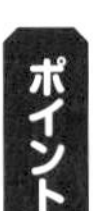

ポイント
- コレステロールはステロイド核を持つ炭素原子27個の物質
- コレステロールはアセチルCoAを原料に合成される
- 何段階もの反応で鎖を長くし、最後に環状構造になる

コレステロール合成の原料はアセチルCoA

コレステロール（P.82参照）は細胞膜の成分であり、ステロイドホルモンや胆汁酸の原料にもなります。コレステロールは食事からも摂取していますが、体内のコレステロールの6～7割は自ら合成したものです。コレステロールの合成は主に肝臓で行われています。

コレステロールは炭素原子を27個持つ物質です。A、B、C、Dという4個の環がくっついたステロイド核を持ち、D環に8個の炭素からなる分岐した側鎖がついた構造をしています。原料は脂肪酸の分解や糖質代謝の途中で生成されるアセチルCoAです。まず2個のアセチルCoAが結合してアセトアセチルCoAができるのを皮切りに、さらにアセチルCoAがくっつけられたり、生成されたものどうしが結合したりして炭素数を増やしていきます。

長く伸ばしてから環をつくる

途中までは鎖状に長く伸びていきますが、炭素数30の物質になったあと、環状になります。その後、側鎖の一部や官能基、二重結合などが変換され、最終的に炭素数27個のコレステロールができあがります。これら一連の反応では、あちこちで還元剤としてNADPH（P.74参照）が使われます。また一連の反応の途中で働くある酵素は、コレステロールが増えると抑制され、コレステロールが無尽蔵に増えるのを抑える役割も担っています。

このようにコレステロールは体内で合成できますが、分解する酵素はなく、エネルギー源にはなりません。

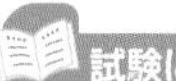

試験に出る語句

コレステロール
ステロイド核を持つ炭素原子27個の物質。細胞膜やステロイドホルモンなどの材料になる。体内で合成できるが、分解できない。

ステロイド核
コレステロールが持つ4つの環状構造。シクロヘキサン環（六角形）3個とシクロペンタン環（五角形）1個がつながったもの。

コレステロールの構造

コレステロールは27個の炭素原子を持つ物質。4つの環からなるステロイド核を持ち、D環に側鎖がつく。

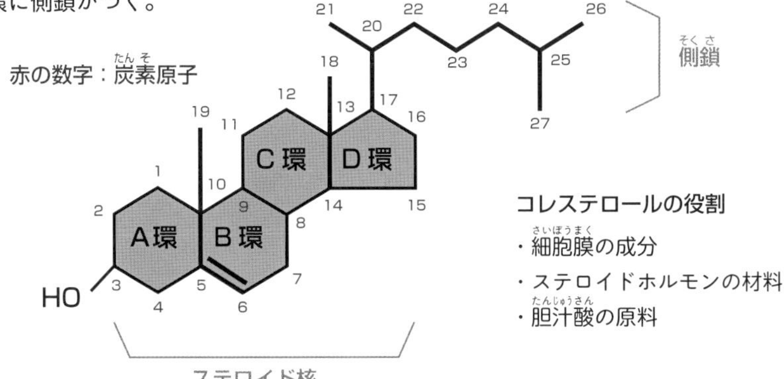

コレステロールの役割
- 細胞膜の成分
- ステロイドホルモンの材料
- 胆汁酸の原料

コレステロールの合成

コレステロールの合成の起点は2個のアセチルCoAの結合で、そこから何段階もの反応を経て徐々に鎖を長くしていき、最後に環状の構造に変換する。

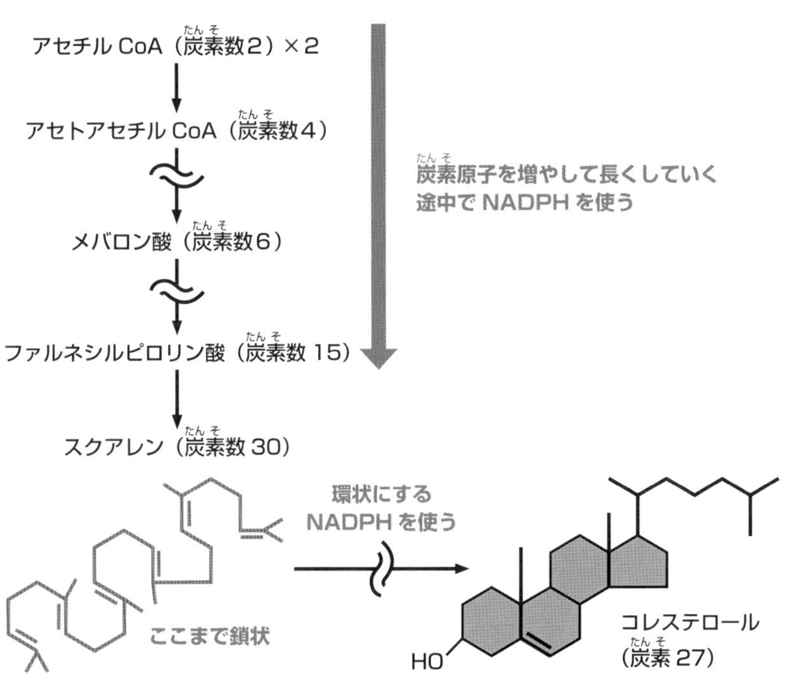

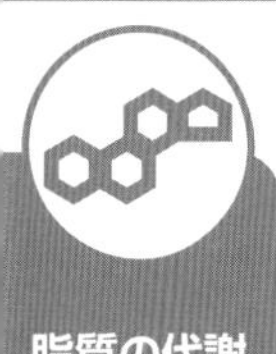

特別な脂肪酸－エイコサノイド

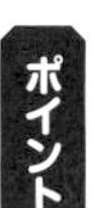

- エイコサノイドはプロスタグランジンなどの生理活性脂質の総称
- 子宮収縮や気管支収縮、血小板凝集などを起こす
- 炭素原子20個のアラキドン酸などから生成される

生理作用を発揮する生理活性脂質

エイコサノイドのエイコサは「20」という意味です。エイコサノイドは炭素原子20個の脂肪酸である、主にアラキドン酸から生成される生理活性脂質で、プロスタグランジン、ロイコトリエン、トロンボキサンに分類されます。たとえば子宮で合成されるプロスタグランジンは、子宮を収縮させます。血小板で合成されるトロンボキサンは血管を収縮させ、血小板の凝集を促進します。また、白血球などでつくられるロイコトリエンは気管支を収縮させ、アレルギー反応や炎症反応に関わります。

働きはホルモンに似ていますが、ホルモンは内分泌腺でつくられ、血流に乗って離れた臓器に作用するのに対して、エイコサノイドは全身のあらゆる組織でつくられ、生成された場所で作用する点が異なります。ただし、生成された場所でホルモンのような作用をする物質という意味で、局所ホルモンと呼ばれることもあります。

アラキドン酸からいくつもの生理活性脂質ができる

エイコサノイドの原料となるアラキドン酸は、細胞膜を構成するグリセロリン脂質（P.84参照）から取り出されます。細胞が何らかの刺激を受けると、リン脂質のグリセロール骨格の２番目についているアラキドン酸が、酵素の働きで外されます。このアラキドン酸を起点に、いくつもの酵素によって反応が連続した滝（カスケード）のように起こって、エイコサノイドが生成されていくことから、この生合成経路はアラキドン酸カスケードと呼ばれます。

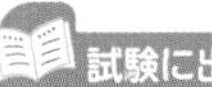

試験に出る語句

エイコサノイド
炭素原子20個（20＝エイコサ）のアラキドン酸などから生成される生理活性脂質。プロスタグランジンなどがある。

アラキドン酸カスケード
アラキドン酸からエイコサノイドが生成される経路。滝（カスケード）のように反応が進むことから。

アラキドン酸から生成される主なエイコサノイド

エイコサノイドは全身のあらゆる細胞で生成される。さまざまな作用のものがあり、中には炎症を起こしたり、痛みを発したりするものもある。

物質	産生細胞	作用
プロスタグランジン	**子宮、胃、腎臓、肝臓など**	子宮の平滑筋収縮、炎症を起こす、痛みを起こす、血管平滑筋の弛緩、血管の透過性亢進、胃酸分泌抑制など
プロスタサイクリン	**血管内皮細胞**	血小板凝集の抑制、血管平滑筋の弛緩など
トロンボキサン	**血小板**	血小板凝集の促進、血管平滑筋の収縮、気道平滑筋の収縮など
ロイコトリエン	**白血球**	気管支平滑筋・血管平滑筋・消化管平滑筋の持続的収縮、気管支喘息の気道炎症に関係する

エイコサノイドを生成するアラキドン酸カスケード

アラキドン酸から続く反応でさまざまなエイコサノイドができる。1種類のエイコサノイドにもいくつものタイプがあり、作用が異なる。

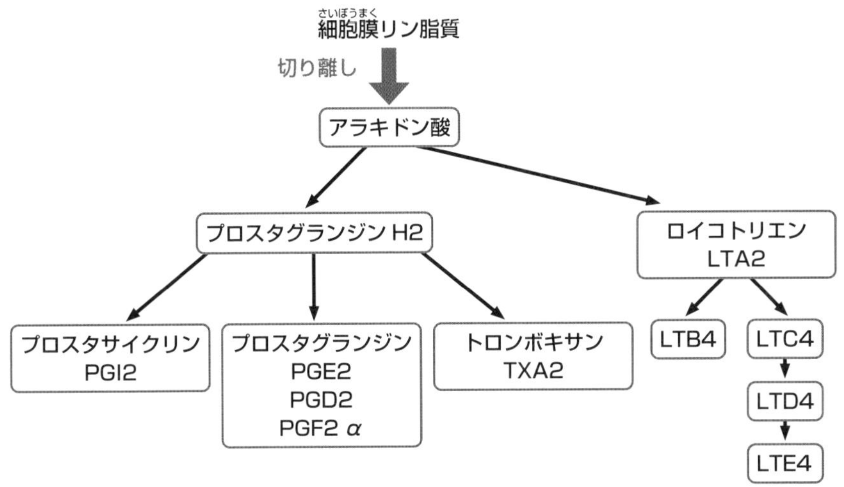

コラム

生化学を学べば怪しい商品に騙されない?

生化学は難しいし、日常生活には関係なさそうだから学ぶ必要なしと思うなかれ。生化学を学ぶと、科学的に根拠のない食品やサプリメント、化粧品などの怪しい商品に無駄なお金を使わずにすむかもしれません。生理学や解剖学の知識もあわせて学べば、より効果的です。

たとえば酵素(こうそ)ドリンクや酵素サプリなどの飲む酵素。酵素は体に必要なものだから、それを摂取(せっしゅ)すれば健康になるという、なんとも強引な説明の商品です。酵素はその大半がたんぱく質（P.18参照）ですから、飲んだり食べたりすれば胃腸で消化され、変性すれば（P.116参照）酵素としての働きを失いますし、アミノ酸にまで分解されてから吸収されますから、肝臓や筋肉や全身の細胞の中にそのままの酵素として届き、働くことはありません。ただし胃腸薬としての消化酵素は、胃腸が本来の働く場ですから、飲むことで胃腸でしっかりと働きます。なぜ酵素が体によさそうというイメージが広がったのか、その理由はわかりません。でも少なくとも「なんとなくよさそう」で飛びつくのではなく、生化学的・生理学的に理にかなっているかをよく考えてから使用を決めた方がよいでしょう。

コラーゲンはどうでしょう。コラーゲンは皮膚(ひふ)などの構成成分で、加齢とともに減少します。そのため世の中には「顔のシワやたるみが気になる人にコラーゲンを」と謳った商品が数多くあります。しかし、口からコラーゲンをとったところで、胃腸で分解されアミノ酸になってしまいますから、コラーゲンのまま直接お肌に届くということはありません。ただし、最近になって、コラーゲンを摂取すると他の要因で体内のコラーゲン量が増えるという研究も報告されるようになりました。

化粧品の場合はどうでしょう。たんぱく質は分子が大きいので、皮膚につけても表皮を通って真皮(しんぴ)まで浸透することはありません。ただし保湿効果は高いので、皮膚の表面で乾燥を防ぎ、バリア機能を維持してくれるのは確かです。

第４章

たんぱく質とアミノ酸の代謝

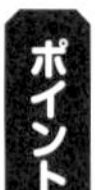

たんぱく質とは何か

ポイント
- たんぱく質はアミノ酸がたくさんつながった高分子化合物
- アミノ酸どうしの結合をペプチド結合という
- 体内にはコラーゲンやアルブミン、グロブリンなどがある

アミノ酸が何個以上結合したらたんぱく質？

たんぱく質はアミノ酸（P.122参照）がたくさんつながった分子量の大きい高分子化合物です。その分子量は数千から数百万、ウイルスたんぱく質には億単位になるものもあります。ちなみに糖質のグルコースの分子量は180で、たんぱく質がいかに高分子かがわかります。

アミノ酸はカルボキシ基（-COOH）とアミノ基（$-NH_2$）を持っていて、2個のアミノ酸が一方のカルボキシ基ともう一方のアミノ基の脱水縮合（だっすいしゅくごう）（結合して水 =H_2O が抜けること）でつながります。この結合を**ペプチド結合**、結合したものを**ペプチド**といいます。結合したアミノ酸の数によって、2個をジペプチド、3個をトリペプチド、10個程度をオリゴペプチドといい、さらにたくさんのアミノ酸がつながったものをポリペプチドといいます。つまりたんぱく質はポリペプチドで、一般的にはアミノ酸が50個以上つながったもの、または分子量がおよそ1万を超えるものをたんぱく質と呼びます。ただし明確な決まりはなく、分子量が数千程度でもたんぱく質とされるものもあります。

体内にある主なたんぱく質とは

たんぱく質は人体の約16％を占め（P.12参照）、水以外では最も多い物質です。主なたんぱく質には筋肉のアクチンやミオシン、皮膚（ひふ）のコラーゲンやエラスチン、爪や髪のケラチン、抗体となるグロブリン、血漿（けっしょう）中のアルブミン、赤血球のヘモグロビンなどがあります。代謝や消化に関わる**酵素**（こうそ）（P.18参照）もたんぱく質でできています。

試験に出る語句

たんぱく質
アミノ酸がたくさんつながった高分子化合物。およそアミノ酸50個以上、または分子量1万以上をたんぱく質と呼ぶが、明確な決まりはない。

脱水縮合
2つの分子が、水（H_2O）が抜ける形で結合すること。

ペプチド結合
1個のアミノ酸のカルボキシ基と別のアミノ酸のアミノ基が脱水縮合した部分。

ペプチド
アミノ酸がつながったもの。アミノ酸2個でジペプチド、3個でトリペプチドといい、たくさんつながったものはポリペプチドという。

2個のアミノ酸のペプチド結合

一方のアミノ酸のアミノ基と、もう一方のカルボキシ基が脱水縮合（だっすいしゅくごう）するとジペプチドになり、その結合部分をペプチド結合という。

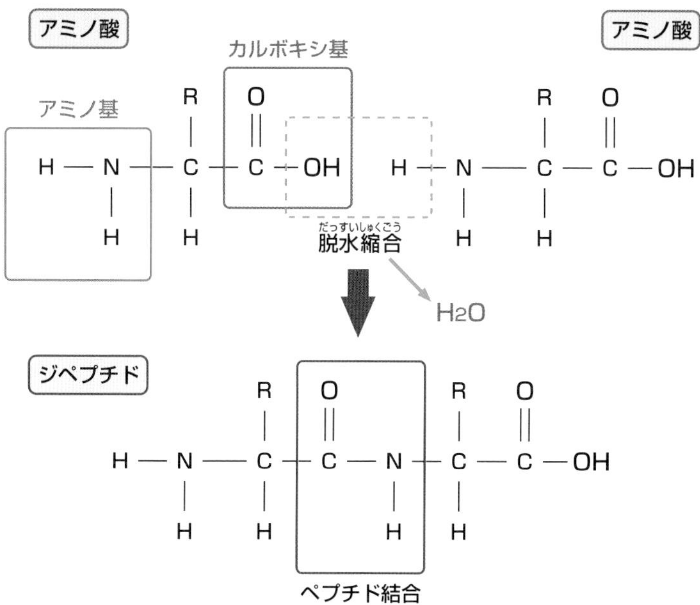

結合するアミノ酸の数と呼び名

アミノ酸がたくさんつながったものはポリペプチドという。たんぱく質はポリペプチドだが、一般にアミノ酸が50個以上つながったものをさすことが多い。

アミノ酸 ＋ アミノ酸 ＝ ジペプチド

アミノ酸 ＋ アミノ酸 ＋ アミノ酸 ＝ トリペプチド

アミノ酸 × 10個くらい ＝ オリゴペプチド

アミノ酸 × たくさん ＝ ポリペプチド

たんぱく質とは…

アミノ酸 ×およそ50個以上　または分子量およそ1万以上の物質

※ただしこれに当てはまらなくてもたんぱく質と呼ばれるものもある

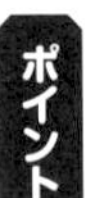

たんぱく質とアミノ酸の代謝

たんぱく質の構造

ポイント
- たんぱく質を構成するアミノ酸の配列を一次構造という
- ポリペプチドの一部にある特定の立体構造を二次構造という
- 全体構造が三次構造、複数のポリペプチドによる四次構造

たんぱく質の一次構造と二次構造

単純な細菌からヒトに至るまで、あらゆる生物のたんぱく質は20種類のアミノ酸で構成されます。どのアミノ酸がどんな順番で並んでいるかはたんぱく質によって違います。このアミノ酸の配列を一次構造といいます。この一次構造は設計図となる遺伝子によって決まっています。

長いポリペプチドの一部が特定の立体構造をしているものを二次構造といいます。主な二次構造にはα(アルファ)ヘリックス、β(ベータ)シート、βターンと呼ばれるものがあります。ヘリックスはらせんという意味で、文字どおりポリペプチドがらせん状の構造をつくっている部分です。βシートとは、ポリペプチドのある部分が2本以上平面に並んでいて、その部分がシート状に見える構造です。またβターンはβベンドとも呼ばれ、ポリペプチドがUターンするように曲がっている部分のことです。

たんぱく質の三次構造と四次構造

そしてポリペプチド全体の立体構造を三次構造といいます。長いポリペプチドは、αヘリックスやβシートなどの構造をとりながら全体として特定の形をつくっています。このような二次構造や三次構造は、ポリペプチドをつくっているアミノ酸の配列によって決まります。

たんぱく質の中には単体のポリペプチドではなく、同じ構造の、または違う構造を持つ複数のポリペプチドが組み合わさって1つのたんぱく質をつくるものがあります。このようなものの全体の構造を四次構造といいます。

試験に出る語句

一次構造
たんぱく質を構成するアミノ酸の配列。たんぱく質の三次構造を決定する。

二次構造
ポリペプチド鎖の一部にある特定の立体構造。αヘリックス、βシート、βターンがある。

三次構造
たんぱく質全体の立体構造。たんぱく質の機能を決定する。

四次構造
複数のポリペプチドが組み合わさって1つのたんぱく質を構成している場合の全体の立体構造。

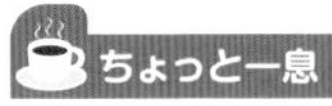

ちょっと一息

パーマとたんぱく質の構造
毛髪のα-ケラチンは加熱した蒸気によってαヘリックスからβシートに変わる。そして、冷却されるとαヘリックスに戻る「伸展性」がある。髪型のパーマ技術はこの伸展性と薬剤によるジスルフィド結合の切断・形成を利用したもの。

たんぱく質の構造

アミノ酸の配列を一次構造、ポリペプチドの一部にある特定の立体構造が二次構造、その全体の立体構造が三次構造、複数のポリペプチドが組み合わさったものが四次構造である。

一次構造：アミノ酸の配列

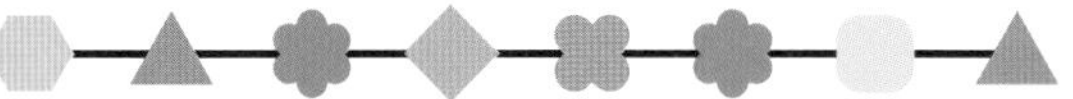

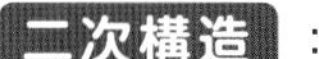

：部分的な特定の立体構造

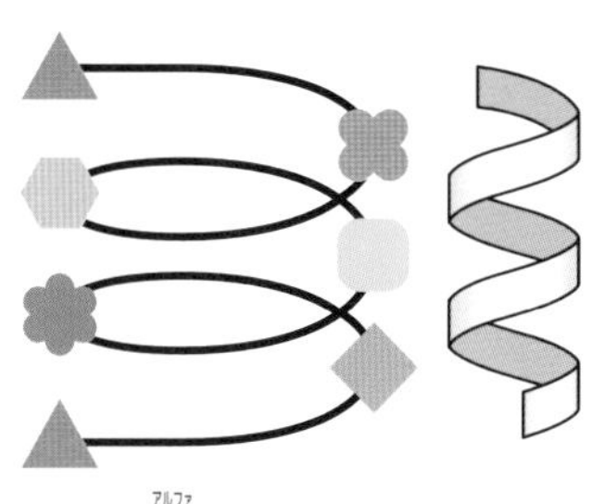

αヘリックス
（らせん状）

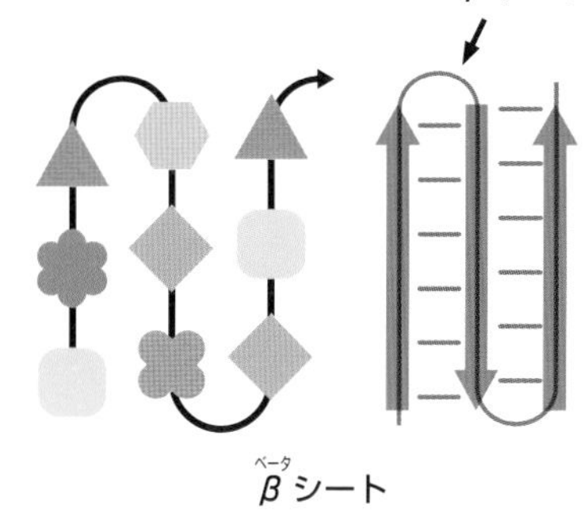

βシート
（シート状）

三次構造：全体の立体構造

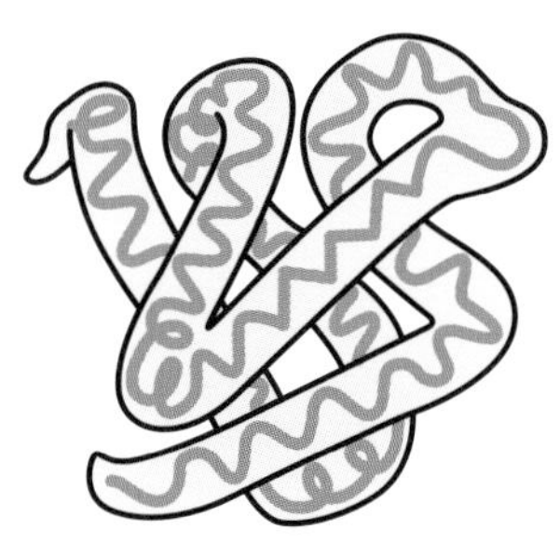

αヘリックスやβシートなどの構造を含んだ全体としての構造

四次構造：複数のポリペプチドによる構造

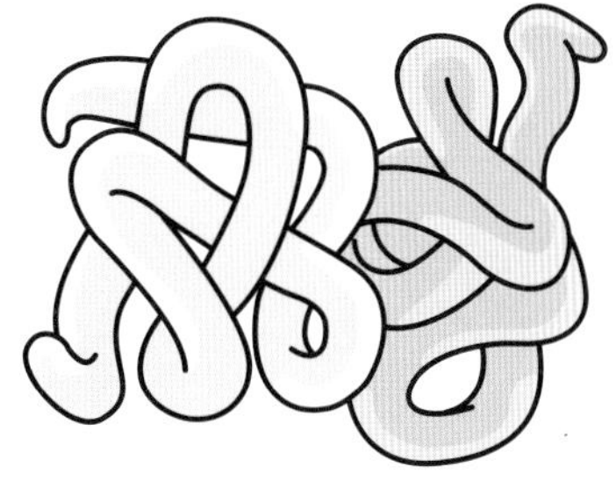

同じ構造のペプチドが複数の場合と、違う構造のペプチドが複数の場合がある

たんぱく質とアミノ酸の代謝

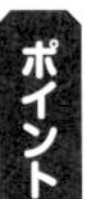

たんぱく質の特徴

ポイント
- たんぱく質の最大の特徴は高分子化合物であること
- 含まれる窒素(ちっそ)を無害なものにして捨てなければならない
- 加熱されて変性するとたんぱく質の機能を失う

分解すると窒素成分のゴミが出る

たんぱく質の最大の特徴は高分子であるということです。分子が大きいので、食事中のたんぱく質はそのままの形で吸収することはできません（P.126参照）。また、コラーゲンなどのたんぱく質を含む化粧品を皮膚(ひふ)につけても、真皮(しんぴ)や皮下までしみこむことはありません。

窒素(ちっそ)を含む点もたんぱく質の特徴です。糖質や脂質(ししつ)は炭(たん)素(そ)と水素と酸素で構成されていますが、たんぱく質には窒素が含まれます。窒素は体内でアンモニアになりますが、アンモニアは体にとっては毒なので、無害な物質である尿素にしてすみやかに処分する必要があります（P.144参照）。

熱や酸で立体構造が壊れることを変性という

たんぱく質を加熱すると変性します。変性とは、ペプチド結合は切れることなく、たんぱく質の二次構造・三次構造・四次構造が壊れることです。たんぱく質は二次・三次・四次構造があってこそ、その機能を果たすことができるので、変性すると機能が失われます。卵をゆでると白くなるのはたんぱく質が変性したからで、変性してしまうともうヒヨコになることはできません。また変性は酸やアルカリによっても起こります。たとえば牛乳に酸を加えて固まるのを利用してチーズが、卵をアルカリ性に加工してピータンができるのも変性によるものです。

一度変性したたんぱく質を、特殊な薬品や圧力などを使って元どおりにする方法があります。変性したたんぱく質を元に戻すことを再生といいます。

試験に出る語句

アンモニア
NH_3。たんぱく質やアミノ酸を分解すると最終的にアンモニアができる。人体には有害なので、無害な尿素に変換する。

変性
たんぱく質のペプチド結合は切れずに、立体構造が壊れること。たんぱく質の機能を失う。

メモ

ゆで卵を生卵に再生できるか？
ゆで卵を再生する技術があるという。ただし白く固体になった卵を液体に戻したもので、完全に元どおりの生卵にできるわけではない。

ちょっと一息

低温調理はなぜ軟らかい？
低温調理では、細菌は死ぬがたんぱく質は変性しない絶妙な温度を設定することで軟らかい肉を実現している。しかし、高温でない分、細菌を死滅させるのに時間がかかる。

たんぱく質の特徴

たんぱく質には、高分子である、窒素(ちっそ)を含む、変性すると機能を失うといった特徴がある。

特徴1：高分子

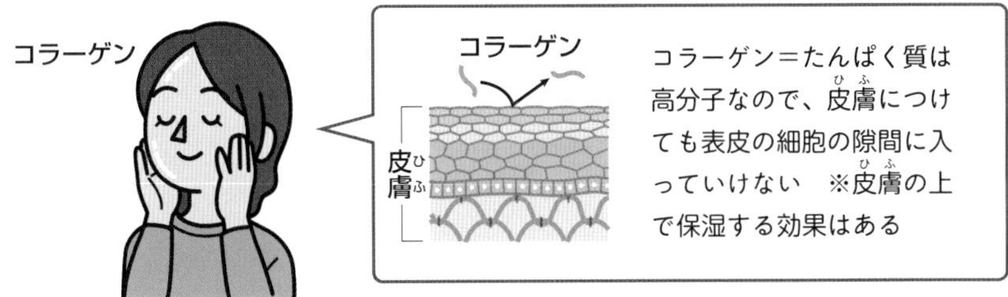

特徴2：窒素を含む

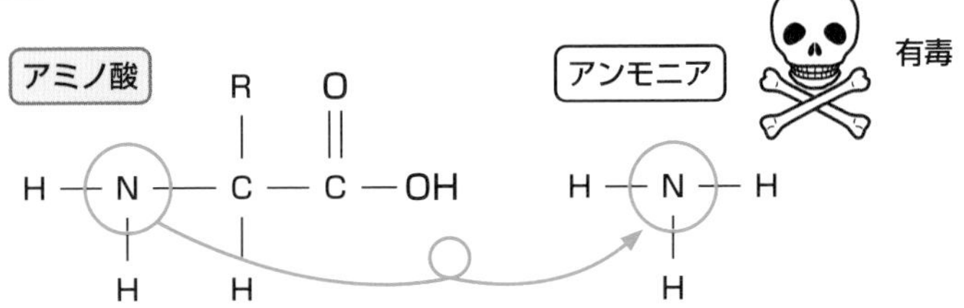

たんぱく質・アミノ酸には窒素(ちっそ)が含まれる。分解するとできるアンモニアは有毒なので、すみやかな処理が必要

特徴3：変性すると機能を失う

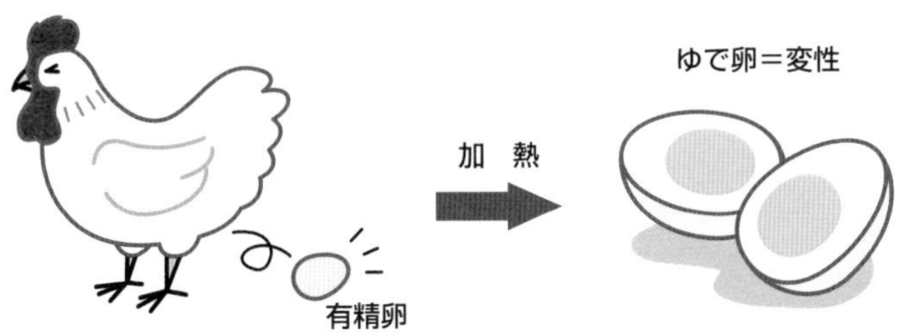

たんぱく質は熱や酸などの作用で変性するとその機能を失う。有精卵はゆで卵になるとヒヨコにはならない

たんぱく質の種類と役割

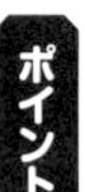

ポイント

- 人体のたんぱく質は10万種類ともいわれる
- たんぱく質の種類によって役割が違う
- 役割により構造たんぱく質、輸送たんぱく質等に分けられる

ヒトの体内にあるたんぱく質は何種類？

ヒトのたんぱく質を構成するアミノ酸は20種類で、それらを組み合わせると、何種類くらいのたんぱく質ができるでしょうか。計算上は莫大な数になりますが、実際はランダムに組み合わせが起こるのではなく、遺伝子で決められた設計図どおりにつくられる（P.130～135参照）のでその数は限られます。とはいえ、ヒトの体内にあるたんぱく質は、10万種類ともいわれています。

たんぱく質によって機能は違う

たんぱく質の機能は種類によって違います。その機能は、体の構造、物質の輸送、酵素（こうそ）、筋肉の収縮、免疫、貯蔵、調節に分けることができます。

コラーゲンやエラスチン、ケラチンなどは骨や皮膚（ひふ）、軟骨などの体の構造を形成することから**構造たんぱく質**と呼ばれます。血漿（けっしょう）中のアルブミンは**遊離脂肪酸**（ゆうりしぼうさん）（P.96参照）を、赤血球のヘモグロビンは酸素を運びます。このように物質の輸送に関わるものを**輸送たんぱく質**といいます。消化や代謝の反応を触媒（しょくばい）する酵素はほぼ全てがたんぱく質で、これらを**酵素たんぱく質**といいます。筋肉を構成するアクチンやミオシンもたんぱく質で、これらは**収縮たんぱく質**と呼ばれます。ウイルスなどの侵入を排除する抗体のグロブリンは**防御たんぱく質**、鉄イオンを貯蔵するフェリチンなど物質の貯蔵に関わるものは、**貯蔵たんぱく質**といいます。またホルモンや情報伝達の受容体など体の機能の調節に関わる**調節たんぱく質**もあります。

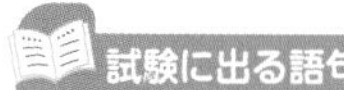

構造たんぱく質
体の構造をつくる。コラーゲンやケラチンなど。

輸送たんぱく質
脂質やホルモンなどを運搬する。アルブミン、ヘモグロビンなど。

酵素たんぱく質
消化や代謝の酵素となる。ペプシンやリパーゼなどの消化酵素や、代謝に関わるあらゆる酵素。

収縮たんぱく質
筋肉の収縮を行う。アクチン、ミオシンなど。

防御たんぱく質
免疫グロブリン。

貯蔵たんぱく質
鉄を貯蔵するフェリチンなど。

調節たんぱく質
ホルモンと、細胞への情報を受け取る受容体など。

体内で働く主なたんぱく質

体内でたんぱく質は体の構造をつくり、酵素や抗体となり、物質の輸送や貯蔵を担う。またホルモンとなったり、物質を細胞の内外に運ぶ受容体や輸送体等になって働く。

構造たんぱく質

コラーゲン（皮膚や骨）
エラスチン（皮膚）
ケラチン（爪や毛髪）

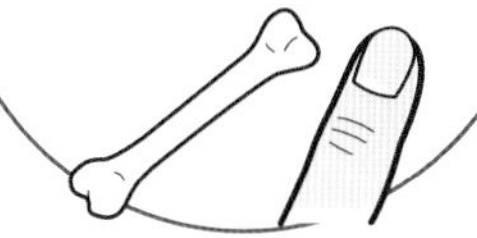

輸送たんぱく質

アルブミン
（血中で脂肪酸などを運ぶ）
ヘモグロビン
（赤血球にあり酸素を運ぶ）
リポたんぱく質
（血中で脂質を運ぶ）

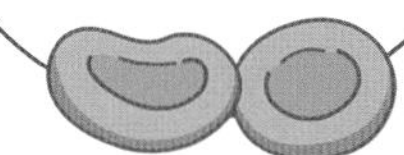

酵素たんぱく質

ペプシンや
リパーゼ等の消化酵素
糖質・脂質・たんぱく質等の
代謝に関わる
あらゆる酵素

収縮たんぱく質

アクチン・ミオシン
（筋肉）

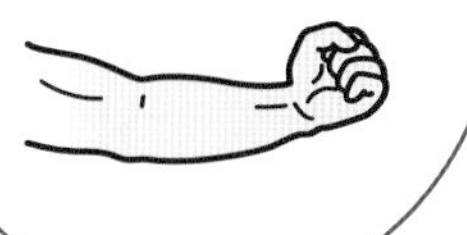

調節たんぱく質

インスリンなどの
ホルモン
細胞膜の受容体、
輸送体、イオンチャネル
など

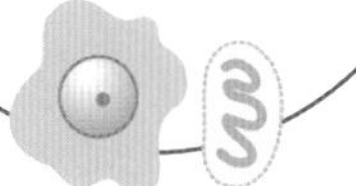

防御たんぱく質

免疫グロブリン
（IgM、IgG、IgE
IgA、IgD）

貯蔵たんぱく質

フェリチン
（鉄の貯蔵）

たんぱく質の形

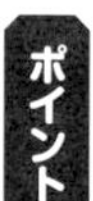

ポイント
- たんぱく質はその分子の特徴により特定の形をつくる
- 線維状（せんい）たんぱく質のコラーゲンは3本のポリペプチドからなる
- ヘモグロビンは2タイプ各2本のポリペプチドが球状に丸まる

線維状たんぱく質の代表的な物質がコラーゲン

人体で最も多いたんぱく質であるコラーゲンは、ポリペプチドが3本、らせん状に巻きついたロープのような構造をしています。このような構造をしているものを線維状（せんい）たんぱく質といい、エラスチンやケラチンなどもその仲間です。線維状たんぱく質は、主に皮膚（ひふ）や骨、腱（けん）や靭帯（じんたい）、血管などにあり、体の構造を支える役割を担っています。

コラーゲンのポリペプチドは、アミノ酸3個ごとにグリシンがついているのが特徴です。それ以外のアミノ酸の配列や3本のポリペプチドの組み合わせ、立体構造（線維状構造でないものもある）や機能によって、コラーゲンにはさまざまなタイプが存在します。

球状たんぱく質の代表格ヘモグロビン

くるくると丸まったポリペプチドが複数集まって、毛玉のような構造をつくっているたんぱく質を、球状たんぱく質といいます。ただしポリペプチドは意味もなくただ丸まっているのではなく、分子の並びにもとづいて規則性を持って折りたたまれています。

代表的な球状たんぱく質にはヘモグロビンがあります。ヘモグロビンは赤血球の中の赤い色素で、酸素を全身に運ぶ働きをしています。2タイプ（α（アルファ）・β（ベータ））のグロビンというポリペプチドが2本ずつ組み合わさっていて、それぞれのグロビンにあるポケット状の部分に、鉄とポルフィリンからなるヘムという物質が組み込まれています。このヘムの部分に酸素が結合し、全身に運搬されるのです。

試験に出る語句

コラーゲン
人体で最も多いたんぱく質。線維状たんぱく質で、いくつかのタイプがある。主に皮膚や骨などにあり、体の構造を支える。なお、アミノ酸スコアが低くたんぱく質としての栄養価は低い。

線維状たんぱく質
たんぱく質の三次構造・四次構造が細長いロープのような構造をとるもの。コラーゲン、エラスチンなど。

球状たんぱく質
ポリペプチドが丸まって球状の構造をつくっているもの。雑然と丸まっているのではなく、分子の特徴にもとづいて規則性を持って折りたたまれている。

ヘモグロビン
赤血球の中にある赤い色素で、酸素を運ぶ働きを持つ。

ちょっと一息

ビタミンCは美肌に重要？
ビタミンCであるアスコルビン酸はコラーゲンの合成に必要不可欠。そのため美肌に重要といわれることも。深刻なビタミンC不足に陥ると結合組織がもろくなり、血管から多数の出血が見られる壊血病になる。

線維状たんぱく質のコラーゲン

ロープのような線維状の構造をとるたんぱく質の代表的な物質がコラーゲンである。

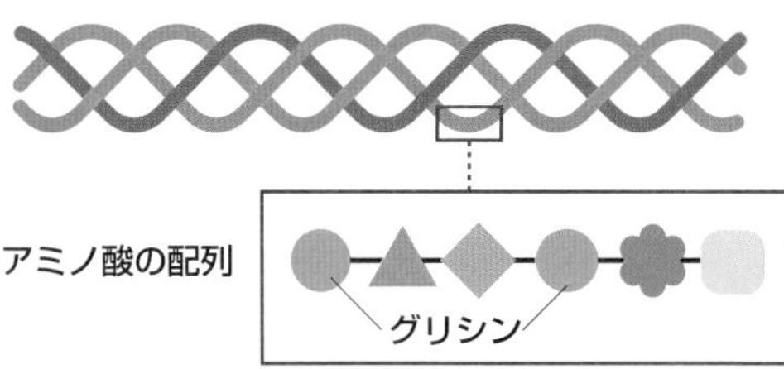

3本のポリペプチドが
三重らせんをつくる

アミノ酸3個ごとに
グリシンがつく

コラーゲンの主なタイプと役割

型	役割
I	皮膚、骨、腱、血管など
II	軟骨、椎間板など
III	血管、皮膚、筋肉など
IV	基底膜

型	役割
V	I型・III型がある場所に少量含まれる
VIII	角膜、血管の内皮
IX	軟骨

球状たんぱく質のヘモグロビン

球状の構造をとるたんぱく質の代表的な物質がヘモグロビンである。

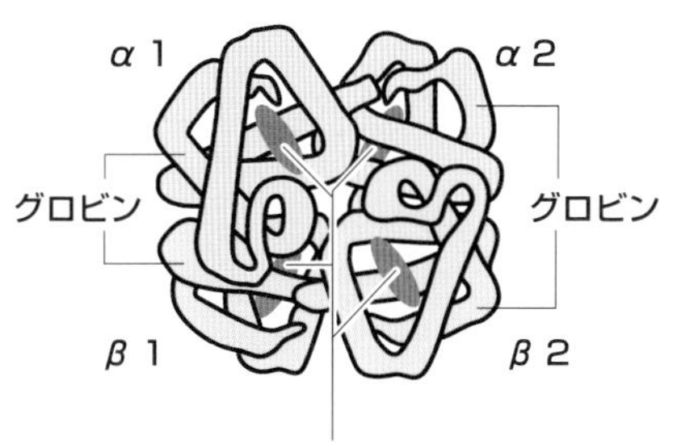

ヘム（ポルフィリン＋鉄）
酸素と結合し、運搬する

αとβのグロビンが各2本、それぞれ折りたたまれたものが組み合わさっている。それぞれにポケット状の場所があり、そこにヘムがおさまっている
ヘム＋グロビン＝ヘモグロビン

アミノ酸とは何か

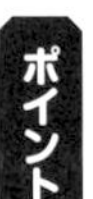

- アミノ酸はたんぱく質をつくる基本単位である
- アルカリ性のアミノ基と酸性のカルボキシ基を持つ
- 側鎖によってそのアミノ酸の性質が決まる

アミノ酸の基本構造と特徴

アミノ酸はたんぱく質を構成する基本単位で、**炭素**原子が持つ4本の手に**アミノ基**（$-NH_2$）と**カルボキシ基**（$-COOH$）と水素原子（$-H$）と**側鎖**が結合した物質です。側鎖には水素原子1個のものから環状の構造を持つものまでさまざまなものがあり、この側鎖がアミノ酸の性質を決定づけています。

アミノ酸が持つアミノ基はアルカリ性、カルボキシ基は酸性を示すので、アミノ酸は基本的には両方の性質を持っています。そのうえで、側鎖の特徴によって中性、酸性、アルカリ性の違いが生じます。また側鎖の特徴により、水になじむ**親水性アミノ酸**と、水になじまない**疎水性アミノ酸**とに分けられます。

アミノ酸にはL体とD体の**鏡像異性体**があります（グリシンを除く）。L体とD体は互いに鏡に映した形をしているもので、たんぱく質を構成するのはほぼ全てL体です。

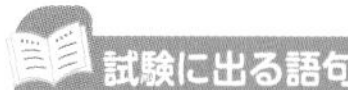

アミノ酸
アミノ基とカルボキシ基と水素原子と側鎖を持つ。たんぱく質をつくる基本単位。

アミノ基
$-NH_2$で示される。水に溶けると水素原子を受け取り$-NH_3^+$となるアルカリ性。

カルボキシ基
$-COOH$で示される。水に溶けると$-COO^-$となる酸性。

側鎖
分子の中心部分に結合している原子団。アミノ酸の場合、炭素原子につくアミノ基・カルボキシ基・水素原子以外のもの（ただしグリシンの側鎖は水素原子）。アミノ酸の性質を決める。

COLUMN

L体のアミノ酸だけを使う理由はまだ不明

地球上の生物が使うアミノ酸はほぼL体のみで、D体を使う生物はごく少数です。それはなぜか。いくつかの説がありますが、まだ明確になっていません。そんな中、2020年、小惑星探査機「はやぶさ2」が小惑星「リュウグウ」からサンプルを持ち帰りました。九州大学や宇宙航空研究開発機構などの研究チームがそのサンプルを調べたところ、水や数十種類のアミノ酸が含まれており、さらにそれらのアミノ酸にはL体とD体がほぼ同数存在していたとか。つまり地球上の生命の起源は宇宙から小惑星などによって運ばれてきた物質だとする宇宙起源説とは合致しなかったのです。しかし研究チームはこれだけで宇宙起源説が否定されるわけではないとし、なお研究を続けています。

アミノ酸の基本構造

アミノ酸は、炭素(たんそ)原子にアミノ基とカルボキシ基、水素原子と側鎖(そくさ)がついたもの。アミノ基はアルカリ性、カルボキシ基は酸性。側鎖(そくさ)によってアミノ酸の特徴が決まる。

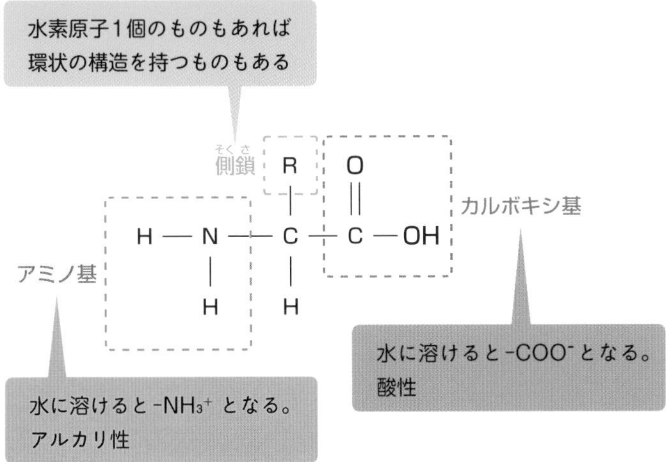

アミノ酸のＬ体とＤ体

アミノ酸には、鏡に映した映像のような構造のＬ体とＤ体がある。

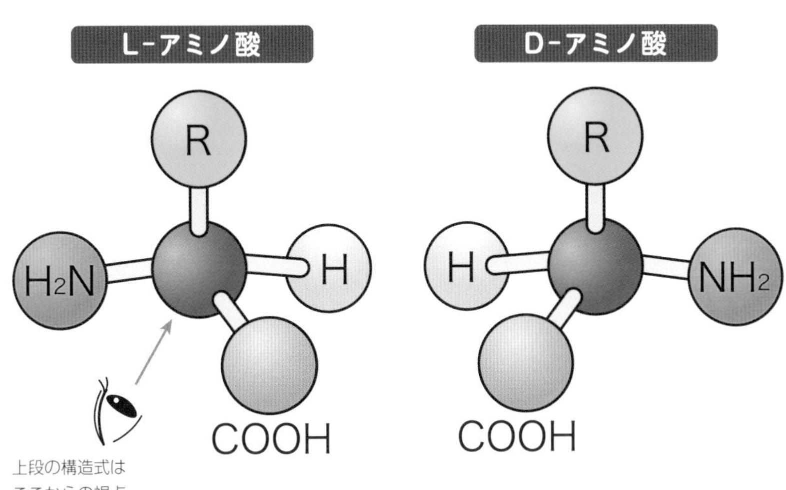

たんぱく質を構成するのはほぼ全てＬ体のアミノ酸である

たんぱく質とアミノ酸の代謝

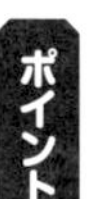

アミノ酸の種類と特徴

ポイント
- ヒトのたんぱく質を構成するアミノ酸は20種類
- 食事で摂取(せっしゅ)する必要がある必須アミノ酸は9種類（成人）
- 側鎖(そくさ)の特徴によって分類される

食事で摂取する必要がある必須アミノ酸は9種類

ヒトのたんぱく質を構成するアミノ酸は20種類で、体内で合成できるものと合成できないものがあります。体内で合成できないアミノ酸は食事などで摂取(せっしゅ)する必要があり、これらを必須アミノ酸、一方で体内で合成できるものを非必須アミノ酸といいます。

成人にとっての必須アミノ酸は、バリン、ロイシン、イソロイシン、トレオニン（スレオニンと表記されていることもある）、メチオニン、フェニルアラニン、トリプトファン、リシン、ヒスチジンの9種類です。またアルギニンは小児では体内で十分な量をつくれないので、これを準必須アミノ酸と呼ぶことがあります（アルギニンを加えて10種類を必須アミノ酸としている場合もある）。

極性や酸性・塩基性で分類される

アミノ酸はその側鎖(そくさ)（P.122参照）の性質によって大きく非極性側鎖、無電荷(むでんか)極性側鎖、酸性側鎖、塩基(えんき)性側鎖の4つに分けられます。

極性とは分子の電荷の偏りのことです。電荷の偏りがないのが非極性、偏りがあるのが極性です。無電荷極性とは、分子に電荷の偏りはある（極性）けれど、分子全体としては電荷は0という意味です。酸性側鎖は体液中ではイオン化して酸性を示し、塩基性側鎖は塩基性（アルカリ性）を示します。これらのアミノ酸の性質は、アミノ酸をつなげてたんぱく質をつくるとき、その構造や性質に影響を及ぼします。

試験に出る語句

必須アミノ酸
体内で合成できないアミノ酸。バリン、ロイシン、イソロイシン、トレオニン、メチオニン、フェニルアラニン、トリプトファン、リシン、ヒスチジンの9種類。

非必須アミノ酸
体内で合成できるアミノ酸。

メモ

アミノ酸の略号表記
アミノ酸はそれぞれの頭文字などの3文字または1文字で表記する。頭文字が同じものがある場合は、最も一般的なものを優先するなどの決まりがある。

ちょっと一息

BCAAとは？
サプリなどで売られているBCAAとは「Branched Chain Amino Acid」の略で、バリン、ロイシン、イソロイシンのこと。

アミノ酸の名前の由来
アスパラギン酸は1806年にアスパラガスから発見されたことからその名がつけられた。チーズから単離されたチロシンはギリシャ語の「tyros（チーズ）」に由来しており、グリシンは甘味に因んでギリシャ語の「glykys（甘い）」からつけられた。

アミノ酸の種類

20種類のアミノ酸の分類、必須・非必須、略号表記、側鎖は以下のとおり。

分類	必須	アミノ酸	略号表記		側鎖
非極性側鎖（疎水性）		グリシン	Gly	G	H
		アラニン	Ala	A	CH_3
	●	バリン	Val	V	$CH(CH_3)_2$
	●	ロイシン	Leu	L	$CH_2CH(CH_3)_2$
	●	イソロイシン	Ile	I	$CH(CH_3)CH_2CH_3$
	●	フェニルアラニン	Phe	F	CH_2-
	●	トリプトファン	Trp	W	HN CH_2
	●	メチオニン	Met	M	$CH_2CH_2SCH_3$
		プロリン	Pro	P	NC H H COOH
無電荷極性側鎖		セリン	Ser	S	$CH_2(OH)$
	●	トレオニン	Thr	T	$CHCH_3(OH)$
		チロシン	Tyr	Y	CH_2- -OH
		アスパラギン	Asn	N	CH_2-$CONH_2$
		グルタミン	Gln	Q	CH_2-CH_2-$CONH_2$
		システイン	Cys	C	CH_2SH
酸性側鎖		アスパラギン酸	Asp	D	CH_2-COOH
		グルタミン酸	Glu	E	CH_2-CH_2-COOH
塩基性側鎖	▲	アルギニン	Arg	R	$(CH_2)_3$-NH-C-NH_2 ‖ NH
	●	ヒスチジン	His	H	CH_2- N N H
	●	リシン	Lys	K	$(CH_2)_4$-NH_2

たんぱく質とアミノ酸の代謝

たんぱく質の消化と吸収

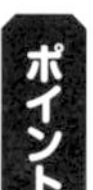

ポイント

- 胃では胃液の酸とペプシンでたんぱく質の消化が始まる
- 膵液(すいえき)のたんぱく質分解酵素(こうそ)でアミノ酸や小さいペプチドになる
- 吸収上皮細胞(きゅうしゅうじょうひさいぼう)の中で単体のアミノ酸にまで分解される

膵液の酵素は切断する場所が決まっている

歯で噛み砕かれてある程度細かくなった食べ物は、胃で胃液の作用を受けます。食べ物は胃液に含まれる強い酸によってドロドロになり、さらにたんぱく質の消化酵素(こうそ)であるペプシンの作用で、たんぱく質のペプチド結合がおおざっぱに切断されていきます。

胃である程度消化が進んだものが十二指腸に送られると、そこに膵液(すいえき)が注ぎ込まれます。膵液にはポリペプチドを切断する何種類かの消化酵素が含まれていて、ポリペプチドを次々に切断し、アミノ酸単体かジペプチド、またはトリペプチドにします。膵液に含まれるたんぱく質の消化酵素はプロテアーゼと総称され、トリプシン、キモトリプシン、カルボキシペプチダーゼなどがあります。これらの酵素は、トリプシンはアルギニンかリシンの隣を、キモトリプシンはトリプトファンやチロシンなどの隣を切断するなど、それぞれ切断する場所が決まっています。

最終的には単体のアミノ酸にまでバラバラにされる

アミノ酸単体か小さいペプチドにまで分解されたものは、小腸粘膜に並ぶ吸収上皮細胞(きゅうしゅうじょうひさいぼう)表面の輸送体(ゆそうたい)によって吸収されます。吸収上皮細胞の中に入るとジペプチドとトリペプチドは分解されて単体のアミノ酸になり、血管に入って門脈(もんみゃく)を通って肝臓に送られます。

つまり飲食物に含まれるたんぱく質は、元が豚肉でもプロテインドリンクでも、吸収されて血管に入るときには全て単体のアミノ酸になっているのです。

試験に出る語句

胃液
強い酸とたんぱく質分解酵素のペプシンを含む。

膵液
いくつかのたんぱく質分解酵素と、糖質の分解酵素、脂質の分解酵素を含む最強の消化液。

門脈
小腸を中心とした消化管からの血管が集まり、肝臓に入る血管。

メモ

本来の門脈の意味
門脈とは、一度毛細血管から静脈になった血管が再度毛細血管網をつくる特別な構造のこと。この構造は下垂体にもあるが、一般に門脈という場合は肝臓の門脈をさす。

たんぱく質の消化と吸収

高分子のたんぱく質も、アミノ酸か小さいペプチドになって吸収され、吸収上皮細胞（きゅうしゅうじょうひさいぼう）の中で単体のアミノ酸になる。

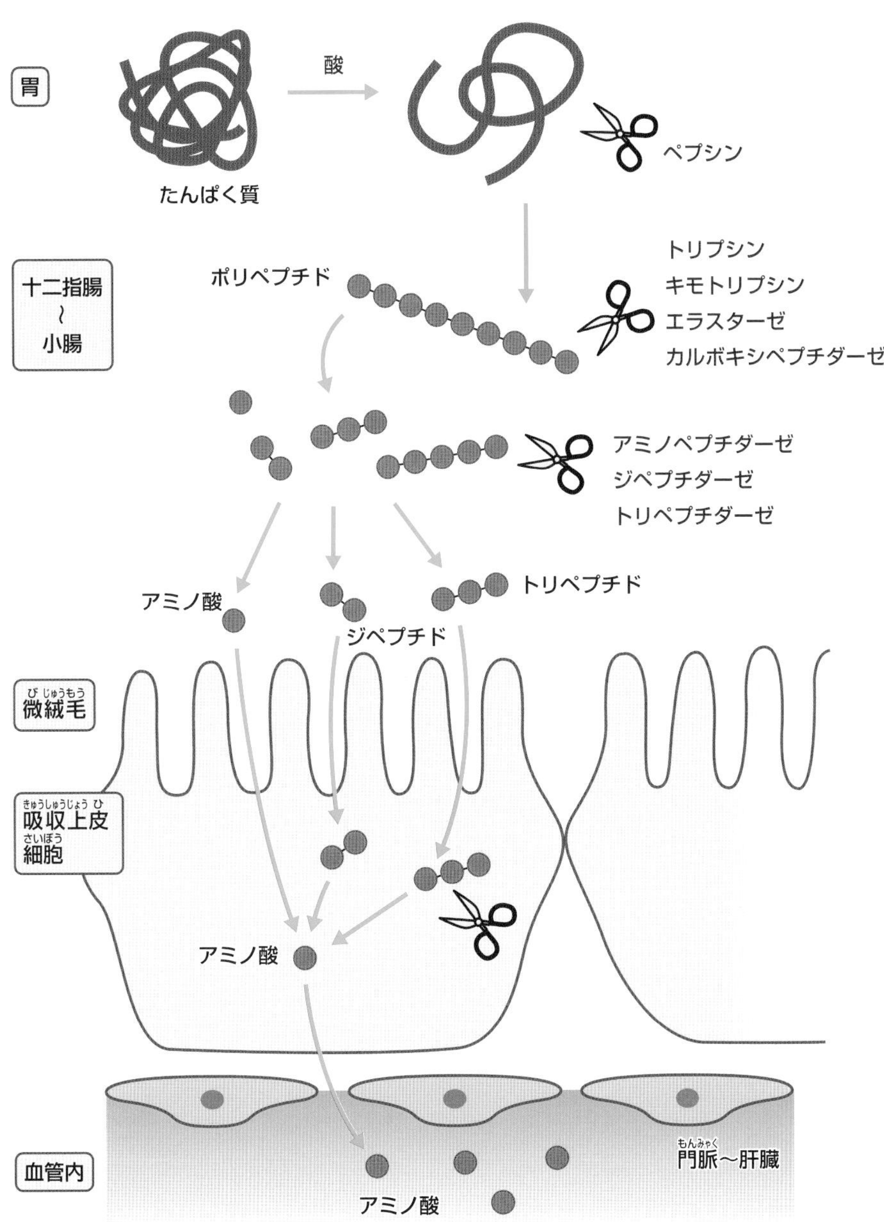

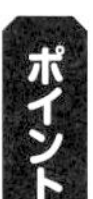

たんぱく質とアミノ酸の代謝

たんぱく質の代謝回転

ポイント
- 体のたんぱく質の1～2%が毎日新しく置き換わっている
- たんぱく質の種類によって新陳代謝（しんちんたいしゃ）のスピードは違う
- たんぱく質をたくさん摂取（せっしゅ）しても代謝回転は上がらない

体のたんぱく質は常に少しずつ置き換わっている

体重60kgの成人の場合、体のたんぱく質は約10kgになります（体重の約16%）。そのうちの１～２%程度が毎日分解され、それと同量のたんぱく質が合成されています。これを**たんぱく質の代謝回転**といいます。古くなったり傷（いた）んだり壊れたりしたものを廃棄し、新しいものと置き換えて**新陳代謝**（しんちんたいしゃ）しているのです。

全身のたんぱく質の**半減期**の平均は80日程度といわれていますが、たんぱく質の種類によって半減期は異なります。たとえば、血中でビタミンAを運ぶレチノール結合たんぱく質の半減期は半日、肝臓のたんぱく質は10日程度と回転が速いのに対して、筋肉では180日程度とやや長く、コラーゲンの半減期は月単位または年単位にもなります。

たんぱく質は余分にとっても無駄になる

たんぱく質を分解して生じたアミノ酸の２/３は再びたんぱく質の合成に利用され、残りの１/３は**尿素**（にょうそ）などの物質に変換されて廃棄されます。したがって廃棄される分は毎日食事で補充しなければなりません。この補充分を計算すると、成人の１日のたんぱく質摂取（せっしゅ）量は、おおよそ体重１kgあたり１g程度とされています。

たんぱく質を多くとっても代謝回転が上がるわけではありません。余分なアミノ酸は尿素などにされて捨てられるか、脂質に変換されて貯蔵されてしまいます。そのため十分なたんぱく質が必要なアスリートでも、１日の摂取量は体重１kgあたり２gを上限にするべきとされています。

試験に出る語句

たんぱく質の代謝回転
体のたんぱく質が少しずつ分解され、その分のたんぱく質が合成されることで少しずつ置き換わっていること。

半減期
ある物質の一部が分解され、半分になるまでの期間。ただし、体のたんぱく質の場合は半分に減るのではなく、分解された分は合成・補充される。

メモ

半減期が短いたんぱく質が栄養状態の指標になる
半減期半日のレチノール結合たんぱく質、２～３日のトランスサイレチン、７日のトランスフェリンは、短期間の栄養状態を測る指標になる。

体のたんぱく質の1〜2%が毎日置き換わる

体のたんぱく質は、常に少しずつ新しいものに置き換わっている。分解してできたアミノ酸の1/3は廃棄されるので、その分は食べ物で補充しなければならない。

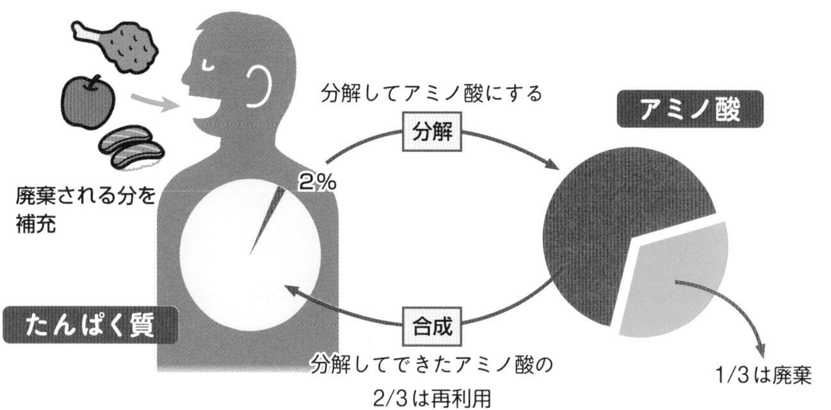

たんぱく質の摂取量と代謝回転の関係

たんぱく質をたくさんとっても代謝回転の速さが上がるわけではない。使われず余ったたんぱく質・アミノ酸は捨てられるか、脂肪に変換されて体脂肪になるだけである。

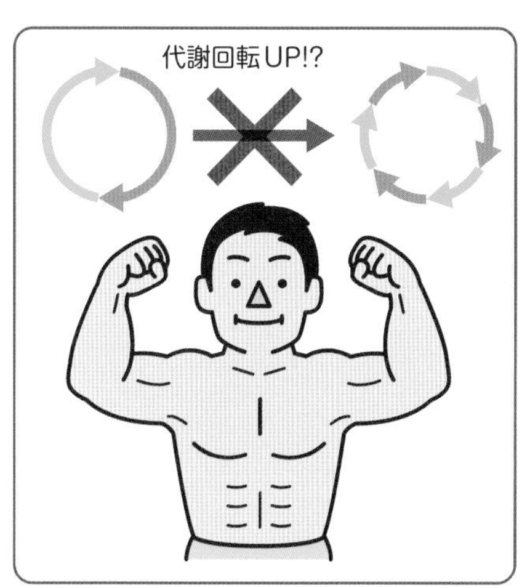

たんぱく質を多くとっても代謝回転が上がるわけではない

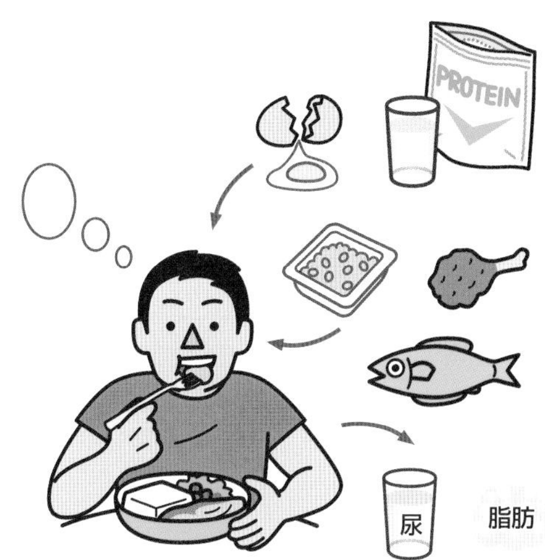

余りは捨てられるか、脂肪になるだけ

たんぱく質の合成① 設計図

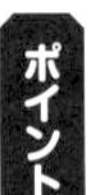

ポイント
- たんぱく質はDNAに書き込まれている設計図どおりにつくられる
- 同じ種類のたんぱく質なら塩基(えんき)配列は常に同じ
- DNAの情報にもとづくたんぱく質合成を遺伝情報の発現という

たんぱく質には設計図がある

たんぱく質はアミノ酸がたくさんつながったもので、そのアミノ酸の配列（一次構造）はたんぱく質の種類によって違います。そして同じ種類のたんぱく質なら、いつ合成されたものでもアミノ酸の配列は完全に同じです。それは、たんぱく質はアミノ酸をランダムにつなげてつくっているのではなく、ちゃんとした設計図があり、それに沿って正確につくられるからです。その設計図が書き込まれているのが**DNA**です。そしてDNAの情報をもとにたんぱく質が合成されることを**遺伝情報の発現**といいます。

設計図はDNAの特定部分に書き込まれている

DNAの物質としての特徴や**遺伝子**などについては第6章で詳しく解説していますが、ここではたんぱく質の合成に必要な基本的な知識を確認しておきましょう。

DNAはデオキシリボ核酸(かくさん)という物質で、**塩基**(えんき)とデオキシリボースとリン酸からなるヌクレオチドが鎖のようにつながったものです。2本のDNAが塩基の部分を向かい合わせに結合し、らせん構造をつくっています。DNAのヌクレオチドを構成する塩基には**アデニン（A）**、**チミン（T）**、**グアニン（G）**、**シトシン（C）**の4種類があります。AとT、GとCは結合しますが、それ以外のAとGまたはC、TとGまたはCの組み合わせでは結合しません。

たんぱく質の設計図は、長いDNAの全部ではなく、特定の部分に書き込まれています。その書き込まれている設計図の情報が遺伝子です。

試験に出る語句

DNA
デオキシリボ核酸という物質。塩基とデオキシリボースとリン酸からなるヌクレオチドが鎖状につながったもの。

遺伝情報の発現
DNAに書き込まれているたんぱく質の設計図にもとづいてたんぱく質が合成されること。

遺伝子
DNAに書き込まれているたんぱく質の設計図となる情報の部分。

塩基
DNAの塩基にはアデニン（A）、チミン（T）、グアニン（G）、シトシン（C）の4種類がある。

たんぱく質は設計図どおりにつくられる

たんぱく質はDNAに書き込まれている設計図のとおりにつくられる。DNAの情報にもとづいてたんぱく質がつくられることを、遺伝情報の発現という。

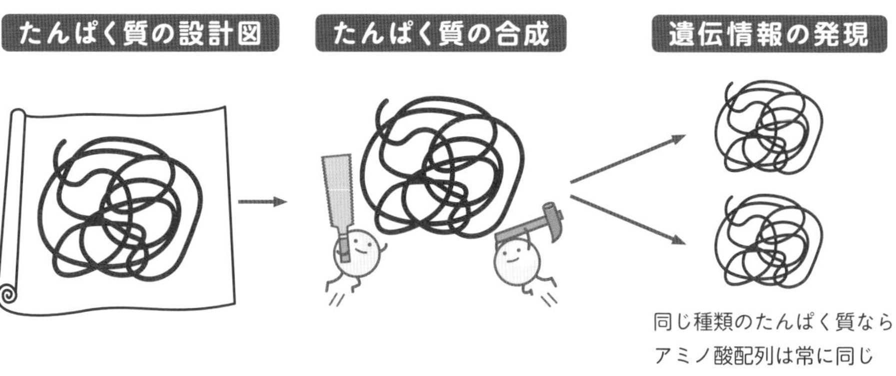

同じ種類のたんぱく質なら
アミノ酸配列は常に同じ

DNAと塩基

DNAは、リン酸とデオキシリボースと塩基からなるヌクレオチドが長くつながったもの。塩基は4種類ある。長いDNAの特定の部分にたんぱく質の設計図が書き込まれている。

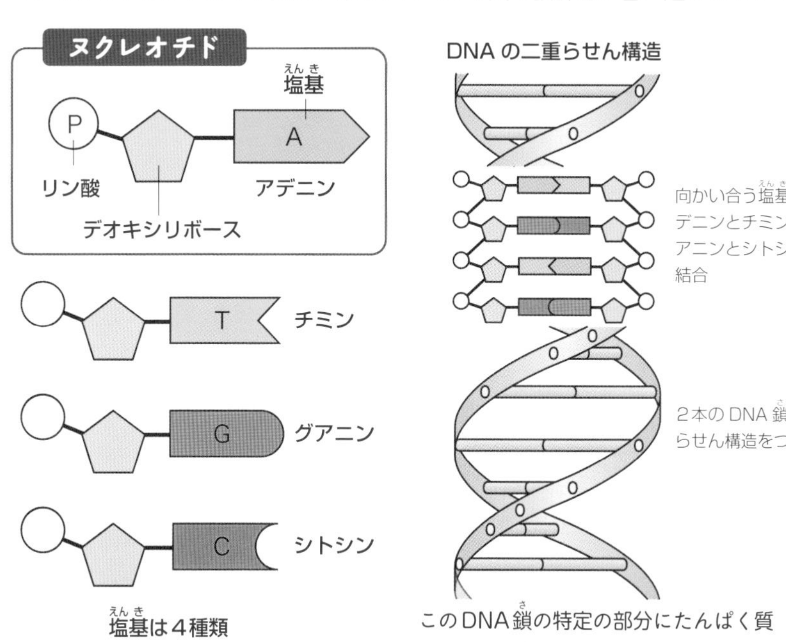

塩基は4種類

このDNA鎖の特定の部分にたんぱく質の設計図が書き込まれている

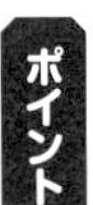

たんぱく質の合成② 転写

ポイント
- まずたんぱく質の設計図のコピーをとる転写を行う
- 転写にはRNAポリメラーゼという酵素（こうそ）が働く
- DNAを転写してできるのがmRNA

プロモーターを読むと転写が始まる

たんぱく質の合成は転写と翻訳という2段階で行われます。転写とは、DNAに書き込まれているたんぱく質の設計図、つまり遺伝子を写しとることです。

たんぱく質の設計図はDNAの塩基（えんき）の配列で、たとえば「TACAACCAG…」といった具合に示されています。この設計図はDNA鎖（さ）の途中に書き込まれているので、その場所がわかるように始めと終わりに目印がついています。

まず設計図の少し前（上流）のところに、設計図のスタート位置を示すプロモーターと呼ばれる印があります。その塩基配列をRNAポリメラーゼという酵素（こうそ）が読むと、RNAポリメラーゼが設計図部分のDNAの二重らせん構造をほどき、その部分の塩基配列の転写を開始します。

DNAの塩基の相手になるRNAをつなげていく

RNAポリメラーゼは、転写の鋳型（いがた）となるDNAの塩基に、その相手となる塩基を持つRNA（リボ核酸（かくさん））をくっつけていき、そのRNAを鎖のようにつなげていきます。これが転写の作業です。ただしRNAではチミン（T）のかわりにウラシル（U）を使うので、DNAの塩基がアデニンの場合はウラシルをくっつけます。

設計図の終わりの位置を示す塩基配列を読むと、そこで転写が終わります。転写してできたRNAをメッセンジャーRNA（mRNA）といいます。DNAが前述のような塩基配列ならmRNAは「AUGUUGGUC…」になり、DNAとは相補的な塩基配列になります。

試験に出る語句

転写
DNAにあるたんぱく質の設計図のコピーをとり、mRNAをつくること。

RNAポリメラーゼ
DNAの塩基配列を読んでmRNAをつくる酵素。

RNA
リボ核酸。リン酸とリボースと塩基からなるリボヌクレオチドがつながったもの。塩基はアデニン、ウラシル、グアニン、シトシンの4種類。

mRNA
メッセンジャーRNA。DNAの塩基配列を転写してできるもの。DNAとは相補的な塩基配列を持つ。

メモ

mRNAは修正が必要
実は最初に転写したものの中には意味のない配列部分（イントロン）があり、これを取り除いて意味のある部分（エキソン）だけをつなぐ作業のスプライシングが行われ、きちんとしたmRNA（成熟mRNA）ができる。

DNAの複製と転写
DNAの複製では染色体全体がコピーされるが、転写では特定の遺伝子だけが写される。

RNAとは

RNAはリボ核酸のことで、リン酸とリボースと塩基からなるリボヌクレオチドがつながったもの。五炭糖はリボースで、チミンのかわりにウラシルが使われる。

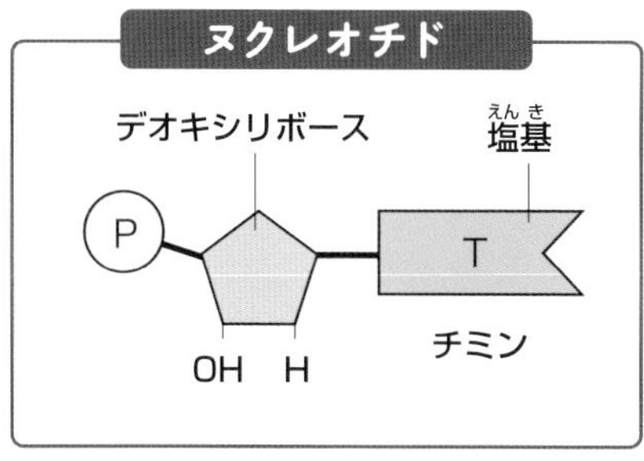

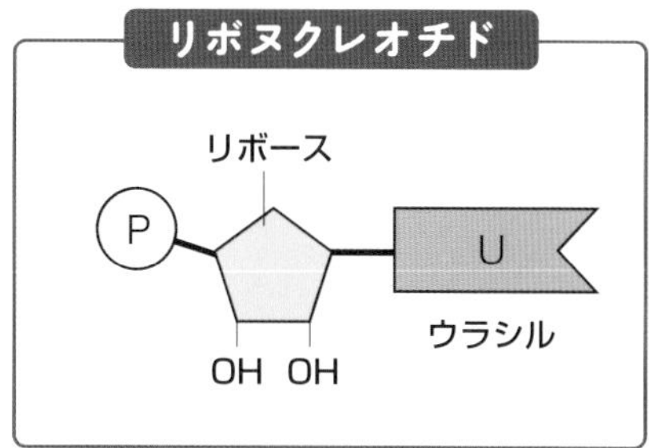

DNAの五炭糖はデオキシリボース、NAの五炭糖はリボース。
塩基はRNAではチミン（T）のかわりにウラシル（U）が使われる（アデニン、グアニン、シトシンは同じ）

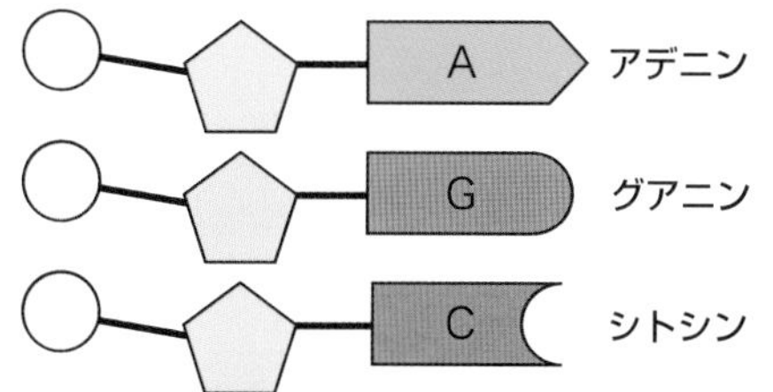

転写のしくみ

酵素のRNAポリメラーゼがDNAの二重らせんをほどき、設計図部分のコピーをつくる。

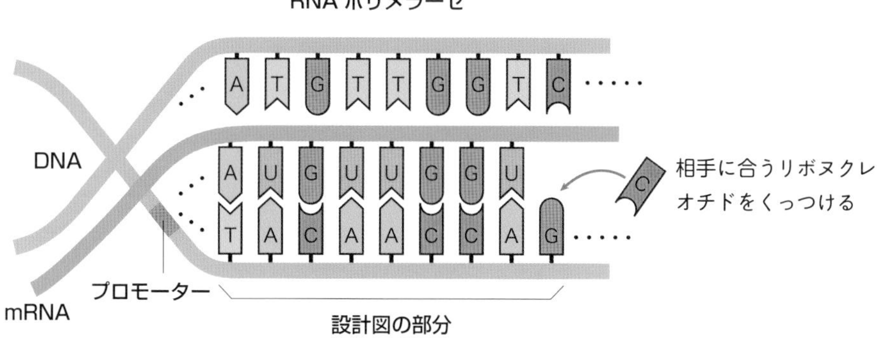

RNAポリメラーゼがプロモーターを読んでDNAの二重らせんをほどく

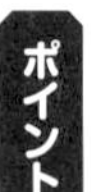

たんぱく質の合成③ 翻訳

ポイント
- mRNAの情報に沿ってアミノ酸をつなげることを翻訳という
- tRNAがmRNAのコドンに合うアミノ酸を運んでくる
- 順にアミノ酸をつなぎ立体構造を整えるとたんぱく質ができる

mRNAのコドンはアミノ酸のコード

mRNA（P.132参照）の情報にしたがってアミノ酸をつなげていくことを**翻訳**といいます。

mRNAの塩基（えんき）の並びは3個で1セットで、これを**コドン**といいます。コドンの「AUG」はメチオニン、「GCA」はアラニンというように、コドンはアミノ酸を指定するコードです。mRNAのコドンのとおりにアミノ酸をつないでいけば、目的のたんぱく質ができます。

翻訳は細胞小器官（さいぼうしょうきかん）（P.14参照）の**リボソーム**で行われるので、mRNAは核から出てリボソームに移動します。そしてmRNAがリボソームにセットされると、そこにトランスファーRNA（tRNA）がアミノ酸を運んできます。

tRNAが自分の担当するアミノ酸を運んでくる

tRNAはリボヌクレオチドがつながって十字のような形をつくったものです。その一部にmRNAのコドンの相手となる**アンチコドン**を持ち、さらにそのコドンが示すアミノ酸をつなげる部分を持っています。1つのtRNAは、自分自身が持つアンチコドンが示すアミノ酸だけを運んでくるのです。

翻訳開始を示すコドンを皮切りに、mRNAのコドンに合うtRNAが次々にくっつくと、アミノアシルtRNA合成酵素（こうそ）がアミノ酸を次々につなげていきます。そして**終了を示すコドン**のところで反応が止まり、できたポリペプチドは自律的に、またはほかのたんぱく質などの力を借りて、その物質特有の立体構造を形成し、たんぱく質が完成します。

試験に出る語句

コドン
mRNAの塩基配列が3個で1セットになっているもの。コドンが特定のアミノ酸のコードになっている。

リボソーム
細胞質にある小器官で、小胞体に付着しているものと細胞質ゾル内に遊離しているものがある。

アンチコドン
あるコドンの3個の塩基の相手となる塩基。

翻訳開始を示すコドン
開始コドン。たいていメチオニンを示すコドンである。

終了を示すコドン
終止コドン。UAA、UAG、UGAの3つ。これが現れると翻訳が止まる。

メモ

tRNAの種類はアミノ酸の数よりずっと多い
3つの塩基の組み合わせでできるコドンは64個あり、このうち61個が20個のアミノ酸を示している。

mRNAのコドンが示すアミノ酸

mRNAに並ぶ塩基3個をコドンという。1つのコドンはアミノ酸を示していて、コドンのとおりにアミノ酸をつなげていけばたんぱく質ができる。

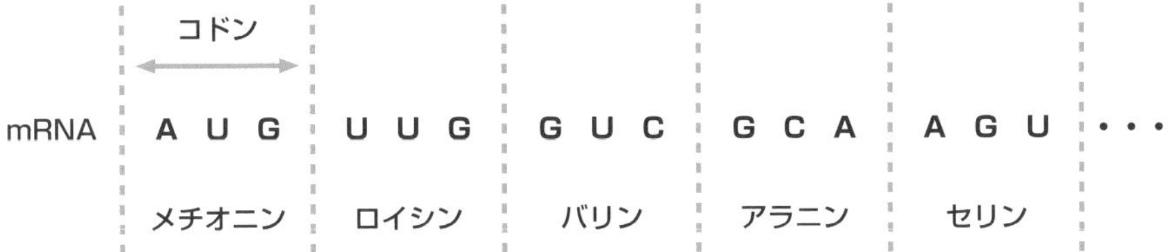

コドンが示すアミノ酸の例

UUU、UUC：フェニルアラニン
CAU、CAC：ヒスチジン
AGA、AGG：アルギニン
GCU、GCC、GCA、GCG：アラニン

tRNAが運んできたアミノ酸をつないでいく

tRNAは自分の持つアンチコドンが示すアミノ酸を運んでくる。それをアミノアシルtRNA合成酵素がつなげていくと、ポリペプチド（たんぱく質の一次構造）ができる。

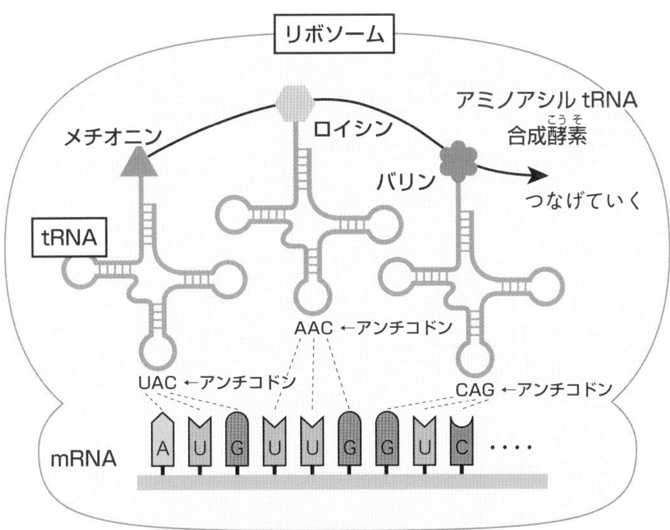

ポリペプチドが自ら、またはほかのたんぱく質などの力を借りて二次・三次・四次構造を形成し、たんぱく質が完成する

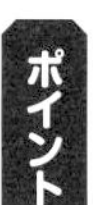

たんぱく質の移動と修飾

ポイント
- たんぱく質はリボソームから働き先に移動する
- たんぱく質の働き先はシグナルペプチドに書き込まれている
- たんぱく質は修飾（しゅうしょく）を受けて機能を果たせるようになる

働き先によって出身のリボソームが分かれている

細胞内で合成されたたんぱく質は、それが働く場所に移動しなければなりません。たんぱく質は**リボソーム**で合成されますが、実はリボソームには小胞体（しょうほうたい）にくっついている**付着リボソーム**と、細胞質（さいぼうしつ）ゾルの中に浮いている**遊離（ゆうり）リボソーム**があり、たんぱく質によってどちらで合成されるかが決まっています。細胞の外に出て血液中などで働くたんぱく質や細胞膜（さいぼうまく）で働くたんぱく質は、付着リボソームで合成されます。ミトコンドリアやほかの小器官など細胞質内で働くたんぱく質は、遊離（ゆうり）リボソームで合成されます。

たんぱく質の行き先は、それ自体に**シグナルペプチド**として書き込まれています。シグナルペプチドは目的地に向かう途中で切断されます。

修飾されるとたんぱく質の機能を発揮

合成されたたんぱく質の多くは、一部が切断されたり、糖鎖（とうさ）などがくっつけられたりすると、その機能を発揮できるようになります。これを**修飾（しゅうしょく）**といいます。

たとえば、消化酵素（こうそ）となるたんぱく質は、合成された時点では活性のない前駆体（ぜんくたい）です。これに酵素が作用して、ストッパーを外すように余分な部分が切り取られると、活性化された酵素になります。また、細胞膜に埋まって細胞へのシグナルを受け取る膜たんぱく質は、たんぱく質合成後に糖鎖がくっつけられます。ほかにリン酸やヒドロキシ基などが結合してはじめてその機能を果たせるようになるものがあります。

試験に出る語句

リボソーム
たんぱく質を合成（翻訳）する細胞小器官で、小胞体にくっついているものと細胞質ゾルの中に遊離しているものがある。

シグナルペプチド
翻訳でできたペプチドの一部に組み込まれている行き先の情報。多くは目的の場所に運ばれる途中で切断される。

修飾
翻訳されてできたたんぱく質の一部が切断されたり、糖鎖などの物質がくっつけられたりすること。たんぱく質の多くは修飾を受けて機能を発揮できるようになる。

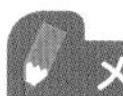

メモ

リボソームとリポソーム
たんぱく質合成の場がリボソーム、脂質二重層でつくられる小胞がリポソーム。

働き先によって合成されるリボソームが違う

付着リボソームでは細胞外や細胞膜で働くたんぱく質が、遊離リボソームでは細胞質で働くたんぱく質が合成される。

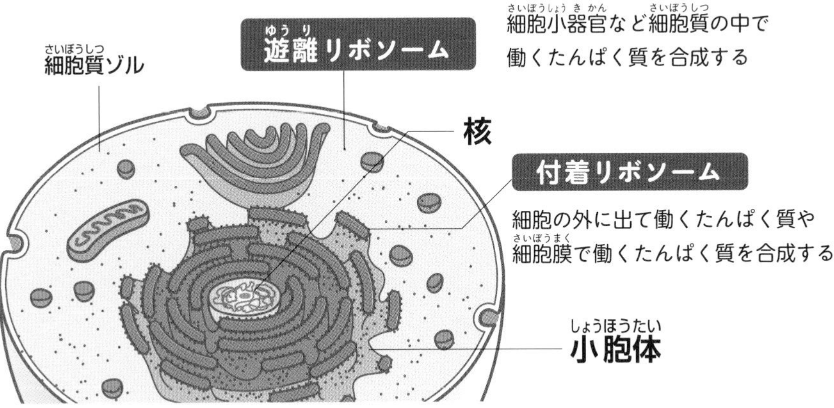

たんぱく質の修飾

たんぱく質の多くは、翻訳後に糖鎖やリン酸などがくっつけられたり、一部が切断されたりすることで機能を果たせるようになる。これを修飾（翻訳後修飾）という。

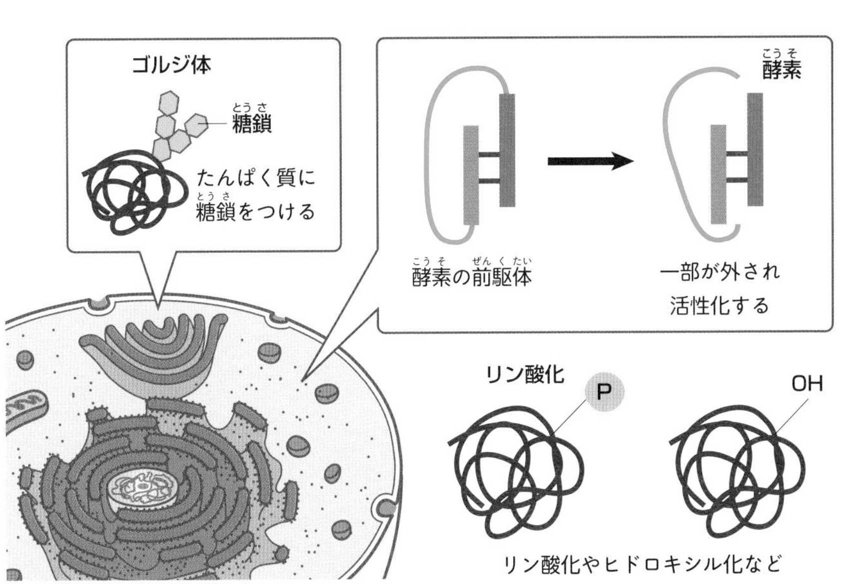

たんぱく質の分解

ポイント
- 不要なたんぱく質は分解されてアミノ酸となる
- ユビキチンを目印にユビキチン・プロテアソーム系で分解
- たんぱく質や細胞小器官(さいぼうしょうきかん)をまとめて分解するオートファジー

ユビキチン・プロテアソーム系による分解

合成・修飾(しゅうしょく)される段階でミスが出たたんぱく質や、古くなって役割を終えたたんぱく質は、アミノ酸に分解されます。分解されてできたアミノ酸は再利用されたり、さらに分解されて排泄(はいせつ)されたり、飢餓(きが)時にはエネルギー源として利用されたりします（代謝回転：P.128参照）。

たんぱく質の分解については2つのしくみが重要です。1つは**ユビキチン・プロテアソーム系**と呼ばれるしくみです。ユビキチンもまたたんぱく質で、きちんとした形にならなかったり、傷(いた)んだりしたたんぱく質にくっつきます。ユビキチンがくっついたたんぱく質は、プロテアソームという酵素(こうそ)複合体の装置に入り、そこでユビキチンが外され、たんぱく質は小さい断片に分解されます。プロテアソームから出た小さい断片は、プロテアーゼという酵素によってアミノ酸にまでバラバラにされます。

オートファジーによる分解

もう1つのしくみは**オートファジー**と呼ばれるものです。オートは「自分」、ファジーは「食べる」という意味で、自食作用ともいいます。細胞質(さいぼうしつ)に隔離膜(かくりまく)という細胞膜(さいぼうまく)のようなものが現れ、それが細胞質内のたんぱく質やミトコンドリアなどの小器官を囲い込んでいき、口を閉じた風船のようになります。この風船をオートファゴソームといいます。これに細胞小器官(さいぼうしょうきかん)の**リソソーム**が融合してオートリソソームになると、リソソームが持つ**加水分解酵素**(かすいぶんかいこうそ)が中のものをまとめて分解します。

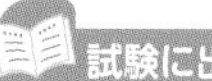

試験に出る語句

ユビキチン・プロテアソーム系
不要なたんぱく質を分解するしくみ。不要なたんぱく質にユビキチンが結合、プロテアソームの中で分解する。ATPを消費する。

オートファジー
自食作用。細胞質に隔離膜が生じてたんぱく質や細胞小器官を囲い込んでオートファゴソームをつくる。そこにリソソームが融合して加水分解酵素で中のものを分解する。

リソソーム
細胞小器官の1つで、中に加水分解酵素を持つ。

ユビキチン・プロテアソームのしくみ

細胞質で不要なたんぱく質にユビキチンが結合しプロテアソームに入り、ユビキチンが外され、ペプチドの断片になる。断片になったペプチドはアミノ酸にまで分解される。

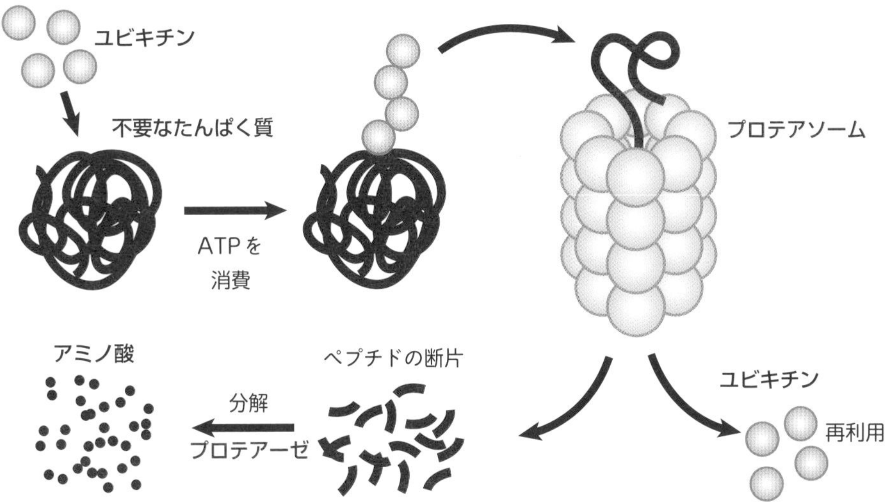

オートファジーのしくみ

細胞質内に隔離膜が出現し、不要なたんぱく質や細胞小器官などを囲い込みオートファゴソームをつくる。そこにリソソームが融合し、リソソームが持つ酵素で中身が分解される。

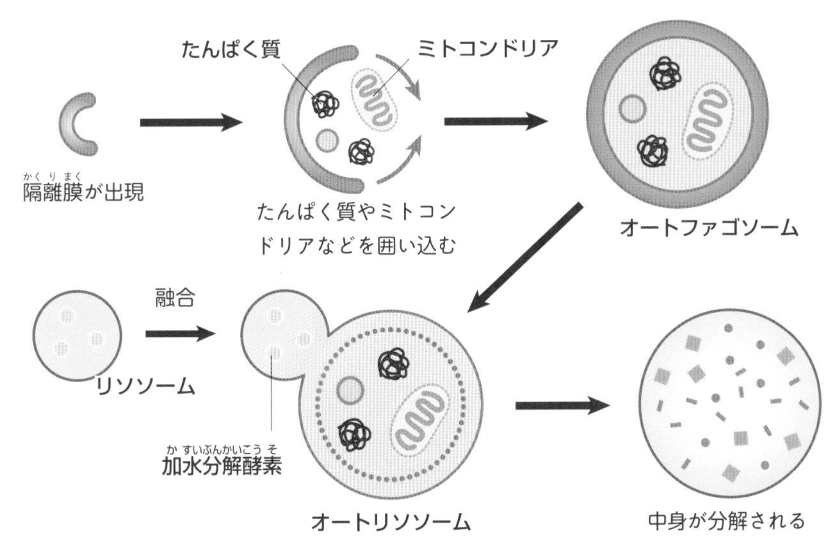

アミノ酸の合成

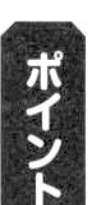

ポイント
- 非必須アミノ酸の11種類は体内で合成される
- 解糖系（かいとうけい）やTCA回路の途中の物質から合成されるアミノ酸がある
- 必須アミノ酸を含むほかのアミノ酸から合成されるものがある

セリンやアラニンは解糖系やTCA回路の物質から

ヒトのたんぱく質をつくる20種類のアミノ酸のうち、11種類は体内で十分な量を合成できる**非必須アミノ酸**です（P.124参照）。これらは解糖系（かいとうけい）とTCA回路の途中物質やほかのアミノ酸から合成されます。

解糖系（P.58参照）の途中の物質である3-ホスホグリセリン酸からはセリンが、解糖系の最後にできるピルビン酸からはセリンやアラニンができます。また**TCA回路**（P.62参照）のオキサロ酢酸（さくさん）からはアスパラギン酸が、α（アルファ）-ケトグルタル酸からはグルタミン酸が合成されます。これらのプロセスで、ピルビン酸などにアミノ基（$-NH_2$）をくっつける反応を**アミノ基転移反応**といいます。

チロシンやシステインは必須アミノ酸から

また**必須アミノ酸**から合成されるものには、フェニルアラニン（必須）からのチロシン、メチオニン（必須）からのシステインがあります。これらは一方通行で、逆の反応はできません。

アルギニンとグルタミン、プロリンはグルタミン酸から合成されます。グルタミンとグルタミン酸は相互に変換することができ、これらはアミノ酸の窒素（ちっそ）成分の処理に重要な役割を果たしています（P.144参照）。

グリシンはセリンからつくられます。セリンはメチオニンからシステインが合成される過程にも関わっています。またアスパラギン酸はアスパラギンと相互に変換することができます。

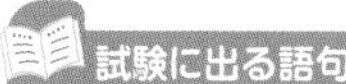

試験に出る語句

非必須アミノ酸
体内で合成できるアミノ酸。アルギニン、グリシン、アラニン、セリン、チロシン、システイン、アスパラギン、グルタミン、プロリン、アスパラギン酸、グルタミン酸をさす。

アミノ基転移反応
ピルビン酸やα-ケトグルタル酸といったα-ケト酸にアミノ基を移す反応。

非必須アミノ酸の合成

非必須アミノ酸は、解糖系（かいとうけい）やTCA回路の途中の物質や、ほかの必須・非必須アミノ酸から合成される。

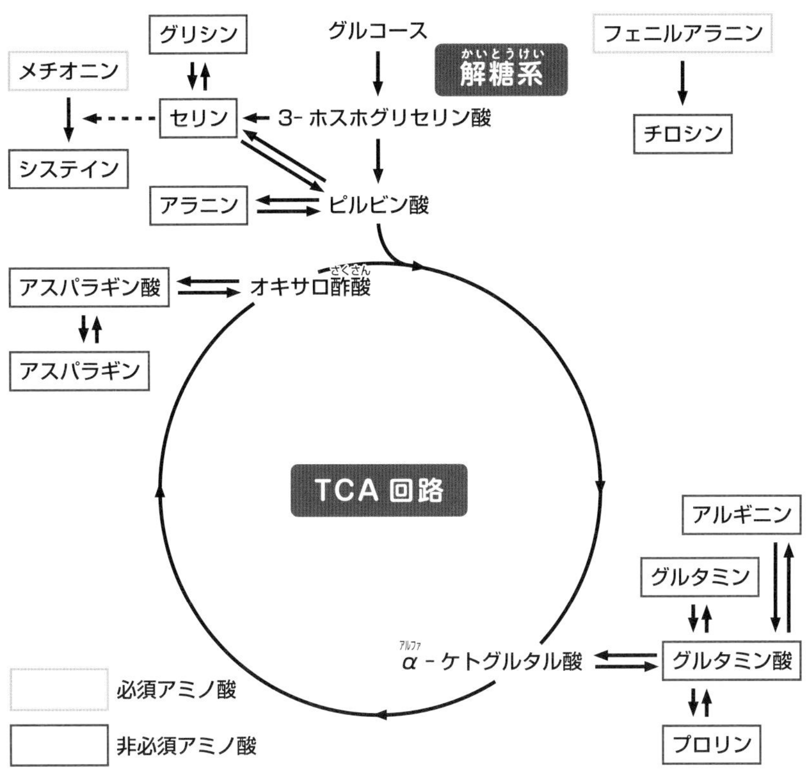

Athletics Column

アスリートのためのアミノ酸サプリ

今やアスリート向けのサプリメントや栄養補助食品には多種多様なものがあり、アミノ酸サプリも人気です。たんぱく質の材料としてアミノ酸を補給するだけでなく、糖質や脂質（ししつ）の利用を促進するものや疲労回復を促すものなど、目的別のサプリも増えています。自分の食生活や体調、スポーツの種目や強化したいところなど目的にあったものを選びましょう。特にアスリートに人気なのは BCAA（分岐鎖アミノ酸）と総称されるバリン、ロイシン、イソロイシン。筋肉のたんぱく質に含まれる必須アミノ酸の約 4 割が BCAA といわれています。特に持久系のスポーツの際に積極的に摂取（せっしゅ）すると、筋肉の損傷抑制や回復促進効果が期待でき、パフォーマンス向上に役立つと考えられています。

たんぱく質とアミノ酸の代謝

アミノ酸の分解

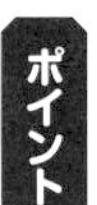

- 全てのアミノ酸のアミノ基はα-ケトグルタル酸が受ける
- 代謝物はTCA回路に入るか、糖や脂質の合成に利用される
- アミノ酸は最終的な分解産物で糖原性とケト原性に分類される

アミノ基がα-ケトグルタル酸に移される

アミノ酸の分解は、アミノ酸が余ったときや、飢餓状態や糖尿病等で糖質が利用できないときなどに行われます。

アミノ酸が異化されるとき、まずアミノ基と炭素骨格に分けられます。このとき、アミノ基はα-ケトグルタル酸（P.66参照）に移されてグルタミン酸ができます（アミノ基転移反応）。ほとんどのアミノ酸のアミノ基がまずはα-ケトグルタル酸に集められます。そのため多くの組織でグルタミン酸は、ほかのアミノ酸よりも高濃度で存在しています。アミノ基は、ほかのアミノ酸やヌクレオチドの生合成に使われるか、尿素回路で無毒化されたあとに、尿として排出されます。

エネルギー源になったり糖や脂質に合成される

アミノ酸からアミノ基が外された残りの炭素骨格は、代謝されてTCA回路（P.62参照）に入るか、糖や脂肪酸の合成（P.68、P.102参照）に利用されます。

アラニンやアスパラギン、グルタミンなどの炭素骨格は代謝されると糖新生に使えるピルビン酸やオキサロ酢酸、α-ケトグルタル酸といった物質になります。これらの最終的に糖新生に使えるアミノ酸を糖原性アミノ酸といいます。

ロイシンやリシンの炭素骨格は代謝されるとアセチルCoAやアセトアセチルCoAといった脂肪酸合成に使える物質になります。これらの最終的に脂肪酸の合成に使えるアミノ酸をケト原性アミノ酸といいます。

試験に出る語句

アミノ基転移反応
アミノ酸のアミノ基がα-ケトグルタル酸に移され、ピルビン酸などのα-ケト酸とグルタミン酸ができる反応。

糖原性アミノ酸
代謝され、最終的に糖新生に使える物質になるアミノ酸。糖の供給源となる。

ケト原性アミノ酸
代謝され、最終的に脂質合成に使える物質になるアミノ酸。脂質の供給源となる。ケトン体（P.104参照）を生じる物質になるためケト原性という。

メモ

糖原性とケト原性の両方の性質を持つアミノ酸
トリプトファン、イソロイシン、フェニルアラニン、チロシンは、糖原性とケト原性の両方の性質を持つ。

グルタミンはアミノ基の担い手
ほとんどのアミノ酸のアミノ基はまずα-ケトグルタル酸に集められる。

アミノ酸の異化

アミノ酸はまずアミノ基と炭素骨格に分けられる。

アミノ酸
炭素骨格
糖新生
クエン酸回路
アミノ基
NH4+
アミノ酸やヌクレオチドの生合成
尿素回路

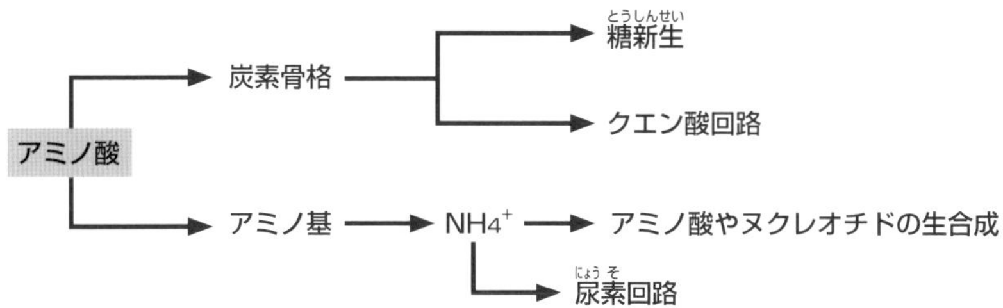

アミノ酸を分解してできるもの

アミノ酸は分解されTCA回路や解糖系の物質になる。糖新生に使われる物質になるアミノ酸は糖原性アミノ酸、脂質の合成に使われる物質になるのはケト原性アミノ酸である。

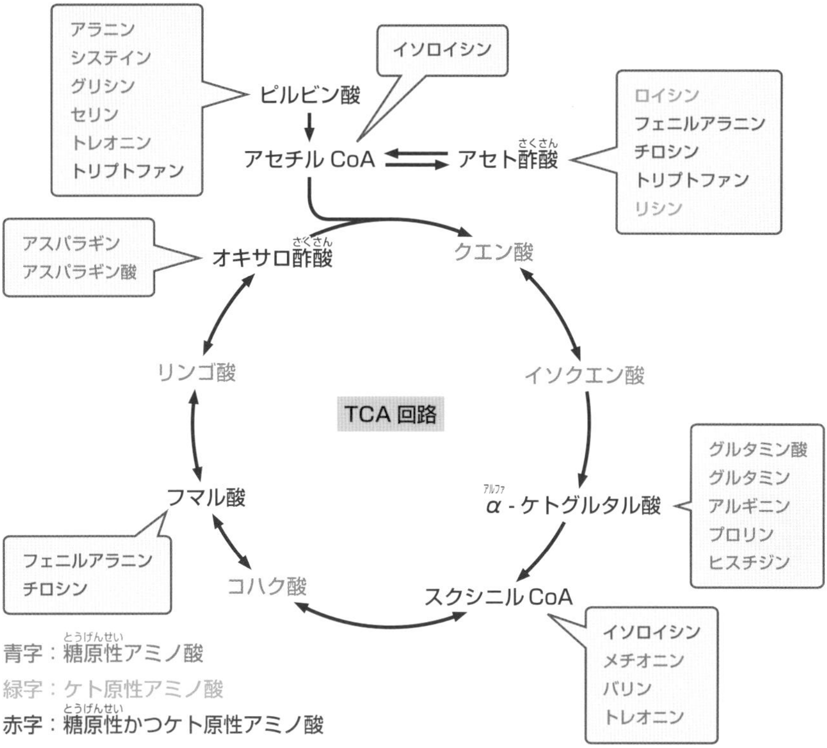

アラニン
システイン
グリシン
セリン
トレオニン
トリプトファン
ピルビン酸
イソロイシン
アセチル CoA
アセト酢酸
ロイシン
フェニルアラニン
チロシン
トリプトファン
リシン
アスパラギン
アスパラギン酸
オキサロ酢酸
クエン酸
リンゴ酸
イソクエン酸
TCA 回路
グルタミン酸
グルタミン
アルギニン
プロリン
ヒスチジン
フマル酸
α - ケトグルタル酸
フェニルアラニン
チロシン
コハク酸
スクシニル CoA
イソロイシン
メチオニン
バリン
トレオニン
青字：糖原性アミノ酸
緑字：ケト原性アミノ酸
赤字：糖原性かつケト原性アミノ酸

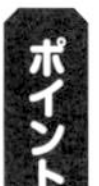

たんぱく質とアミノ酸の代謝

アンモニアの廃棄

ポイント
- アミノ酸分解で生じるアンモニアは人体に有害な物質
- グルタミンはアンモニアの輸送体
- アンモニアは尿素回路で無害な尿素に変換する

アンモニアはすみやかに捨てるか無毒化する

前項で解説したように、アミノ酸を分解するとき、アミノ基はα-ケトグルタル酸に移されて、グルタミン酸ができます。グルタミン酸は肝臓や腎臓に送られ、それぞれの細胞のミトコンドリア内で酸化的脱アミノ反応を受け、アンモニアとα-ケトグルタル酸に変換されます。ここで生じたアンモニアは体にとって有害なので、腎臓ではアンモニウムイオンの形ですみやかに尿として排泄し、肝臓では尿素回路によって無毒の尿素に変換します。

骨格筋などではグルタミン酸にもう1分子のアンモニアを結合してグルタミンにし、これが肝臓や腎臓へと送られます。その意味でグルタミンは、より多くのアンモニアを運ぶための輸送体になっています。

肝臓の尿素回路でアンモニアを尿素に変換

肝細胞内のミトコンドリアで生じたアンモニアは、TCA回路で生じた水と二酸化炭素とATPを使ってカルバモイルリン酸という物質に変換されます。カルバモイルリン酸はオルニチンと反応してシトルリンとリン酸となり、シトルリンは細胞質基質に出ます。シトルリンはアスパラギン酸と結合してアルギニノコハク酸に、アルギニノコハク酸はアルギニンとフマル酸になり、さらにアルギニンと水から尿素とオルニチンがつくられます。尿素は血流に乗って腎臓に運ばれ、尿の生成に関わり、または尿として排泄され、一方のオルニチンはミトコンドリア内に戻ります。これらの一連の反応を尿素回路といいます。

試験に出る語句

アンモニア
NH_3。アミノ酸のアミノ基からできる。人体には有害なので、すみやかに排泄するか、無害な尿素に変換する必要がある。

尿素
有害なアンモニアを無害なものに変換したもの。尿素回路でつくられる。

メモ

尿素はただ排泄されるわけではない
尿素は腎臓で排泄されるだけでなく、尿を生成するプロセスで、水の再吸収に重要な役割を果たしている。

グルタミンはアンモニアの運び屋
組織で生成した遊離のアンモニアは、グルタミン酸と結合してグルタミンになる。グルタミンはアンモニアを無毒な状態で運搬するものである。

アンモニアを処理するしくみ

アミノ酸から外されたアミノ基からできるアンモニアは、腎臓ではすみやかに排泄され、ほかは肝臓に送られて尿素回路で無害な尿素に変換される。

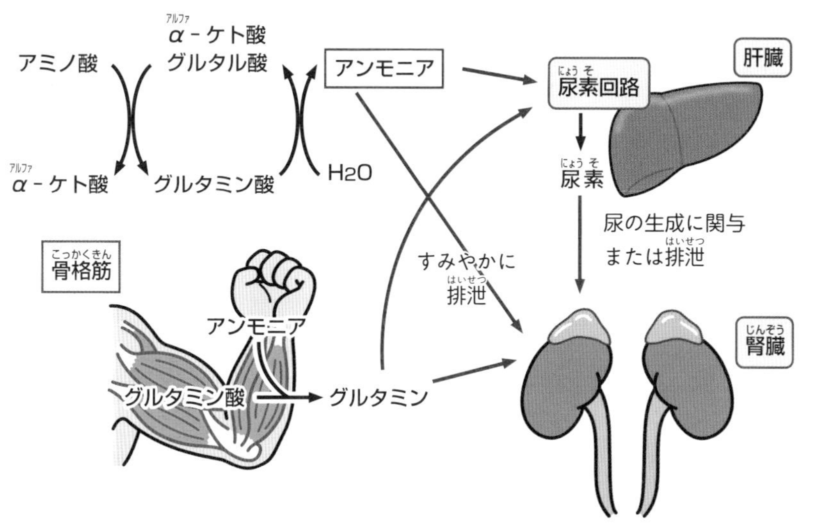

尿素回路のしくみ

アンモニアはミトコンドリア内でシトルリンにまで変換され、細胞質基質に出てオルニチンと尿素に変換される。オルニチンはミトコンドリアに入り、尿素は腎臓へ送られる。

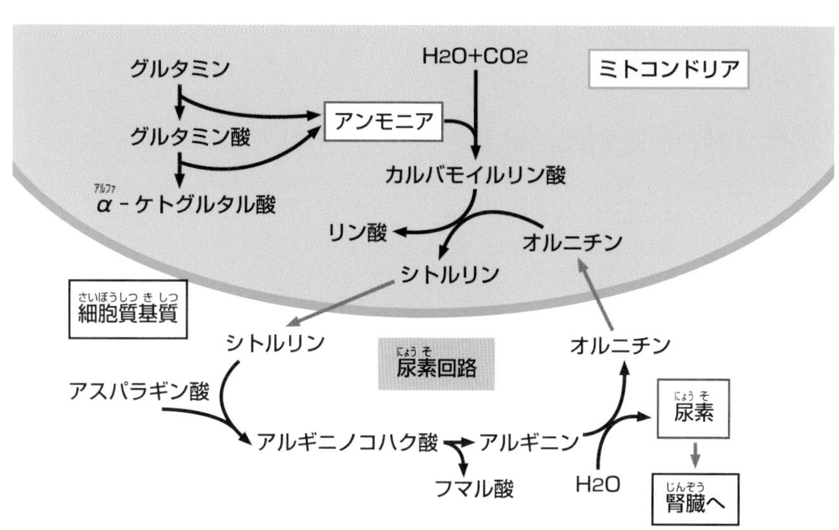

たんぱく質とアミノ酸の代謝

アミノ酸からつくられる物質①

ポイント
- アドレナリンなどのカテコールアミンの原料はアミノ酸
- 睡眠に関わるセロトニンは必須アミノ酸のトリプトファンから
- アレルギーなどに関わるヒスタミンはヒスチジンから

アドレナリン等はチロシンからつくれる

脳や副腎髄質(ふくじんずいしつ)から分泌するドーパミン、ノルアドレナリン、アドレナリンといったカテコールアミンは、アミノ酸のチロシンから合成されます。チロシンからドーパミンができ、ドーパミンからノルアドレナリンが、さらにアドレナリンができます。ドーパミンは脳で快感や、やる気をもたらし、ノルアドレナリンは興奮や緊張、ストレスなどに関わる神経伝達物質やホルモンとして働きます。そしてアドレナリンは副腎髄質から分泌されるホルモンです。

また精神を安定させる作用があり睡眠と関係が深いといわれる神経伝達物質のセロトニンは、必須アミノ酸のトリプトファンから合成されます。

GABAという名前で知られ、不安や興奮を和らげて安定させ、血圧の上昇を抑える作用があるγ(ガンマ)-アミノ酪酸(らくさん)はグルタミン酸から合成されます。実はGABA自体もアミノ酸ですが、たんぱく質合成では使われません。

必須アミノ酸のヒスチジンから合成されるヒスタミン

アレルギー反応や炎症反応と関係が深く、血管を拡張する作用を持つヒスタミンは、必須アミノ酸のヒスチジンから合成されます。ヒスチジンはマグロやカジキなどの赤身魚に多く含まれ、そこにヒスチジンをヒスタミンに変換する酵素(こうそ)を持つヒスタミン産生菌(さんせいきん)が繁殖すると、ヒスタミンが大量に生成され、それを食べた人にじんましんなどのアレルギー様の症状が現れることがあります。これをヒスタミン食中毒といいます。

試験に出る語句

ドーパミン
快感や、やる気、ホルモン調節、運動調節などに関わる。ノルアドレナリンの前駆物質。

ノルアドレナリン
神経伝達物質や副腎髄質から分泌されるホルモンとして働く。興奮やストレスと関係する。アドレナリンの前駆物質。

アドレナリン
副腎髄質から分泌されるホルモンで、興奮やストレスと関係する。

カテコールアミン
ドーパミン、ノルアドレナリン、アドレナリンのこと。脳の報酬系や副腎髄質などから分泌され、神経伝達物質やホルモンとして働く。カテコラミンともいう。

ヒスタミン
アレルギー反応と関係する。血圧の低下、平滑筋収縮などの作用がある。

アミノ酸からつくられる物質の例

神経伝達物質やホルモンの中にはアミノ酸から合成されるものも多い。

アミノ酸

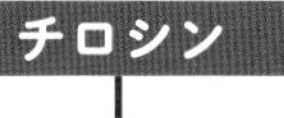

↓

ドーパミン　：　脳の神経伝達物質。快感ややる気に関係

↓

ノルアドレナリン：　脳と交感神経の神経伝達物質、副腎髄質（ふくじんずいしつ）ホルモン

↓

アドレナリン　：　副腎髄質（ふくじんずいしつ）ホルモン。ストレスや興奮に関係

（以上3つ）カテコールアミン

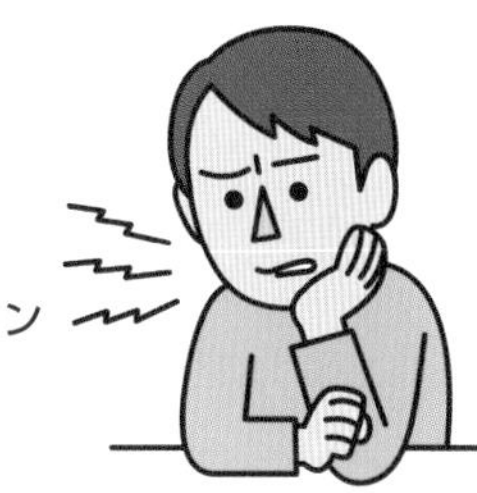

トリプトファン

↓

セロトニン　：　ドーパミンやノルアドレナリンを抑制。精神を安定させ、睡眠に関わる

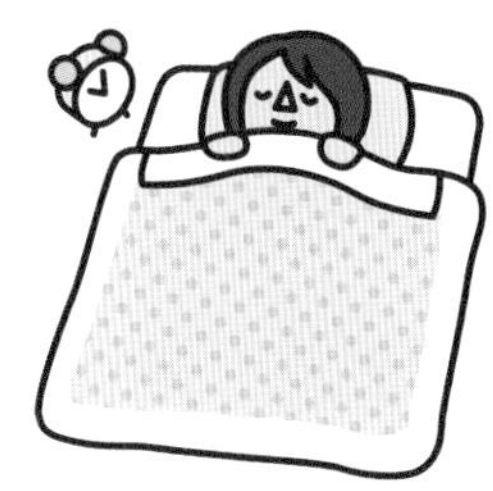

グルタミン酸

↓

γ（ガンマ）-アミノ酪酸（らくさん）（GABA）　：　精神を安定させ、血圧を下げる。アミノ酸だが、たんぱく質合成には関わらない

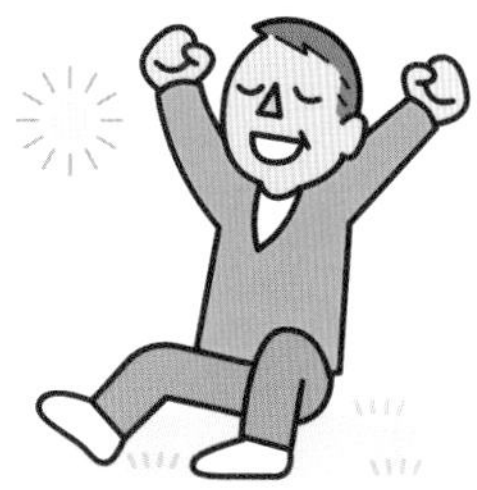

ヒスチジン

↓

ヒスタミン　：　アレルギー反応、血管拡張、血圧低下

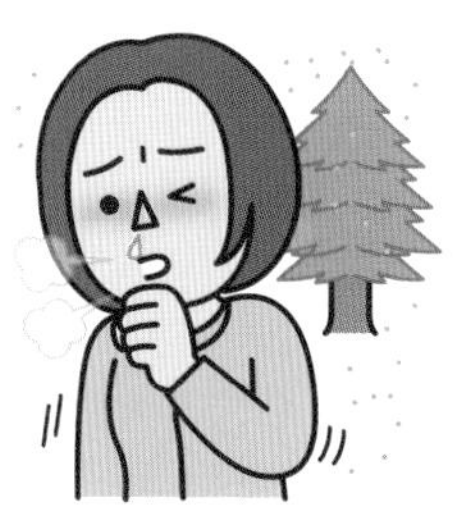

アミノ酸からつくられる物質②

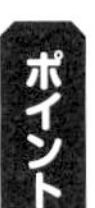

- 骨格筋でエネルギーを備蓄するクレアチンの原料はアミノ酸
- ビタミンのナイアシンはトリプトファンからつくられる
- 血管を拡張させる一酸化窒素はアルギニンの変換時に生じる

大きなエネルギーを備蓄するホスホクレアチン

急激な活動を強いられている筋肉では、解糖系だけではATPをまかなえません。そこで、骨格筋は別のATP源としてホスホクレアチンを使います。

ホスホクレアチンは主に骨格筋にあり、ADPにリン酸を提供してATPにします。自らはクレアチンになることで、ATPの量を一定レベルに保ちます。

クレアチンは、肝臓と腎臓でアミノ酸のアルギニンとグリシンから合成され、血流に乗って骨格筋に送り届けられます。また食事からも補給されます。

クレアチンは一定速度で代謝されてクレアチニンになり、尿に排泄されます。骨格筋の量と体内のクレアチン・ホスホクレアチンの量は比例していて、またクレアチン等と尿中のクレアチニンの量も比例するので、尿中のクレアチニンを測ることで骨格筋の量を推定することができます。また健康であればクレアチニンはすみやかに排泄されることから、血中のクレアチニン濃度の上昇は腎機能の低下を示唆しており、腎臓の検査に活用されています。

アミノ酸が関わるビタミンや脂質など

ビタミンB群のナイアシン（P.28参照）は必須アミノ酸のトリプトファンから合成されます。神経の情報伝達に重要な役割を果たすスフィンゴ脂質（P.92参照）にはアミノ酸のセリンが含まれています。また血管を拡張させて血圧を下げる作用がある一酸化窒素（NO）は、アミノ酸のアルギニンがシトルリンに変換されるときに生じます。

試験に出る語句

クレアチン
リン酸と結合してホスホクレアチンとなる。リン酸結合にエネルギーを蓄えていて、骨格筋内でATPが消費されるとリン酸を供給する。

クレアチニン
クレアチンが代謝されたもので、尿に混じって捨てられる。骨格筋の量の推定や腎機能の評価に利用される。

一酸化窒素
NO。アルギニンがシトルリンに変換される際に生じる。血管を拡張し血圧を下げる働きがある。

シトルリン
アミノ酸の一種で、尿素回路のメンバーである。

メモ

ホスホクレアチンはATPの貯蔵庫である
筋肉が活発に収縮している際にはホスホクレアチンがクレアチンになり、ATP合成が行われる。一方で、運動の回復期にはATPを消費してクレアチンからホスホクレアチンが再合成されることで運動に備える。

クレアチンの合成とエネルギーの備蓄・供給

骨格筋(こっかくきん)でリン酸と結合してエネルギーを備蓄するクレアチンは、エネルギーを放出したADPにリン酸を供給してATPにする。

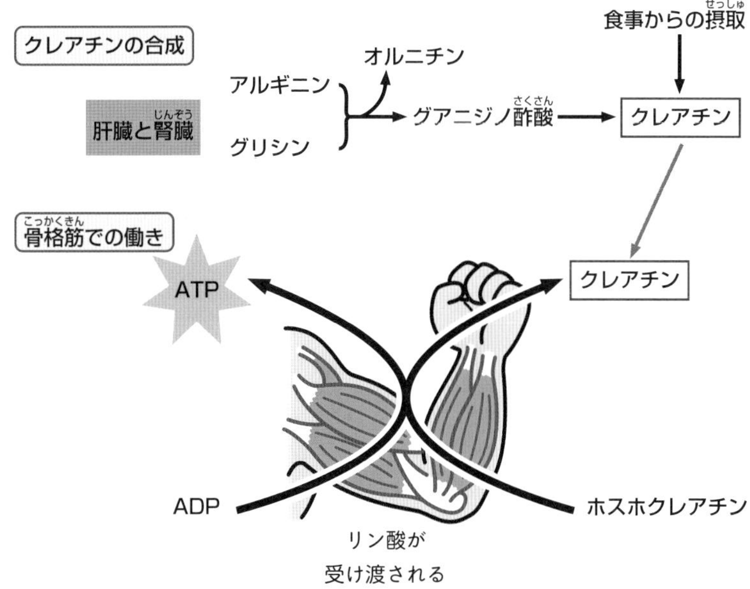

一酸化窒素の生成と働き

血管拡張などの働きがある一酸化窒素(いっさんかちっそ)は、アルギニンがシトルリンに変換されるときに生じる。

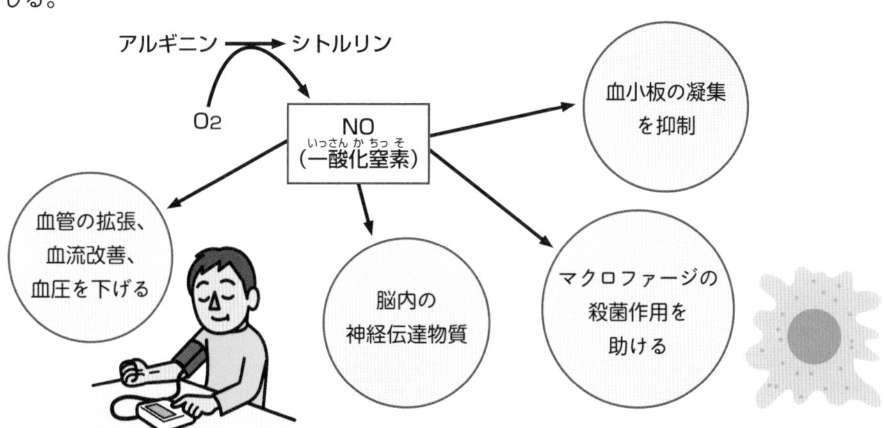

コラム

分子生物学の中心教義「セントラルドグマ」

DNA や遺伝情報の伝達のしくみは生化学の中心的な話題のひとつで、その勉強をしていると「セントラルドグマ」という言葉が出てきます。有名なアニメにも何かの名称として登場するようですが、それとは違います。セントラルドグマのセントラルは「中心の」、ドグマは宗教の「教義」のことで、「中心教義」「中心原理」「中心命題」などと訳されます。セントラルドグマは、1958年、DNA の二重らせん構造を発見したクリックという科学者が提唱したものです。

生化学や分子生物学におけるセントラルドグマとは、「生物の遺伝情報は、DNA から RNA へ、そしてたんぱく質へと伝達される」という概念です。私たちヒトの体内でも、DNA に書き込まれている設計図を RNA に写しとり（転写）、それにしたがってアミノ酸をつなげてたんぱく質を合成する（翻訳）という作業が行われています。当初のセントラルドグマでは、この流れは一方通行であり、たんぱく質から RNA へ、そして DNA へと逆方向に流れることはないとされていました。

ところが1970年に、あるウイルスが RNA から DNA を合成することが発見されました。つまり当初のセントラルドグマの概念とは逆方向の反応が見つかったのです。そのウイルスは自分の RNA から DNA を合成するための酵素、逆転写酵素を持っていました。そして逆転写酵素を持つ RNA ウイルスは、回顧という意味のレトロウイルスと名付けられました。レトロウイルスの仲間には、エイズ（後天性免疫不全症候群）を引き起こすヒト免疫不全ウイルスや、ある種の白血病を引き起こすヒトTリンパ好性ウイルスなどがあります。またB型肝炎を起こすB型肝炎ウイルスも逆転写酵素を持っていますが、自分が RNA ではなく DNA を持っているためレトロウイルスの仲間ではありません。

DNA や遺伝情報の分野の研究は発展を続けており、次々に新しい知見が報告されています。中には従来のセントラルドグマの概念とは合致しないような報告も。セントラルドグマは基本的な概念として揺るぎないものの、今後も何らかの追加や改変が行われるかもしれません。

第 5 章

糖・脂質・たんぱく質の複合体

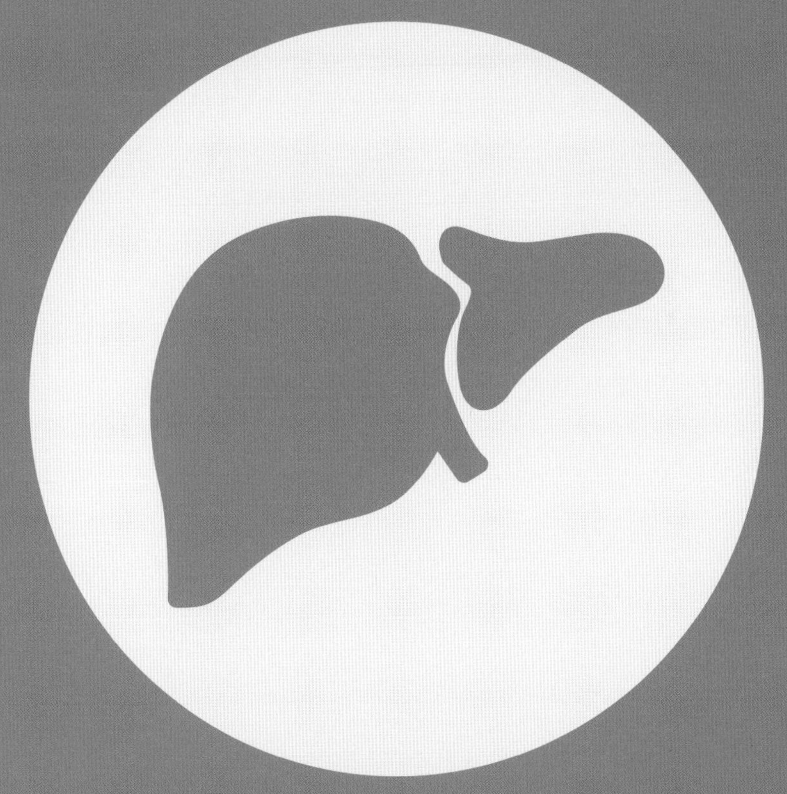

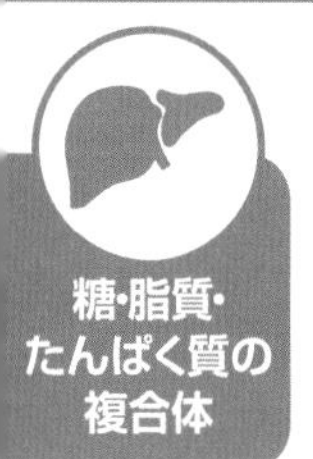
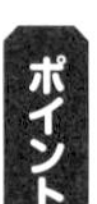

糖・脂質・たんぱく質の複合体

糖脂質の種類と働き

ポイント
- 糖と脂質（ししつ）が結合した物質を糖脂質（とうししつ）という
- スフィンゴ糖脂質やグリセロ糖脂質は細胞膜（さいぼうまく）の構成要素
- 細胞の分化や認識、情報伝達などに関わる

セラミドに糖が結合したスフィンゴ糖脂質

糖脂質（とうししつ）とは、脂質（ししつ）に糖が結合したものの総称で、92ページで解説したスフィンゴ糖脂質と、グリセロ糖脂質に分けられます。

スフィンゴ糖脂質は、セラミドに糖が結合したもので、単糖（たんとう）のグルコースかガラクトースが結合したものをセレブロシド、シアル酸という糖を含む糖鎖（とうさ）が結合したものをガングリオシドといいます。

スフィンゴ糖脂質は人体の細胞の細胞膜（さいぼうまく）を構成する成分として重要ですが、特に神経細胞に多く存在しています。また細胞の発生と分化、細胞どうしの認識や接着などに関わっていると考えられています。免疫細胞（めんえきさいぼう）が認識する印となる抗原性（こうげんせい）を持っていて、あるものは赤血球の表面でABO式血液型を決める抗原になっています。また特定のがん細胞に存在することもわかっています。

ジグリセリドに糖が結合したグリセロ糖脂質

グリセロールに2個の脂肪酸が結合しているジグリセリドに、糖が結合したものをグリセロ糖脂質といいます。主に植物やある種の細菌に多く含まれる物質です。

ヒトでは細胞膜にあって、細胞へのシグナルの伝達に関わるGPIアンカー型たんぱく質という物質を構成しています。そのGPIアンカーの部分がグリセロ糖脂質で、脂肪酸の部分が細胞膜にアンカー（錨（いかり））のように埋まり、糖の部分にたんぱく質が結合し、たんぱく質を正しい場所につなぎとめる働きをしています。

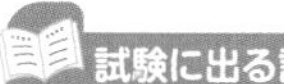

試験に出る語句

スフィンゴ糖脂質
セラミドに糖が結合したもの。単糖が結合したセレブロシドと、シアル酸を含む糖鎖が結合したガングリオシドなどがある。

グリセロ糖脂質
グリセロールに2個の脂肪酸が結合したジグリセリドに糖が結合したもの。

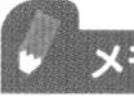

メモ

セレブロの意味
セレブロ（cerebro）はスペイン語で脳という意味。

セラミド＋糖＝スフィンゴ糖脂質

セラミドにグルコースかガラクトースの単糖が結合したものがセレブロシド。セラミドにシアル酸を含む糖鎖が結合したものがガングリオシド。いずれも細胞膜の構成成分。

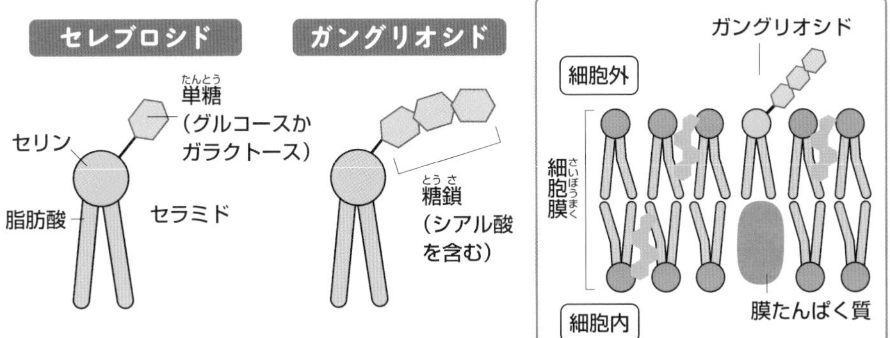

スフィンゴ糖脂質は細胞膜を構成する。特に神経細胞に多い。
抗原性を持ち、赤血球の血液型を決める抗原にもなっている

ジグリセリド＋糖＝グリセロ糖脂質

グリセロールの持つ３本の腕の２本に脂肪酸が、残りの１本に糖が結合したものをグリセロ糖脂質という。

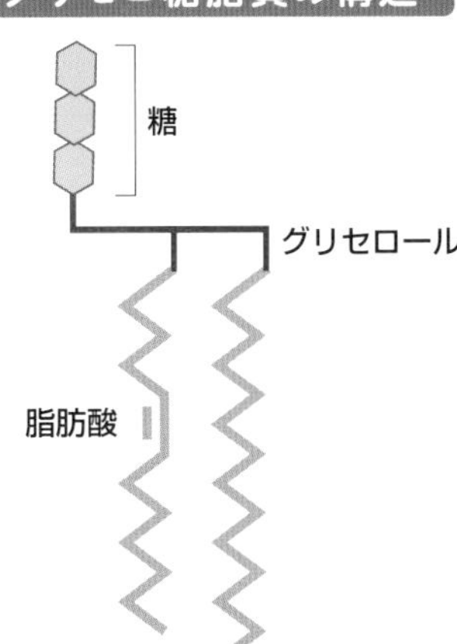

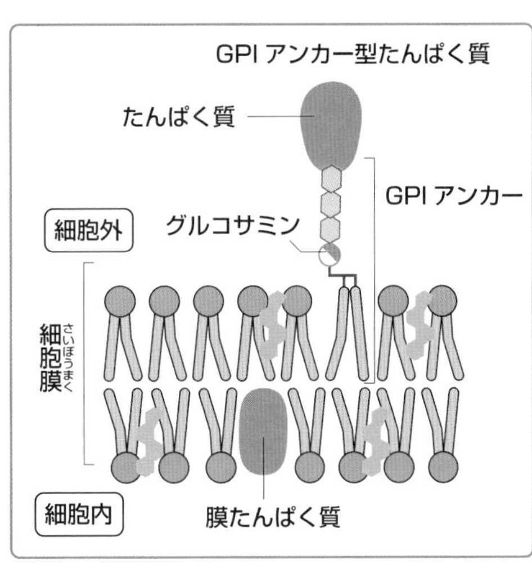

グリセロ糖脂質は、細胞膜に刺さるように配置されているGPIアンカー型たんぱく質の、アンカー部分を構成する

糖・脂質・
たんぱく質の
複合体

リポたんぱく質の基本構造

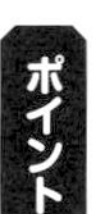

● 脂質はそのままの状態で血流に乗せて運ぶことができない
● リポたんぱく質は脂質を入れた水になじむカプセル
● リポたんぱく質は大きさなどによって4種類に分類される

リポたんぱく質は脂質を運ぶための「玉」

リポたんぱく質は、脂質を血液の流れに乗せて運ぶための「玉」です。脂質は水になじまないので、エネルギー源や細胞膜などの成分になる脂質を全身に運ぶには、何らかの形で水になじむようにしなければなりません。そこで水になじむ部分を持つリン脂質（P.90参照）とたんぱく質などでカプセルをつくり、中にトリグリセリドやコレステロール、コレステロールエステルといった脂質を入れたリポたんぱく質をつくります。

カプセルの表面は親水性、中は疎水性

リン脂質は親水性の部分を外に、疎水性の部分を中に向けて並び、カプセルをつくります。そうしてできたカプセルの膜のところどころにはコレステロールが埋まっていて、さらに表面にはアポリポたんぱく質と呼ばれるたんぱく質が結合しています。アポリポたんぱく質は、細胞がリポたんぱく質を認識するための目印になったり、脂質の代謝に関わる酵素を活性化したりする働きを持ち、その構造や機能によってA～Eの５種類に分類されます。

リポたんぱく質は、粒子の大きさや中に入っている脂質、結合しているたんぱく質の割合などによって、キロミクロン（またはカイロミクロン）、VLDL、LDL、HDLの４つに分類されます。粒子が一番大きいのはキロミクロンで、VLDL、LDL、HDLと順に小さくなります。これらは単に大きさが違うだけでなく、合成される場所や代謝のしくみ、役割が違っています。

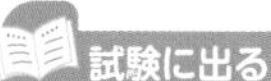

試験に出る語句

リポたんぱく質
リン脂質とコレステロールとたんぱく質でできたカプセルの中にトリグリセリドやコレステロールなどの脂質を入れたもの。大きさや含まれる成分によって４種類に分けられる。

リン脂質
グリセロールに２個の脂肪酸とリン酸とコリンなどがついたもの。親水性の部分と疎水性の部分を持つ。細胞膜の成分となるほか、リポたんぱく質のカプセルをつくる。

アポリポたんぱく質
リポたんぱく質の表面につくたんぱく質で、細胞がリポたんぱく質を認識する目印になったり、酵素を活性化したりする働きを持つ。A～Eの５種類ある。

メモ

リポたんぱく質の分類
本書では４種類に分類しているが、検出法などによってはVLDLとLDLの間にIDL（中間密度リポたんぱく質）を区別することがある。

脂質はそのままでは血液と分離してしまう

脂質(ししつ)はそのままでは水に溶けず血液で運べない。そこで水になじむリポたんぱく質をつくり、中に脂質(ししつ)を入れて全身に運ぶ。

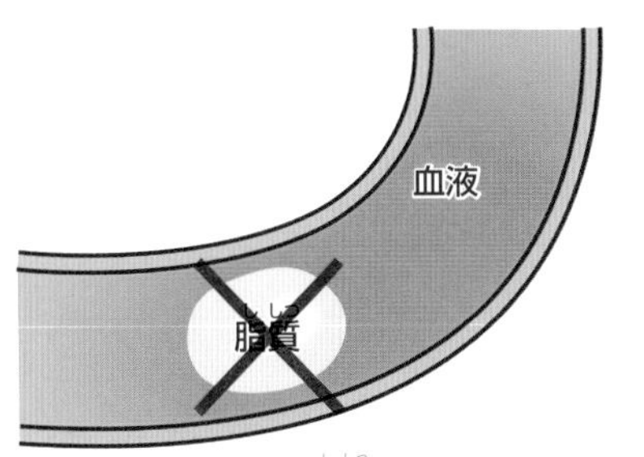

脂質はそのまま血液で運ぶことができない

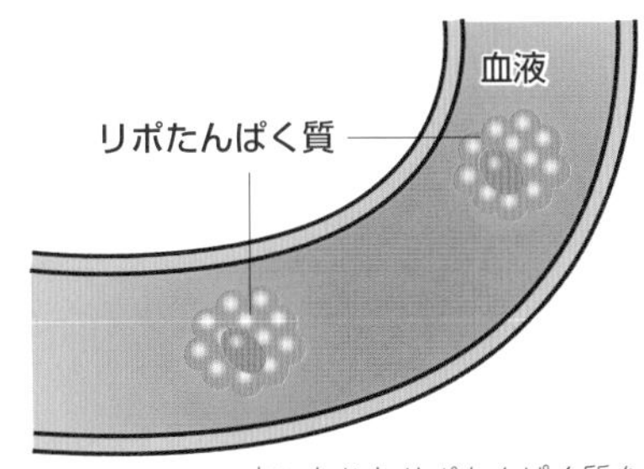

水になじむリポたんぱく質をつくり、脂質を入れて運ぶ

リポたんぱく質の基本構造

リポたんぱく質は、表面が親水性、中が疎水性(そすいせい)。中に脂質(ししつ)が入っている。

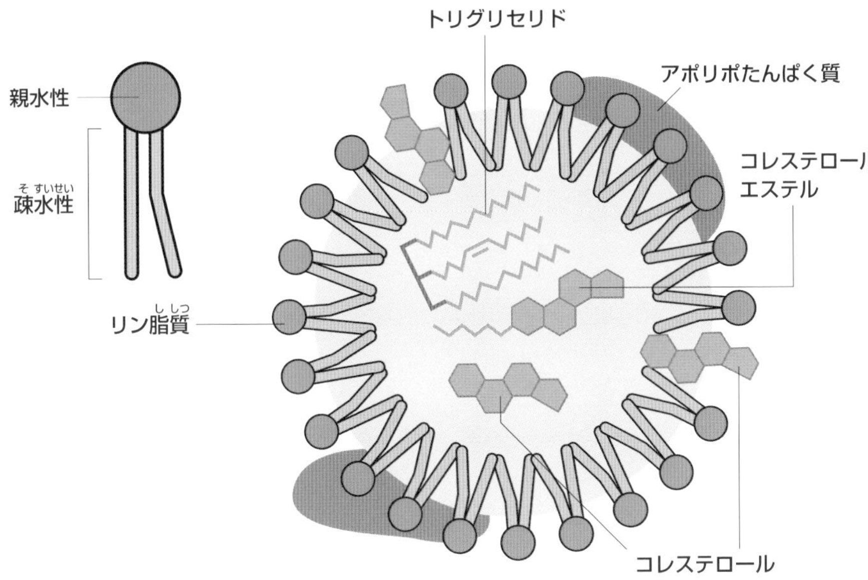

カプセルの殻は、リン脂質(ししつ)が親水性の部分を外に向けてずらりと並んだもの。ところどころにコレステロールが埋まっていて、表面にアポリポたんぱく質がつく。中にトリグリセリドやコレステロールなどの脂質(ししつ)が入っている

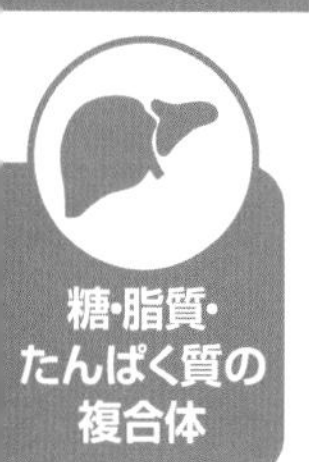

糖・脂質・たんぱく質の複合体

リポたんぱく質① キロミクロン

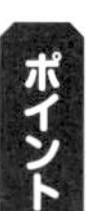

ポイント

- キロミクロンはリポたんぱく質の中で最も大きい
- キロミクロンの構成成分の大半がトリグリセリド
- 食事でとったトリグリセリドを筋肉や脂肪組織に運ぶ

脂質を吸収した吸収上皮細胞でつくられる

４種類のリポたんぱく質の粒子の中に入っている脂質（ししつ）の量などの特徴は右表のとおりです。これらは代謝のしくみや働きなどにより①キロミクロン、② VLDL と LDL、③ HDL の３つのグループに分けられます。

キロミクロンは、リポたんぱく質の中でも粒子が最も大きく、トリグリセリドの含有量（がんゆうりょう）が多いのが特徴です。その役割は食事で摂取（せっしゅ）した脂質、とりわけトリグリセリドを骨格筋（こっかくきん）や心筋、脂肪組織に運ぶことです。

食事で摂取したトリグリセリドやコレステロールなどの脂質は、消化されてモノグリセリドやグリセロール、脂肪酸などになり、小腸の吸収上皮細胞（きゅうしゅうじょうひさいぼう）に吸収されます（P.94参照）。そして吸収上皮細胞の中で吸収された脂質によってキロミクロンが合成され、リンパ管に入ります。

血中で遊離脂肪酸を放出していきレムナントになる

リンパ管に入ったキロミクロンは鎖骨下（さこつか）で静脈（じょうみゃく）に入り、ここから血液によって全身に運ばれていきます。キロミクロンが持つアポリポたんぱく質（C-II というタイプ）は血管内皮細胞（けっかんないひさいぼう）のリポたんぱく質リパーゼという酵素（こうそ）を活性化します。するとその酵素がキロミクロンの中のトリグリセリドを分解、分解されてできた遊離脂肪酸（ゆうりしぼうさん）が放出され、それを骨格筋や脂肪細胞などが取り込みます。遊離脂肪酸を放出し続けて大部分のトリグリセリドを使い果たしたキロミクロンは、アポリポたんぱく質が外れ、残りがレムナントという粒子になって肝臓に入ります。

試験に出る語句

キロミクロン
カイロミクロンともいう。リポたんぱく質の中で最も粒子が大きく、成分の大半がトリグリセリド。食事中の脂質を吸収した小腸の吸収上皮細胞の中でつくられる。

リポたんぱく質リパーゼ
血管内皮細胞が持つ酵素。リポたんぱく質の中のトリグリセリドをグリセロールと脂肪酸に分解する。

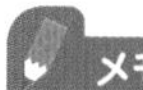

メモ

レムナント
残りという意味の言葉。

キロミクロンの持つアポリポたんぱく質
５種類あるアポリポたんぱく質のタイプのうちのC-IIというタイプ。血管内皮細胞のリポたんぱく質リパーゼを活性化する働きを持つ。キロミクロンから外されるとHDLに移される。

リポたんぱく質の種類と特徴

リポたんぱく質は粒子の大きさや内容などによって以下の4種類に分けられる。

低 ↑ 密度 ↓ 高

種類	構成	合成場所	特徴と役割
キロミクロン	90% 5% 3% 2%	小腸の吸収上皮細胞	・リポたんぱく質の中で最も大きく、密度が低い ・食事で摂取したトリグリセリドを筋肉や脂肪細胞に運ぶ
VLDL 超低密度リポたんぱく質	60% 20% 15% 5%	肝臓	・大きさと密度はキロミクロンに次ぐ ・肝臓で合成された脂質を筋肉や脂肪細胞に運ぶ
LDL 低密度リポたんぱく質	8% 50% 22% 20%	VLDLがLDLに変化	・VLDLが脂肪酸を放出し、HDLからコレステロールを受け取ったもの ・コレステロールを全身に運ぶ
HDL 高密度リポたんぱく質	5% 25% 30% 40%	小腸・肝臓	・リポたんぱく質の中で最も小さく、密度が高い ・全身からコレステロールを回収する

トリセリグリド　コレステロール コレステロールエステル　リン脂質　たんぱく質

キロミクロンの代謝

キロミクロンは食事で摂取した脂質を入れたリポたんぱく質で、筋肉や脂肪組織に脂肪酸を供給する。

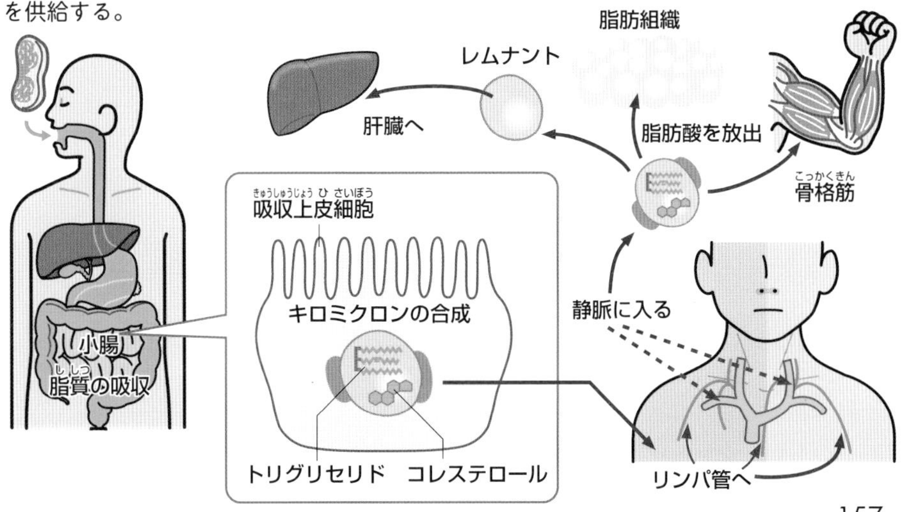

リポたんぱく質② VLDL・LDL・HDL

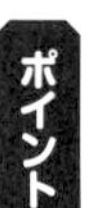

ポイント
- VLDLは肝臓から出て全身に脂肪酸を供給する
- LDLは全身にコレステロールを供給する
- HDLは全身からコレステロールを回収する

VLDLとLDLは脂肪酸やコレステロールを運ぶ

VLDLとLDLは実は1つのものです。VLDLがトリアシルグリセロールを放出して密度が低くなるとLDLになり、次の役割を担います。

VLDLは肝臓でつくられ、主に肝臓で合成されたトリグリセリドが搭載されます。キロミクロン（P.156参照）と同様に、血管内皮細胞のリポたんぱく質リパーゼを活性化するたんぱく質を持っていて、血液に乗って全身をまわる間に中のトリグリセリドが分解され、取り出された脂肪酸が骨格筋や脂肪組織に供給されていきます。そして大半の脂肪酸を放出すると、HDLからコレステロールを受け取ってLDLになります。LDLは体の細胞に取り込まれ、細胞内で分解されて中のコレステロールが利用されます。LDLが悪玉コレステロールと呼ばれるのは、動脈硬化の進行に関わるコレステロールを全身に運ぶからです。

善玉と呼ばれるHDLはコレステロールの回収車

HDLはリポたんぱく質の中で最も粒子が小さく、脂質の含有量が少ないのが特徴です。小腸や肝臓でつくられて血液に乗って全身をまわりながら、末梢の組織で余ったコレステロールを回収していきます。回収したコレステロールの一部はLDLに供給され、残りは肝臓に集められます。HDLが善玉コレステロールと呼ばれるのは、全身からコレステロールを回収することで、動脈硬化の進行を抑えてくれるからです。またHDLはたんぱく質の含有量が多く、アポリポたんぱく質を供給する役割も担っています。

試験に出る語句

VLDL
超低密度リポたんぱく質。肝臓で合成されたトリグリセリド等を乗せ、全身の筋肉や脂肪組織に脂肪酸を供給する。脂肪酸が減り、コレステロールを受け取りLDLになる。

LDL
低密度リポたんぱく質。HDLからコレステロールを受け取り、全身にコレステロールを運ぶ。

HDL
高密度リポたんぱく質。小腸や肝臓でつくられ、全身からコレステロールを回収する。ほかのリポたんぱく質にアポリポたんぱく質を供給する。

メモ

悪玉コレステロールと善玉コレステロール
LDLに含まれるコレステロールを悪玉コレステロール、HDLに含まれるコレステロールを善玉コレステロールと呼ぶ。両者は含有しているコレステロール自体が違うわけではない。

VLDLとLDLの代謝

VLDLは肝臓で合成され、主にトリグリセリドを運ぶ。骨格筋(こっかくきん)などに脂肪酸を供給し、HDLからコレステロールを受け取ってLDLになり、コレステロールの供給源となる。

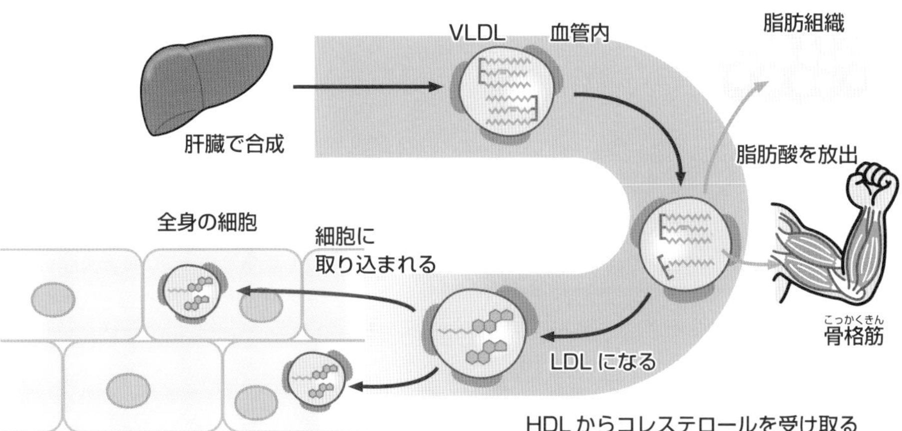

HDLの代謝

HDLは全身から余ったコレステロールを回収し、その一部をVLDLに渡し、残りを肝臓に戻す。アポリポたんぱく質の供給源でもある。

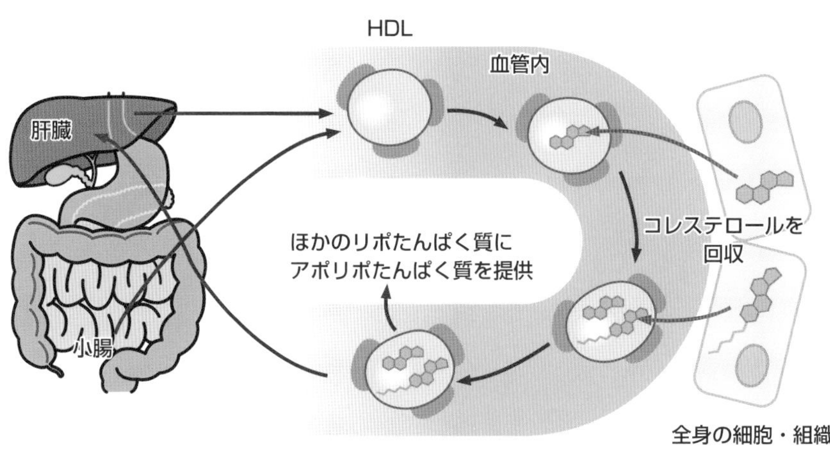

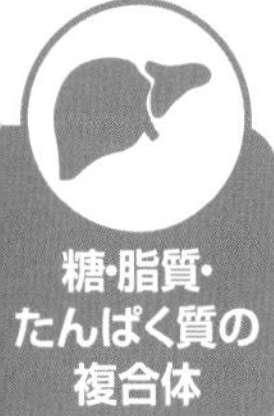
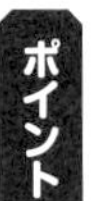

糖・脂質・たんぱく質の複合体

糖たんぱく質

ポイント
- 糖たんぱく質はたんぱく質に単糖かオリゴ糖が結合したもの
- 膜たんぱく質、ムチン、免疫グロブリンなどとして働く
- ゴルジ体でつくられ、分泌小胞の形で発芽する

糖たんぱく質は膜たんぱく質やムチンとなる

糖たんぱく質は、たんぱく質に単糖かオリゴ糖が結合したものの総称です。たんぱく質と糖が結合している物質にはプロテオグリカン（P.162参照）もありますが、糖たんぱく質と呼ばれる物質はたんぱく質が大半を占めるのに対して、プロテオグリカンは糖が多くを占め、性質や役割も異なるためこれらは区別されます。

人体で糖たんぱく質は、細胞膜に埋まっていて細胞へのシグナルの伝達や抗原として認識されるための目印となる膜たんぱく質や、消化管の中などに分泌される粘液のムチン、免疫グロブリンなどとして働いています。また組織の細胞と細胞の間を埋める細胞外基質の主な成分にもなっています。

ゴルジ体から分泌小胞に入り、細胞外か細胞膜へ

たんぱく質に特別な機能を与えるために糖などを結合させることを修飾（翻訳後修飾、P.136参照）といい、その作業は主に細胞小器官のゴルジ体で行われます。

糖たんぱく質のうち細胞外で働くものは、ゴルジ体から分離（発芽という）する分泌小胞という玉の中に入った状態で細胞内を移動し、細胞膜と分泌小胞の膜が融合すると、そのまま細胞外に放出されます。膜たんぱく質として働くものは、ゴルジ体から発芽するときに分泌小胞の膜に埋まっていて、その膜が細胞膜と融合すると、糖たんぱく質もそのまま細胞膜に埋まった状態になります。このとき糖たんぱく質の糖鎖は細胞の外を向きます。

試験に出る語句

糖たんぱく質
たんぱく質に単糖かオリゴ糖が結合したもの。膜たんぱく質やムチン、免疫グロブリン、細胞外基質などとして働く。

ムチン
粘液を構成する糖たんぱく質のこと。消化管などの内面や鼻腔内をおおったり、目の表面を潤したり、関節液として関節の動きをなめらかにしたりする。

メモ

発芽
ゴルジ体から、糖たんぱく質を入れた分泌小胞が出てくる様子が、芽が出る様子に似ていることから発芽という。

人体での糖たんぱく質の働き

たんぱく質に単糖(たんとう)かオリゴ糖が結合したものを糖たんぱく質という。糖たんぱく質は、膜たんぱく質やムチン、免疫(めんえき)グロブリンなどになっている。

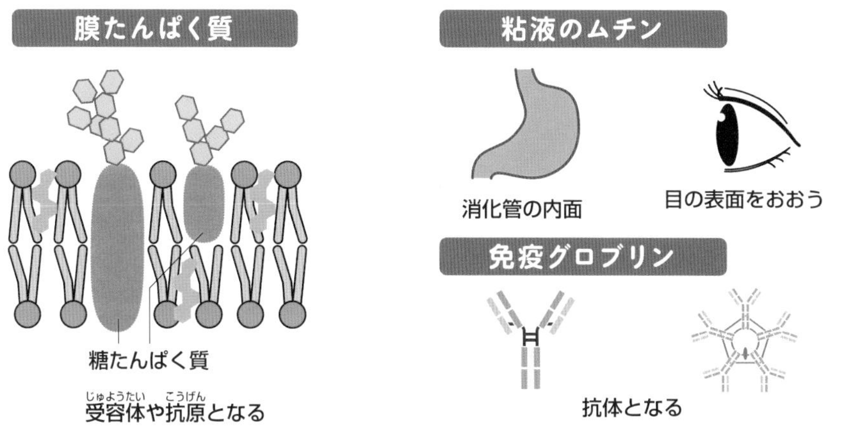

たんぱく質がゴルジ体で修飾される

ゴルジ体でたんぱく質に糖がくっつく（翻訳後修飾(しゅうしょく)）。糖たんぱく質は分泌小胞(ぶんぴつしょうほう)としてゴルジ体から発芽(はつが)し、細胞膜(さいぼうまく)と融合すると、細胞膜(さいぼうまく)の構成成分になるか、細胞外に出る。

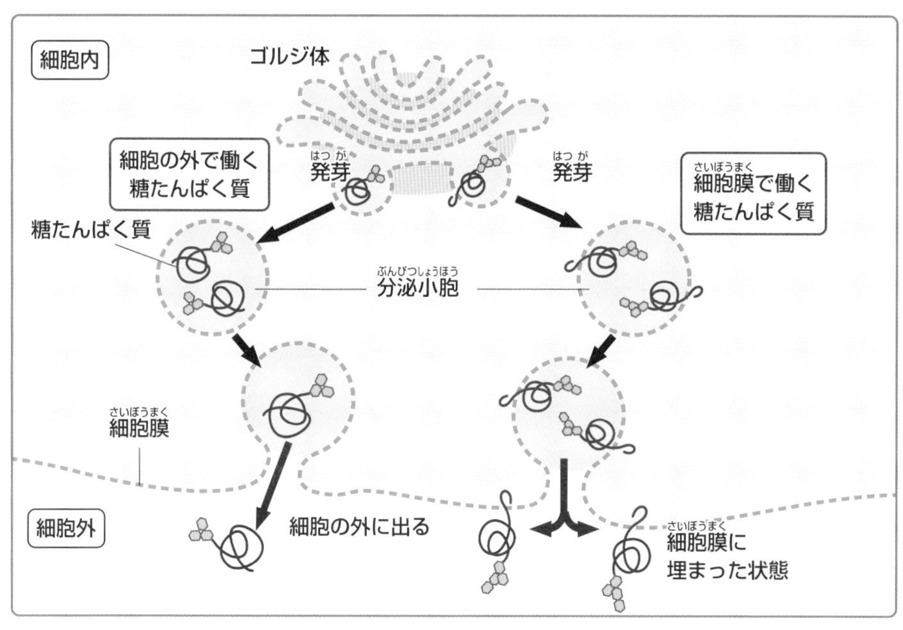

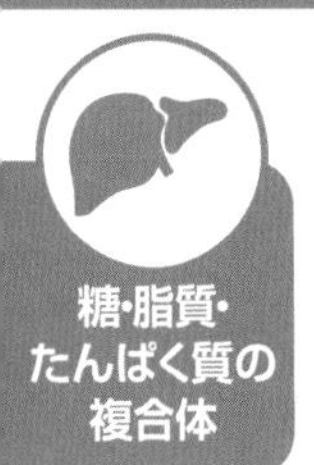
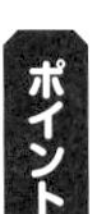

糖・脂質・
たんぱく質の
複合体

プロテオグリカン

ポイント
- コアプロテインにグリコサミノグリカンがついたもの
- 試験管を洗うブラシのような立体構造
- 保水力に優れ、体のクッション材や潤滑剤(じゅんかつざい)になる

試験管を洗うブラシのような構造の物質

プロテオグリカンはたんぱく質と糖が結合した物質で、広い意味で前ページの糖たんぱく質の仲間ともいえます。しかし、プロテオグリカンは結合している糖鎖(とうさ)が長くかつ大量で、全体として糖が占める割合が大きいことから、たんぱく質の割合が多い糖たんぱく質とは区別されます。

プロテオグリカンのプロテオはプロテイン(たんぱく質)、グリカンは多糖類(たとうるい)という意味です。1本のポリペプチド(コアたんぱく質)を芯に、グリコサミノグリカンという長い多糖が何本も結合した構造をしています。その形は試験管を洗うブラシのようです。グリコサミノグリカンは2つの糖のくり返しで構成される物質で、ヒアルロン酸、コンドロイチン硫酸(りゅうさん)、ケラタン硫酸などがあります。

体のクッション材になるプロテオグリカン

プロテオグリカンは保水力に優れていて、骨や軟骨(なんこつ)、靭帯(じんたい)や皮膚(ひふ)などで衝撃を吸収するクッション材になっています。また粘性が高く潤滑剤(じゅんかつざい)のような働きもしています。特に関節軟骨には、ひとつのプロテオグリカンが長いヒアルロン酸を芯にしてつながったプロテオグリカン集合体があり、強い衝撃にも耐えられる弾力と強さを与えています。

プロテオグリカンは糖とたんぱく質が結合したものですから、食事やサプリメントとして経口摂取(けいこうせっしゅ)した場合、単糖(たんとう)やアミノ酸にまで分解されてから吸収されます。したがってプロテオグリカンの形のままで、関節の軟骨などに送り届けることはできません。

試験に出る語句

プロテオグリカン
コアたんぱく質にグリコサミノグリカンが何本も結合したもの。保水力に優れ、骨や軟骨、関節などでクッション材や潤滑剤のような役割を果たす。

グリコサミノグリカン
2つの糖がくり返し長くつながった多糖。枝分かれがないのが特徴。ヒアルロン酸、コンドロイチン硫酸、ケラタン硫酸などがある。

プロテオグリカン集合体
1つのプロテオグリカン(プロテオグリカンモノマー)が、長いヒアルロン酸を芯にしてつながったもの。高い保水力と弾力を保つ。

プロテオグリカンの働き

プロテオグリカンは保水力に優れている。関節や皮膚などに弾力と強さを与え、衝撃を吸収したり、潤滑剤の役割も果たす。

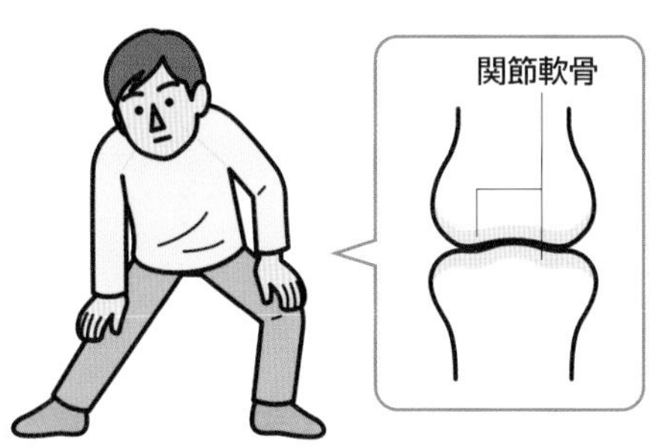

骨や軟骨、靭帯などに含まれ、強さと弾力を与える

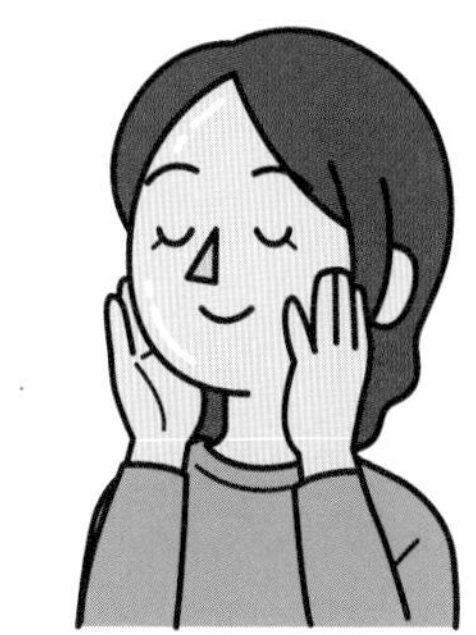

保水力が高い。真皮にあって皮膚の弾力性やハリを保つ

プロテオグリカンの構造

プロテオグリカンはコアたんぱく質にグリコサミノグリカンが何本もつながった構造をしている。ときにプロテオグリカン集合体をつくっている。

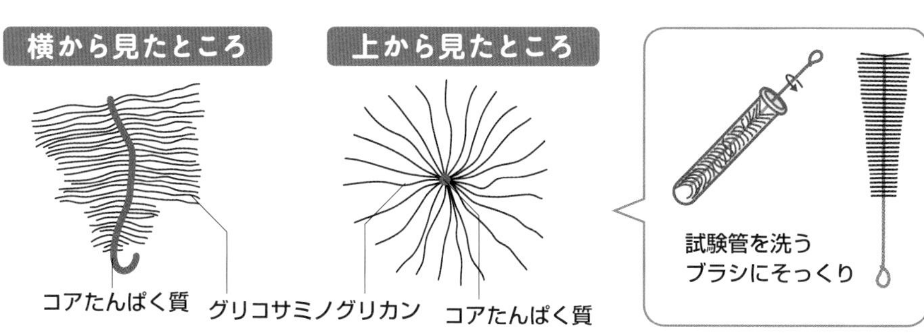

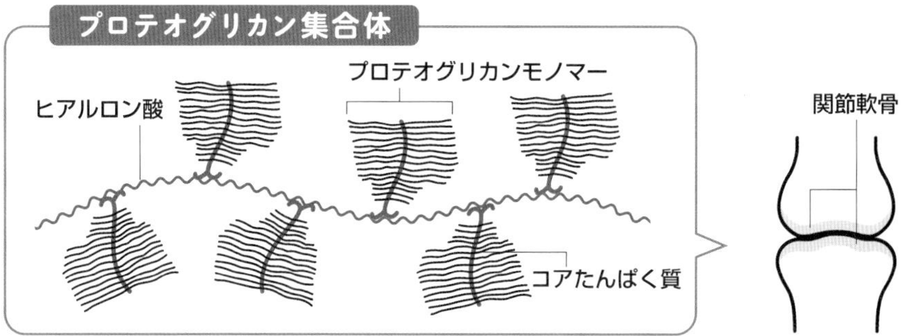

コラム

ヒトゲノムとは何か

生物のDNAが持つ遺伝情報をゲノム、ヒトのDNAが持つ遺伝情報をヒトゲノムといいます。ヒトは常染色体22個と性染色体1個のセットを母親と父親から1セットずつもらい、22個×2セット=44個の常染色体と1個×2=2個の性染色体を持っています。ヒトゲノムはその1セット分、常染色体22個と性染色体1個分のDNAが持つ遺伝情報のことです。これを核ゲノムといいます。ヒトの場合、ミトコンドリアにもDNAがあり、ゲノムがありますが、このミトコンドリアゲノムと核ゲノムは区別されます。

ヒトの染色体1セット分のDNAの塩基配列は約30億にもなるそうです。これを全て読み取ろうという「ヒトゲノム計画」は1990年に開始され、2003年に「ヒトゲノム計画完了宣言」がなされ、一応全ての塩基配列が明らかになりました。〝一応〟と書いたのは、実は当時の技術では染色体の末端や中央部分にどうしても読み取れない部分があり、それを残したままの完了宣言だったからです。そしてその後も技術の発展を背景にヒトゲノムの解読は進められ、完了宣言から約20年が経過した2022年、ついに完全解読が達成され、ヒトゲノムが公開されました。

ヒトゲノムの研究はそれで終わったわけではありません。塩基配列は明らかになっても、そのどこにどんな遺伝子があるのか、それを解明しなければなりません。現状、たんぱく質の設計図である遺伝子は2万程度あり、全ゲノムの数%を占めていると言われています。では残りの90%以上の遺伝子ではない部分には何の意味もないのでしょうか。研究者たちは、この部分にも遺伝子が働くためのしくみなど重要な情報が存在しているのではないかとして、さらなる研究を続けています。

今後は、ヒトゲノムの研究により、遺伝性の病気はもとより、糖尿病や高血圧、認知症などあらゆる病気に関わる遺伝子が解明されていくことが期待されています。将来は、自分の遺伝情報にもとづいて病気の発症を防いだり、自分の体質に最適な治療法を選んだり、副作用が少ない薬を選択したりするオーダーメイド医療が可能になるかもしれません。ただしその実現にはまだ少し、年月がかかりそうです。

第6章

核酸とヌクレオチドの代謝

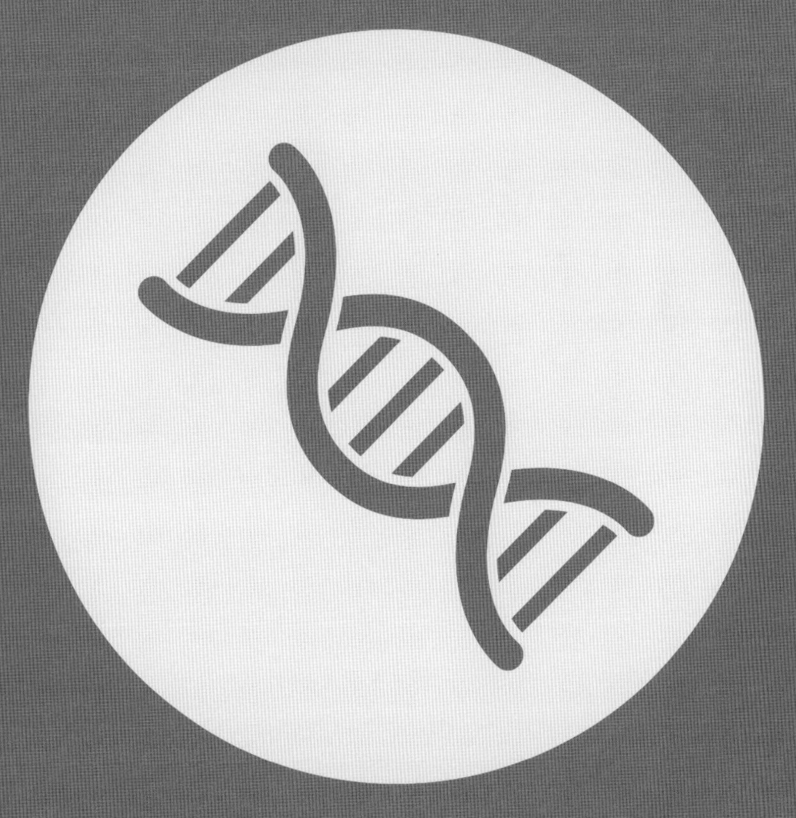

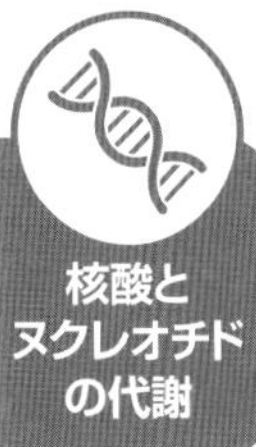
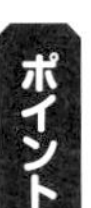

核酸と
ヌクレオチド
の代謝

核酸とは何か

ポイント
- 核酸(かくさん)とはポリヌクレオチドのことでDNAとRNAがある
- 糖と塩基(えんき)でヌクレオシド、リン酸がつくとヌクレオチド
- ヌクレオチドは3'→5'ホスホジエステル結合でつながる

核酸はヌクレオチドがたくさんつながった物質

核酸(かくさん)とは、遺伝情報を伝えるDNA（デオキシリボ核酸、P.170参照）とRNA（リボ核酸、P.174参照）のことです。これらが細胞核の中で発見されたことから核酸という名前がついています。

核酸はヌクレオチドがたくさんつながったポリヌクレオチドという物質です。ヌクレオチドとは、糖と塩基(えんき)が結合したヌクレオシドに、リン酸が結合したものです。核酸に利用されるヌクレオチドには、アデノシン一リン酸、グアノシン一リン酸、シチジン一リン酸、チミジン一リン酸、ウリジン一リン酸があります。また体内で糖質や脂質(ししつ)を分解して取り出したエネルギーを備蓄するATP（アデノシン三リン酸、P.54参照）やGTP（グアノシン三リン酸、P.62参照）などもヌクレオチドの仲間です。

3'→5'ホスホジエステル結合で連結

たくさんのヌクレオチドが鎖のようにつながってDNAやRNAをつくるとき、ヌクレオチドどうしは分子のそれぞれ決まった部分で結合します。1つのヌクレオチドの五炭糖(たんとう)の3番目の炭素(たんそ)につくヒドロキシ基（3'-ヒドロキシ基）と、次のヌクレオチドの五炭糖の5番目の炭素につくヒドロキシ基（5'-ヒドロキシ基）がリン酸を介して結合するもので、この結合を3'→5'ホスホジエステル結合といいます。そして5'-ヒドロキシ基に連結がない末端（右図の上方）を5'末端、反対側（右図の下方）を3'末端といいます。つまりポリヌクレオチドには方向性があるのです。

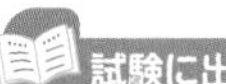

試験に出る語句

核酸
ヌクレオチドがたくさんつながった構造をしている物質。DNAとRNAがある。

ヌクレオチド
糖とリン酸（1～3個）と塩基が結合したもの。DNAなどの構成単位。

ヌクレオシド
ヌクレオチドからリン酸が外れたもの。

ポリヌクレオチド
ヌクレオチドが長くつながったもの。

3'→5'ホスホジエステル結合
一方のヌクレオチドの5'-ヒドロキシ基と、もう一方のヌクレオチドの3'-ヒドロキシ基の結合。

メモ

ホスホジエステル結合の名前の由来とは？
ホスホジエステル結合とは、英名でphosphodiester linkage。意味としてはphospho（リン酸基）-di（2つの）-ester（エステル）となる。

ヌクレオシドとヌクレオチドとポリヌクレオチド

糖と塩基がつながったものをヌクレオシド、これにリン酸がつながったものをヌクレオチド、ヌクレオチドがたくさんつながったものをポリヌクレオチドという。核酸はポリヌクレオチドである。

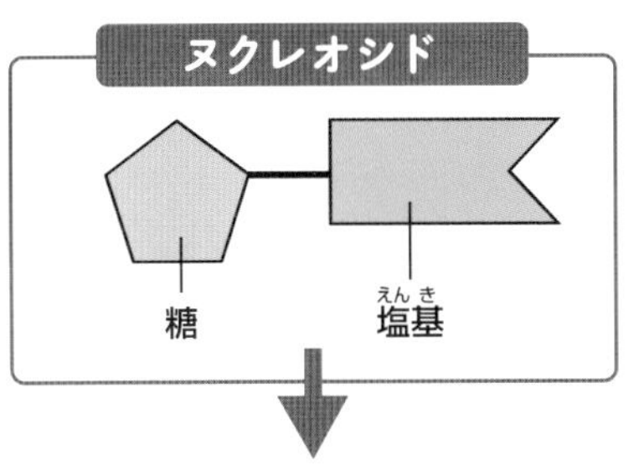

ヌクレオシドは糖と塩基で構成される。アデノシン、チミジン、グアノシン、シチジン、ウリジンなどがある

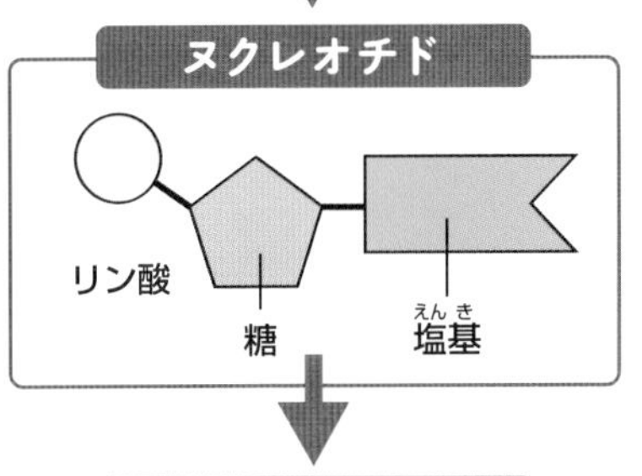

ヌクレオシドにリン酸が結合したのがヌクレオチドで、核酸の基本構造である。糖がリボースのものをリボヌクレオチド、デオキシリボースのものをデオキシリボヌクレオチドという

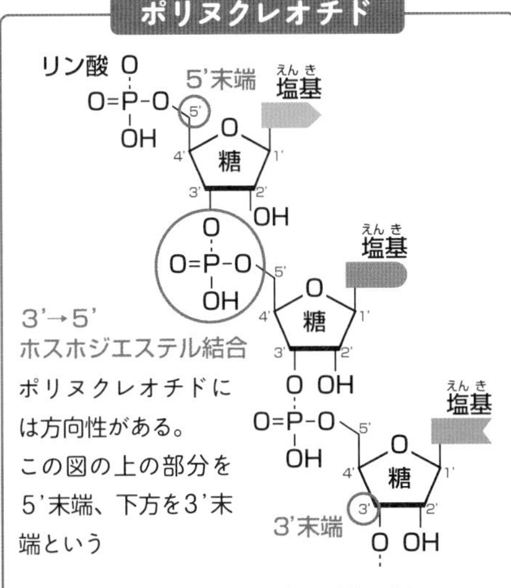

たくさんのヌクレオチドが3'→5'ホスホジエステル結合で鎖のようにつながったものを、ポリヌクレオチドという

核酸

DNA
（デオキシリボ核酸）

RNA
（リボ核酸）

核酸はポリヌクレオチドである

核酸とヌクレオチドの代謝

DNAとRNAを構成するもの

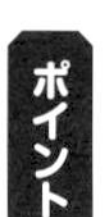

- 核酸を構成する五炭糖はリボースとデオキシリボース
- 核酸を構成する塩基はプリン塩基とピリミジン塩基に分かれる
- DNAやRNAはそれぞれ4種類の塩基を使う

糖はリボースかデオキシリボース

DNAの核酸を構成する糖はデオキシリボース、RNAの糖はリボースで、いずれも五炭糖です。デオキシリボースの「デ」は取り外す、「オキシ」は酸素という意味で、リボースの2番目のヒドロキシ基が水素に置き換わって、酸素原子が1個少なくなったのがデオキシリボースです。

DNAとRNAは塩基を4種類使う

DNAとRNAを構成する塩基にはアデニン、チミン、グアニン、シトシン、ウラシルという5種類があります。これらのうちDNAはアデニン、グアニン、シトシン、チミンの4種類を、RNAはアデニン、グアニン、シトシン、ウラシルの4種類を使います。

アデニンとグアニンは、六角形と五角形がくっついた形のプリン骨格を持つプリン塩基、シトシン、チミン、ウラシルは六角形のピリミジン骨格を持つピリミジン塩基で、それぞれ代謝のプロセスや、代謝の結果生じる物質が違います。プリン塩基は代謝されるときに尿酸を生じ、これが血中に増えすぎると足の関節などに激痛が生じる痛風の原因になります。アルコール飲料などに見られる「プリン体ゼロ」のプリン体とはこのプリン塩基のことです。

塩基のアデニンとチミン、アデニンとウラシル、グアニンとシトシンは、互いに向かい合ってくっつくことができます。これ以外の組み合わせはくっつくことができません。この性質はDNAの二重らせん構造の形成やたんぱく質合成のプロセスに重要です。

試験に出る語句

デオキシリボース
五炭糖で、リボースの2番目のヒドロキシ基が水素に置き換わり酸素原子が1個少なくなったもの。DNAを構成する。

リボース
五炭糖。RNAを構成する糖。

プリン塩基
六角形と五角形がくっついたプリン骨格を持つ塩基。アデニンとグアニンはプリン塩基。

ピリミジン塩基
六角形のピリミジン骨格を持つ塩基。シトシン、チミン、ウラシルはピリミジン塩基。

デオキシリボースとリボース

いずれも五炭糖(たんとう)で、リボースの2番目のヒドロキシ基が水素に置き換わって酸素原子が1個少なくなったのがデオキシリボース。

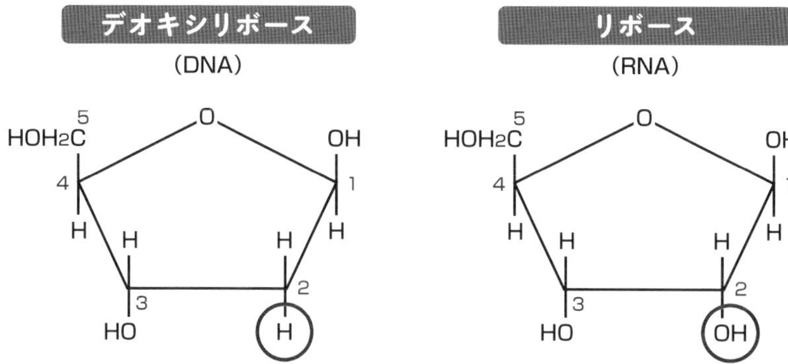

デオキシリボースは酸素原子が1個少ない

塩基の種類

DNA、RNAに使われる塩基(えんき)は5種類で、構造からプリン塩基(えんき)とピリミジン塩基(えんき)に分けられる。DNAはアデニン、グアニン、シトシン、チミンの4種類を、RNAはアデニン、グアニン、シトシン、ウラシルの4種類を使う。

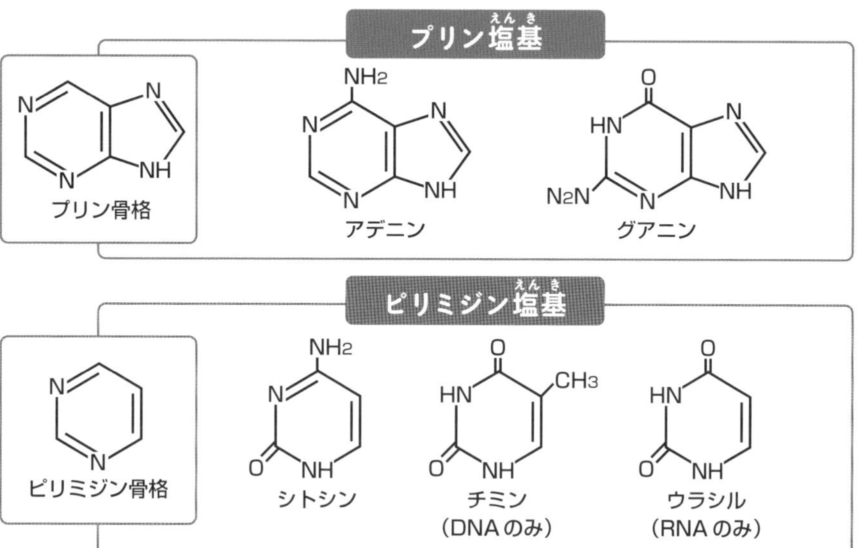

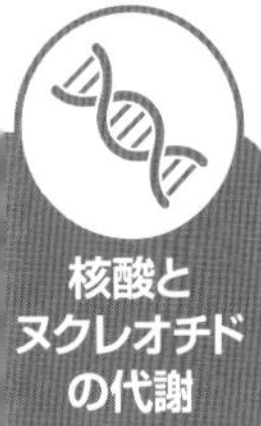

核酸と
ヌクレオチド
の代謝

DNAと遺伝子と染色体

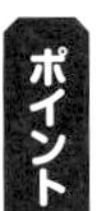

ポイント

- DNAは遺伝情報が書き込まれている「物質」
- 染色体はDNA鎖(さ)が細胞分裂時に形を変えたもの
- 遺伝子とはDNAに書き込まれている「遺伝情報」

染色体が「本」ならDNAは「紙」

DNAは遺伝情報を伝える役割をするものですが、遺伝情報に関する言葉には遺伝子やゲノム、染色体などがあります。これらをはっきりと言い分けられますか？

DNA（P.172参照）はデオキシリボ核酸(かくさん)という「物質」の名前です。デオキシリボースと塩基(えんき)とリン酸からなるヌクレオチドが長くつながった物質です。

長いDNAの鎖がぐるぐる巻きになって棒状になったのが「染色体」です。イラストなどではたいてい「X」のような形で表現されます。染色体は細胞分裂をするときに現れる構造で、染色体1個が1本のDNAです。ヒトは、常染色体22本と性染色体1本のセットを父親と母親から1セットずつ受け継いで、常染色体44本と性染色体2本で計46本の染色体を持っています。

遺伝子は個々の「情報」でその全てがゲノム

遺伝子とは、たんぱく質の設計図（P.130参照）や、髪や皮膚(ひふ)や目の色、体の大きさ、何かの病気のなりやすさなどの遺伝情報のことです。DNAにはあちこちにさまざまな遺伝子が書き込まれていて、必要に応じて読み出されているのです。そしてその生物の遺伝子の全情報をゲノムと呼びます。または全てのDNAの塩基配列のことをゲノムと呼ぶこともあります。

つまりヒトの染色体は46冊の「本」で、DNAが本を構成する「紙」、遺伝子は各章に書かれている「情報」で、ゲノムは「全巻の全ての情報」と説明することができます。

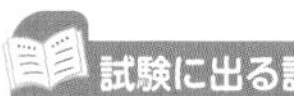

試験に出る語句

DNA
デオキシリボ核酸。物質の名称である。

遺伝子
DNAのあちこちに書き込まれているたんぱく質の設計図などの遺伝情報。

ゲノム
DNAに書き込まれている全ての遺伝情報、または全ての塩基配列のこと。

染色体
二重らせん構造をとるDNAが細胞分裂時に棒状の構造になったもの。

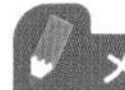

メモ

1本のDNA
ここでいう1本とは、2本のポリヌクレオチドが二重らせん構造をしているDNAのこと。

DNAと遺伝子と染色体

DNAは物質名、遺伝子は情報、染色体はDNAが細胞分裂時に形を変えたもの。染色体が本、DNAが本の紙で、遺伝子が本に書かれている文章や情報と例えることができる。

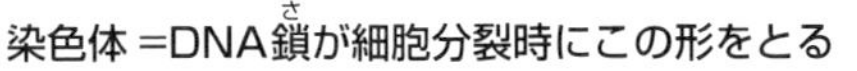

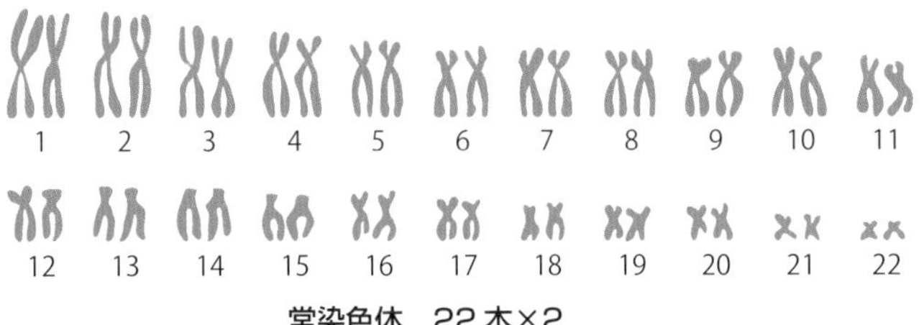

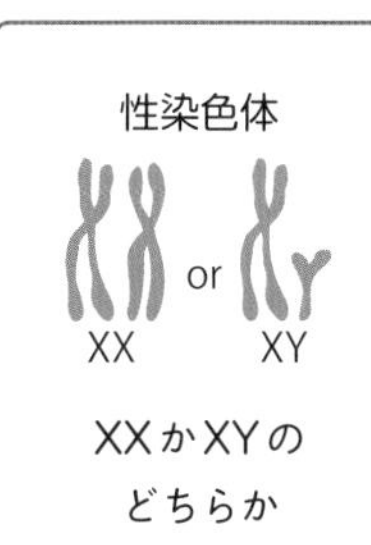

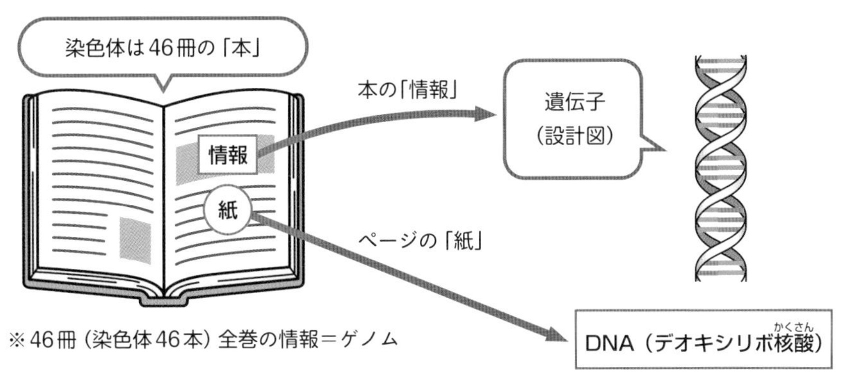

COLUMN 遺伝子で自分の体質がわかる時代に

ヒトのDNAの塩基(えんき)配列が解読され、その塩基配列のどこにどんな遺伝子があるかの解明が進んでいます。そして最近では、がんや心臓病、糖尿病などの病気のなりやすさ、太りやすいか否か、お酒を飲める体質か、持久力のレベルといった体質を調べるサービスも登場しています。1つの遺伝子があれば必ずその特徴が現れるというわけではなく、ほかの遺伝子との兼ね合いや、生活習慣や環境などが、特徴の出現を左右することもあるようです。その意味では、遺伝子検査で自分の弱点を知って生活習慣を見直すことは、健康の維持に役立つかもしれません。

DNAの構造

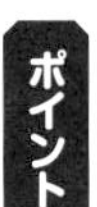

ポイント
- 2本のDNA鎖が塩基を結合させて二重らせん構造をとる
- 塩基はアデニンとチミン、グアニンとシトシンが結合する
- 塩基どうしは水素結合でつながっている

二重らせん構造は10ヌクレオチドで一回転

DNA（デオキシリボ核酸）は、デオキシリボースと塩基とリン酸で構成されるデオキシリボヌクレオチドが長くつながったポリヌクレオチドです。ヌクレオチドは3'→5'ホスホジエステル結合（P.166参照）によってつながり、長い鎖をつくります。そしてDNA鎖が2本、糖とリン酸の部分を外側に、塩基の部分を内側にして向かい合い、塩基どうしが結合し、全体として右巻きのらせん構造をつくります。これをDNAの**二重らせん構造**といい、このらせんはおよそ10個のヌクレオチドで一回転します。

2本のDNA鎖は互いに鋳型の関係

DNAの塩基は**アデニン（A）**、**チミン（T）**、**グアニン（G）**、**シトシン（C）**の4種類で、アデニンとチミン、グアニンとシトシンが結合します。それ以外のアデニンとグアニン、チミンとシトシンといった組み合わせでは結合しません。まるで互いの凸凹を埋め合わせるような結合であることから**相補的塩基対**と呼ばれます。

塩基の結合は**水素結合**と呼ばれるもので、塩基どうしが引き合う力によってくっついています。アデニンとチミンとは2つの水素結合で、グアニンとシトシンは3つの水素結合で結合します。

2本のDNA鎖は、結合する相手の塩基が決まっているため、お互いに鋳型の関係にあります。片方のDNA鎖のある部分に遺伝子があるとき、その部分の相手側の塩基配列は遺伝子の鋳型になります。

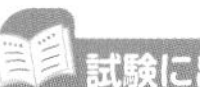

試験に出る語句

二重らせん構造
2本のDNA鎖が互いに塩基の部分を結合させ、全体として右巻きのらせん構造をとっているもの。

相補的塩基対
DNAやRNAの塩基が互いに凸凹を埋め合わせるような関係で結合していること。

水素結合
電気的に陰性の2つの原子間に水素が入ってできる結合。「互いに引き合う力でくっついている」という程度で結合は弱い。水分子どうしの結合やDNAの塩基どうしの結合に見られる。

DNAの構造

デオキシリボースと塩基とリン酸からなるヌクレオチドが長くつながってできたDNA鎖が2本向かい合い、塩基どうしが水素結合して二重らせん構造をつくる。

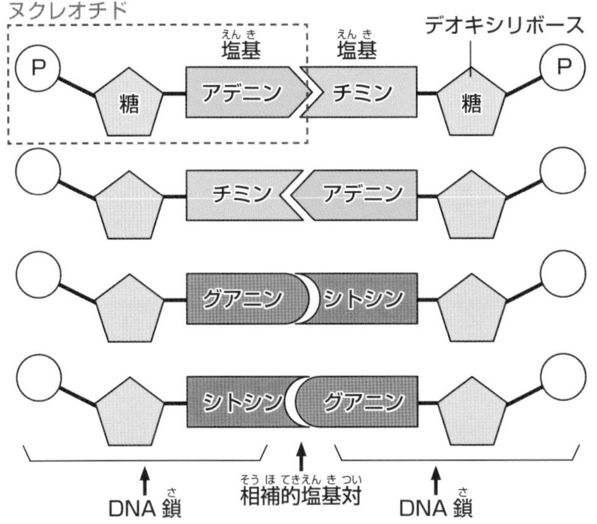

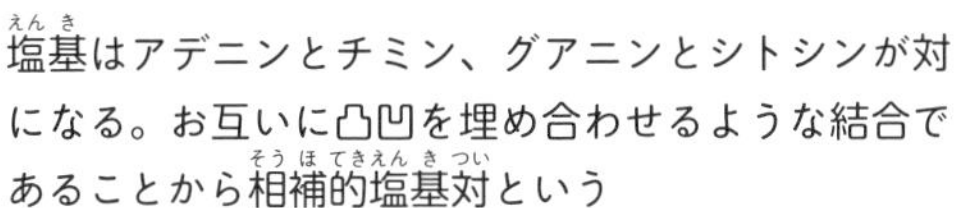
塩基はアデニンとチミン、グアニンとシトシンが対になる。お互いに凸凹を埋め合わせるような結合であることから相補的塩基対という

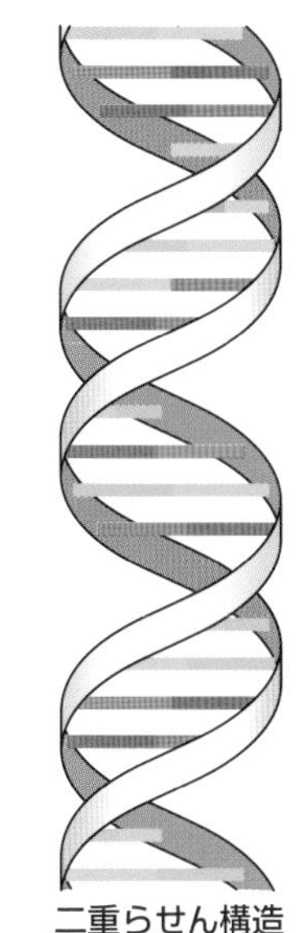
二重らせん構造

塩基の水素結合

アデニンとチミンは2つ、グアニンとシトシンは3つの水素結合でつながる。互いに引き合う力でくっついているだけで結合は弱い。

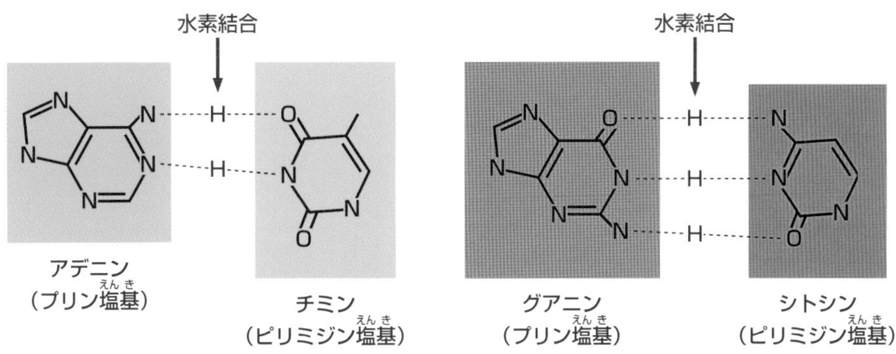

アデニン（プリン塩基）　チミン（ピリミジン塩基）　グアニン（プリン塩基）　シトシン（ピリミジン塩基）

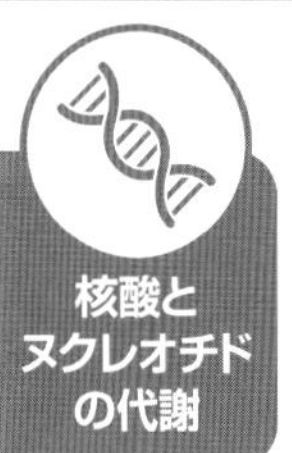
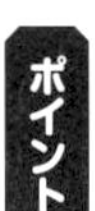

RNAの種類と構造

ポイント

- RNAの糖はリボース、塩基(えんき)はチミンではなくウラシルを使う
- mRNA、tRNA、rRNAなどがある
- RNAは主にたんぱく質を合成するときに働く

RNAとtRNAとrRNA

RNA（リボ核酸(かくさん)）は、リボースと塩基(えんき)とリン酸で構成されるリボヌクレオチドが長くつながったポリヌクレオチドです。構造や役割が違う**mRNA**（メッセンジャーRNA）と**tRNA**（トランスファーRNA）、**rRNA**（リボソームRNA）があります。RNAの塩基は**アデニン（A）**、**ウラシル（U）**、**グアニン（G）**、**シトシン（C）**の4種類です。DNAとの違いは、五炭糖(たんとう)がリボースであることと、チミンのかわりにウラシルが使われていることです。

たんぱく質合成におけるRNAの働き

RNAは主にDNAの遺伝子（設計図）をもとにたんぱく質を合成するときに働きます（P.132参照）。mRNAはDNAに書き込まれているたんぱく質の設計図をコピーするRNAで、1本の鎖状の物質です。tRNA（P.134参照）は、長いRNAの鎖が十字の形、またはクローバーの葉のような形をつくったものです。その一部に**アンチコドン**と呼ばれる3つの塩基配列を持っていて、その塩基配列が示すアミノ酸を運ぶのが仕事です。アミノ酸を運んできたtRNAは、自分のアンチコドンにぴったり合うmRNAの塩基配列のところにはまります。そしてたくさんのtRNAが運んできたアミノ酸をつなげると**たんぱく質**ができます。

rRNAはたんぱく質と結合した形で、たんぱく質合成の場であるリボソームにあり、mRNAとtRNAの組み合わせが正しいかを確認する働きをしています。実はヒトの全RNAの80％はrRNAです。

試験に出る語句

RNA
リボースと塩基とリン酸で構成されるヌクレオチドがつながったポリヌクレオチド。

mRNA
DNAにあるたんぱく質の設計図をコピーする。DNAの塩基配列を鋳型にしてつくられる。

tRNA
自身が持つアンチコドンが示すアミノ酸を運んでmRNAに結合する。

rRNA
リボソームにあるRNA。たんぱく質と結合した形で存在し、mRNAとtRNAの組み合わせが正しいかチェックしている。

メモ

コドン、アンチコドン
mRNAの塩基配列にある特定のアミノ酸を意味する3つの塩基配列をコドンという。その鋳型にあたるのがアンチコドンでtRNAが持っている。

mRNAとtRNAの構造と働き

mRNAはDNAの塩基を反転コピーする。tRNAは自分が担当するアミノ酸を運ぶのが仕事で、mRNAの塩基の並びにカチッと合うところに結合する。

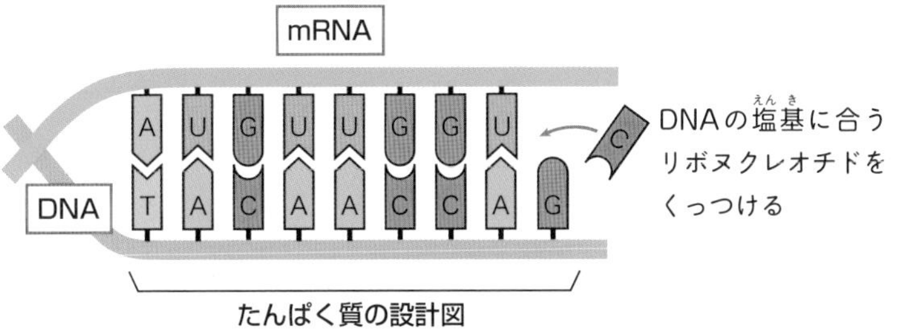

mRNA
A U G U U G G U
DNA
T A C A A C C A G
C
DNAの塩基に合うリボヌクレオチドをくっつける
たんぱく質の設計図

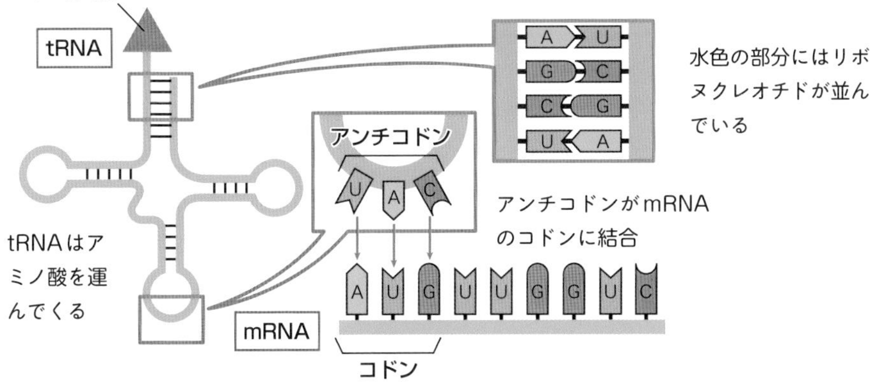

アミノ酸
tRNA
A U
G C
C G
U A
水色の部分にはリボヌクレオチドが並んでいる
アンチコドン
U A C
アンチコドンがmRNAのコドンに結合
tRNAはアミノ酸を運んでくる
A U G U U G G U C
mRNA
コドン

rRNAはリボソームにある

たんぱく質合成の場であるリボソームには、たんぱく質と結合したrRNAがあり、mRNAとtRNAのマッチングが正しいかどうかをチェックしている。

リボソーム
（黒い点に見えるもの）

tRNA
リボソーム
rRNA
たんぱく質と結合している
mRNA
この中でたんぱく質が合成される

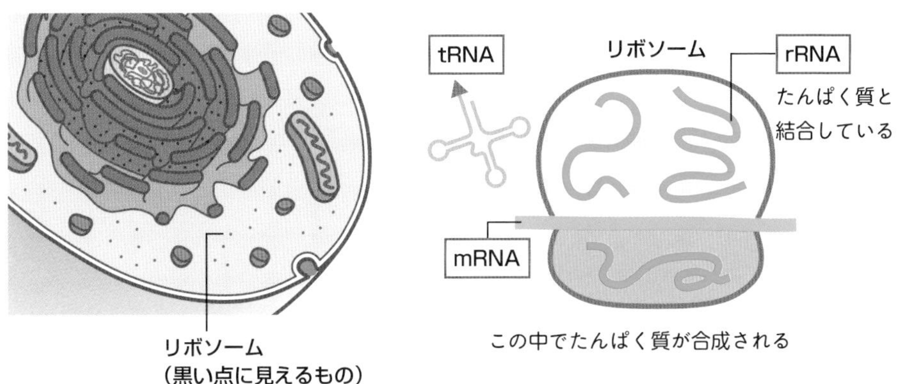

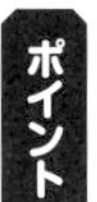

DNAの複製

ポイント
- 生きている限り体のどこかで細胞分裂が行われている
- 細胞分裂のためDNAを2倍にすることを複製という
- ほどいたDNA鎖に新しいヌクレオチドをつなげていく

DNAを2倍にしてから細胞が2個に分かれる

人体は1個の受精卵が細胞分裂をくり返すことでできあがっています。また細胞分裂は生まれてからの成長期はもちろん、高齢になっても体のどこかで行われています。

細胞分裂は右図のようなプロセスで行われます。元の細胞と同じものを2つつくるため、まず核の中でDNAを2倍にする**複製**が行われます。次にDNAが染色体の形になり、それらが細胞の中央に並ぶと、染色体が1セットずつ細胞の両側に引っ張られていき、中央に仕切りができて細胞が2つになります。

元のDNA鎖を鋳型にして複製する

DNAを複製するときは、塩基の配列を正確に複製するため元の**DNA鎖を鋳型に**します。まず**DNAヘリカーゼ**という酵素がDNAの二重らせん構造をほどくと、**DNAポリメラーゼ**という酵素がそれぞれのDNA鎖の塩基に、その相手となる塩基を持つ新しい**デオキシリボヌクレオチド**をつなげていき、新しいDNAの二重らせん構造をつくっていきます。複製はDNA鎖の端から順に進めるのではなく、途中の何箇所かで同時進行で進められます。また一度複製が始まると途中で止まることはありません。

DNAポリメラーゼによる合成は5'-3'の方向でしか行うことができません。複製の始点からみて5'-3'の鎖（リーディング鎖）は連続的に合成され、逆方向の鎖（ラギング鎖）は5'-3'の方向でつくられた断片（岡崎フラグメント）を結合することでつくられます。

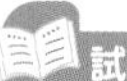

試験に出る語句

（DNAの）複製
細胞分裂のためDNAを2倍にするプロセス。2本のDNA鎖を鋳型にして、そこに新しいデオキシリボヌクレオチドをつなげていく。

DNAヘリカーゼ
DNAを複製するにあたって、二重らせん構造をほどく酵素。

DNAポリメラーゼ
ほどけたDNA鎖を鋳型に新しいデオキシリボヌクレオチドをつなげ、新しい二重らせん構造をつくる酵素。

メモ

DNA複製のスピード
ヒトなどの哺乳類では、1秒に50個くらいのスピードでデオキシリボヌクレオチドが連結されていくといわれる。

DNA鎖を鋳型にする
DNAは塩基対が相補的になっているので、片方の鎖がもう片方の鋳型になっている。

細胞分裂のプロセス

体の細胞は生きている限り体のどこかで細胞分裂をしている。

細胞核で
DNAが
2倍になる
DNAが
染色体の
形になる
染色体が
細胞の
中央に並ぶ
染色体が
両側に
引っ張られる
中央に
仕切りが
できる
細胞が
2つになる

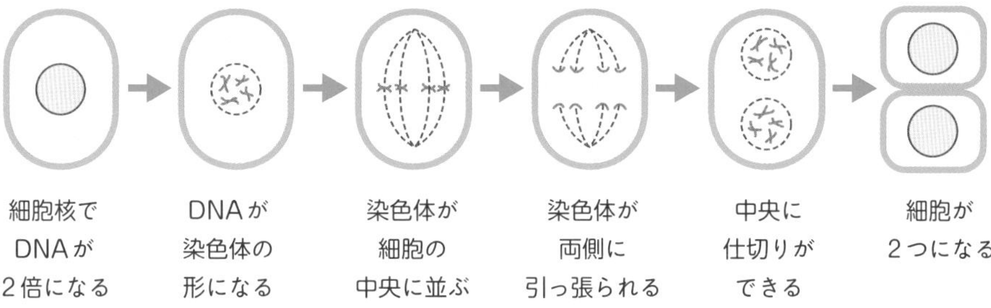

DNA複製のしくみ

細胞分裂をするときはDNAを2倍に複製する必要がある。DNAを正確に複製するため、二重らせん構造がほどかれ、元のDNA鎖を鋳型にして新しいDNA鎖がつくられる。

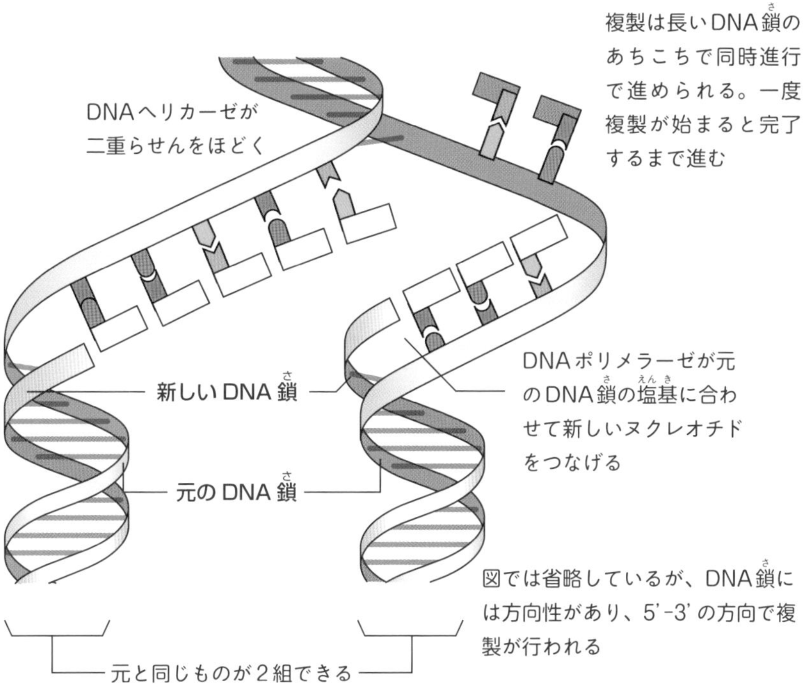

複製は長いDNA鎖のあちこちで同時進行で進められる。一度複製が始まると完了するまで進む
DNAヘリカーゼが二重らせんをほどく
新しいDNA鎖
DNAポリメラーゼが元のDNA鎖の塩基に合わせて新しいヌクレオチドをつなげる
元のDNA鎖
図では省略しているが、DNA鎖には方向性があり、5'-3' の方向で複製が行われる
元と同じものが2組できる

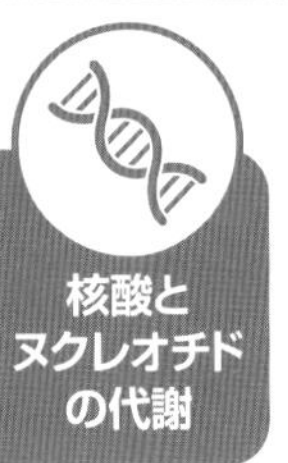

核酸と
ヌクレオチド
の代謝

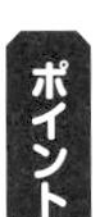

食事に含まれる核酸の代謝

ポイント
- 核酸（かくさん）は細胞核にあるため肉や野菜などにも含まれる
- 膵液（すいえき）や腸液などに含まれる消化酵素（こうそ）で分解される
- 食事中の核酸がそのままDNA等の合成に使われることはない

食べ物に含まれる核酸が消化されるプロセス

核酸（かくさん）は生物の細胞核に含まれるので、私たちは食べ物からも核酸を摂取（せっしゅ）しています。しかし食事で摂取した核酸は消化管で栄養素にまで分解されるため、核酸のまま体のDNAやRNAの合成に利用されることはありません。

食事中のDNAやRNAのポリヌクレオチドは、膵液（すいえき）に含まれる核酸消化酵素（こうそ）のリボヌクレアーゼと、デオキシリボヌクレアーゼによって、20個以下くらいのヌクレオチドがつながったオリゴヌクレオチドに分解されます。オリゴヌクレオチドは膵液のホスホジエステラーゼによってモノヌクレオチド（単体のヌクレオチド）になり、さらに小腸粘膜表面にあるヌクレオチダーゼによってリン酸が外されてヌクレオシド（P.166参照）になります。ヌクレオシドは小腸の吸収上皮細胞（きゅうしゅうじょうひさいぼう）に取り込まれ、細胞の中でヌクレオシダーゼによって遊離塩基（ゆうりえんき）とリボース、またはデオキシリボースに分解されます。

核酸を分解してできる糖と塩基の行方

糖は糖代謝のプロセスに入って代謝されます。

遊離塩基のうちピリミジン塩基（P.168参照）は吸収上皮細胞から血液に入り、肝臓でβ（ベータ）-アラニンやβ-アミノイソ酪酸（らくさん）（いずれもアミノ酸）に変換されます。この代謝のしくみは180ページで解説します。

遊離塩基のプリン塩基（P.168参照）は吸収上皮細胞の中で尿酸にまで変換されて尿に排泄（はいせつ）されます。この代謝のしくみは182ページで解説します。

試験に出る語句

リボヌクレアーゼ、デオキシリボヌクレアーゼ
膵液に含まれる消化酵素。ポリヌクレオチドをオリゴヌクレオチドにする。

ホスホジエステラーゼ
オリゴヌクレオチドを加水分解してモノヌクレオチドにする酵素。

ヌクレオチダーゼ
ヌクレオチドからリン酸を外してヌクレオシドにする酵素。

ヌクレオシダーゼ
ヌクレオシドを糖と遊離塩基に分解する酵素。

食事中の核酸の消化・吸収

食事の中に含まれる核酸は、膵液や腸液などで消化されて糖とリン酸と塩基にまで分解されて吸収される。ヌクレオチドのままDNAなどの合成に利用されることはない。

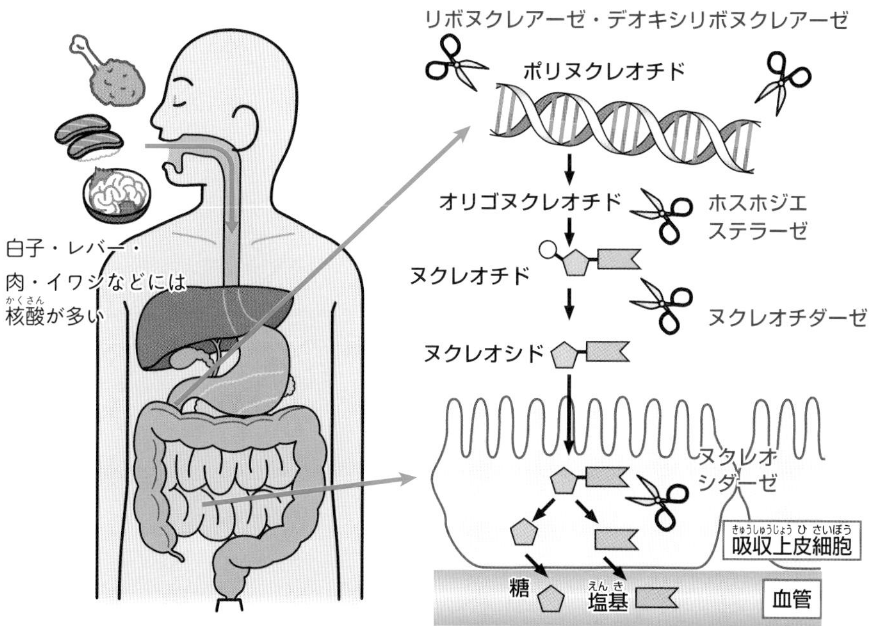

プリン塩基とピリミジン塩基の代謝

核酸を構成する塩基は、プリン塩基とピリミジン塩基とで代謝のしくみが違う。

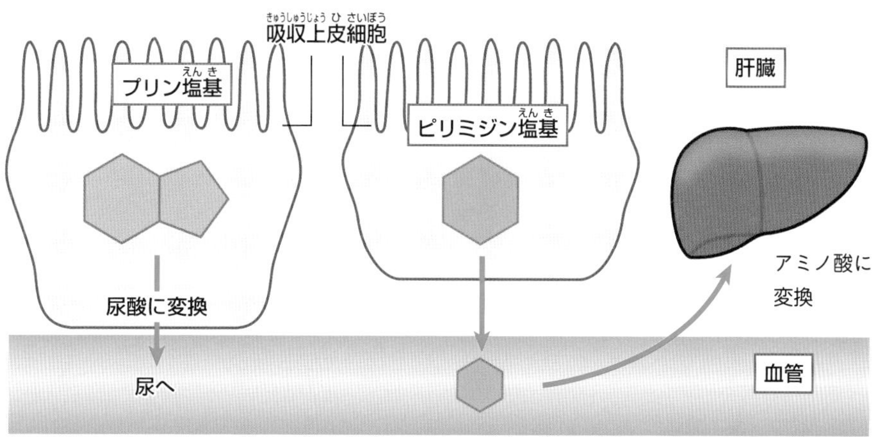

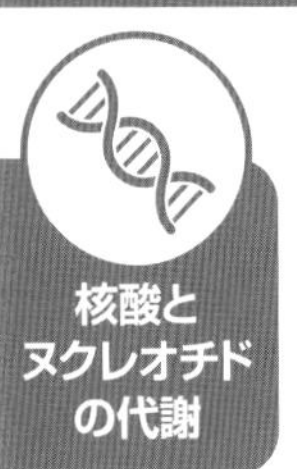

ヌクレオチドの分解① ピリミジン塩基

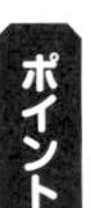

ポイント
- mRNAなどは合成して使用後に分解することをくり返す
- 分解してできたヌクレオチドなどの大半は再利用される
- ピリミジン塩基（えんき）はアミノ酸の仲間に変換される

不要な核酸はヌクレオチドなどにして再利用

DNAはその細胞が生きていれば分解されませんが、RNAは随時分解・合成されています。特にたんぱく質を合成するときだけ働くmRNAは、仕事が終わると分解され、必要時に合成されるということをくり返しています。

不要になった核酸（かくさん）は、細胞内のリソソームでヌクレオチドやヌクレオシドにまで分解されます。そのプロセスで働く酵素（こうそ）は、178ページで解説した膵液（すいえき）や腸粘膜が持つ酵素と同様で、これらはまとめて**ヌクレアーゼ**と呼ばれます。分解されてできたヌクレオチドなどはその大半が**DNA**や**RNA**の合成に再利用されますが、一部はさらに分解され、まずリン酸が外され、続いて糖が外されて遊離塩基（ゆうりえんき）が残ります。リン酸はさまざまな物質のリン酸化に利用され、糖は解糖系（かいとうけい）などで代謝されます。塩基についてはピリミジン塩基とプリン塩基で代謝のしくみが大きく違います。

ピリミジン塩基は肝臓でアミノ酸などになる

ヌクレオシドが分解されて遊離塩基となったピリミジン塩基のチミン、シトシン、ウラシルは、一部新しいヌクレオチドの合成に使われるものもありますが、多くが主に肝臓で代謝されて**β（ベータ）-アラニン**や**β-アミノイソ酪酸（らくさん）**というアミノ酸の仲間に変換され、アンモニアと二酸化炭素を生じます。β-アラニンやβ-アミノイソ酪酸はさらに代謝されて**アセチルCoA**（P.62、102参照）などの物質に変換され、TCA回路で水と二酸化炭素にまで分解されたり、脂質（ししつ）合成に利用されたりします。

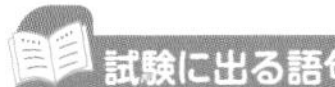

ヌクレアーゼ
ポリヌクレオチドやヌクレオチド等を分解する酵素の総称。

β-アラニン
アミノ酸の仲間。たんぱく質の成分にはならない。ビタミンB群のパントテン酸の構成成分。

β-アミノイソ酪酸
チミンの代謝でできるアミノ酸の仲間。たんぱく質の成分にはならない。

ヌクレオチドの分解

ポリヌクレオチドはリソソームの中で分解されてヌクレオチドやヌクレオシドになる。それらの多くがDNAやRNAの合成に再利用される。

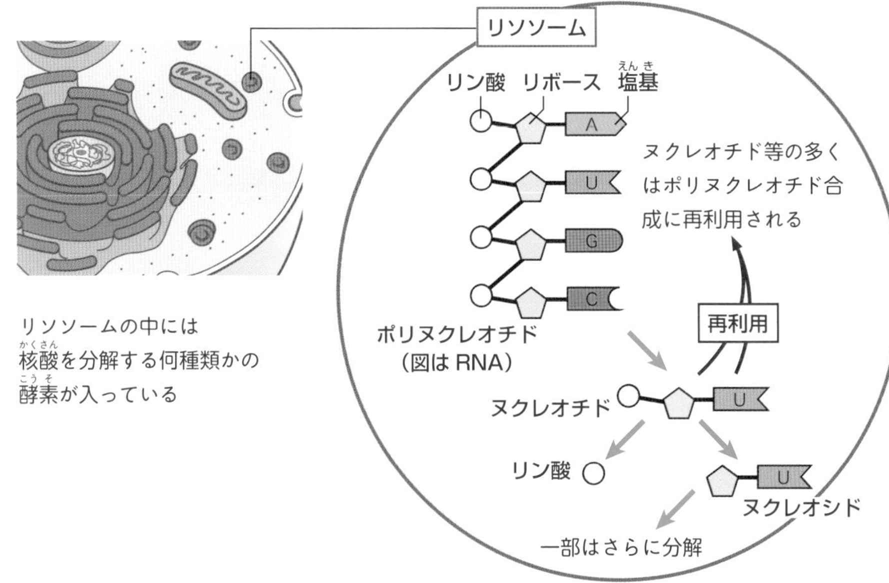

ピリミジン塩基の代謝

不要なピリミジン塩基は代謝されてβ-アラニンやβ-アミノイソ酪酸になり二酸化炭素とアンモニアを生じる。

シトシン（NH_2, N, O, NH） → ウラシル（O, HN, O, NH） → ジヒドロウラシル → β-ウレイドプロピオン酸 → β-アラニン ／ CO_2+NH_3

チミン（O, CH_3, HN, O, NH） → ジヒドロチミン → β-ウレイドイソ酪酸 → β-アミノイソ酪酸 ／ CO_2+NH_3

ピリミジン塩基

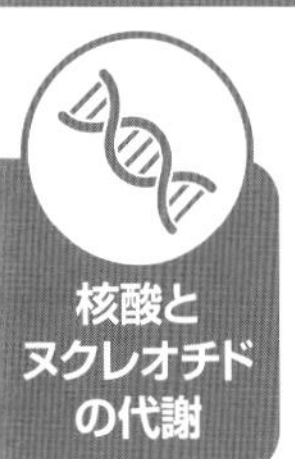

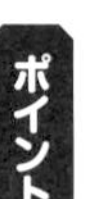

核酸とヌクレオチドの代謝

ヌクレオチドの分解② プリン塩基

ポイント
- 遊離(ゆうり)したプリン塩基(えんき)の大半はヌクレオチド合成に再利用される
- 遊離したプリン塩基を回収する経路をサルベージ経路という
- 不要なプリン塩基は尿酸に変換されて尿として捨てられる

プリン塩基はできるだけ再利用する

ヌクレオチドから外れて遊離塩基(ゆうりえんき)となったアデニンとグアニンのプリン塩基は、その大半が新たなヌクレオチドの合成に再利用されます。このように分解されてできたプリン塩基を再利用するプロセスをサルベージ経路（P.184参照）といいます。プリン塩基を1から合成するには大量のエネルギーが必要なので、ヌクレオチドを分解して出てきたものを再利用したほうが効率がよいのです。

サルベージ経路には、ヌクレオチドを分解して遊離したアデニンとグアニンを回収してヌクレオチドの合成に使う経路と、アデノシンの代謝途中でできるヒポキサンチンをイノシン酸というヌクレオチドの仲間に変換して、そこからアデニンのヌクレオチドと、グアニンのヌクレオチドを合成する経路があります。

不要なプリン塩基は尿酸になって捨てられる

いらなくなったアデニンを持つヌクレオシドはヒポキサンチンからキサンチンに、そして不要になったグアニンもキサンチンになり、キサンチンが尿酸に変換されます。そして尿酸は血液に出て、腎臓(じんぞう)で尿となって捨てられます。

血中の尿酸が増えすぎると高尿酸血症や、そこから生じる痛風(つうふう)などを引き起こすことがあります。しかし体で働く核酸(かくさん)を代謝して生じるプリン塩基は多くが再利用されるので、そのプロセスに異常がない限り高尿酸血症の原因になることはほとんどありません。高尿酸血症の多くは尿酸の排泄(はいせつ)が悪いことが原因です。

試験に出る語句

サルベージ経路
分解されて遊離したプリン塩基を回収してヌクレオチドの合成に再利用する経路のこと。

尿酸
プリン塩基を変換してできる物質。尿として捨てられる。排泄の機能が悪いと血中に増えて高尿酸血症になる。

高尿酸血症
血中の尿酸が異常に増加した状態。痛風などの病気を引き起こす。

痛風
血中に増えた尿酸が足の指の関節などに沈着して炎症が起き、突然激痛を生じる病気。男性に多い。

メモ

サルベージの意味
サルベージには、遭難した船を助け引き上げる、廃品を再利用すること、壊れたハードディスクなどからデータを救うことなどの意味がある。

プリン塩基の代謝とサルベージ経路

プリン塩基(えんき)を持つヌクレオチドは分解されてヌクレオシドになり、さらに分解されると遊離塩基(ゆうりえんき)が生じる。遊離塩基(ゆうりえんき)や、ヌクレオシドが変換されてできた物質の多くがサルベージされるが、不要なものは尿酸になって排泄(はいせつ)される。

ポリヌクレオチド

異化

ヌクレオチド

（アデノシン一リン酸）

（グアノシン一リン酸）

異化

ヌクレオシド

サルベージ経路

サルベージ経路

異化

アデニン

（アデノシン）

異化

グアニン

（グアノシン）

イノシン酸
（イノシン一リン酸）

イノシン

キサンチン ← ヒポキサンチン

尿酸 尿へ

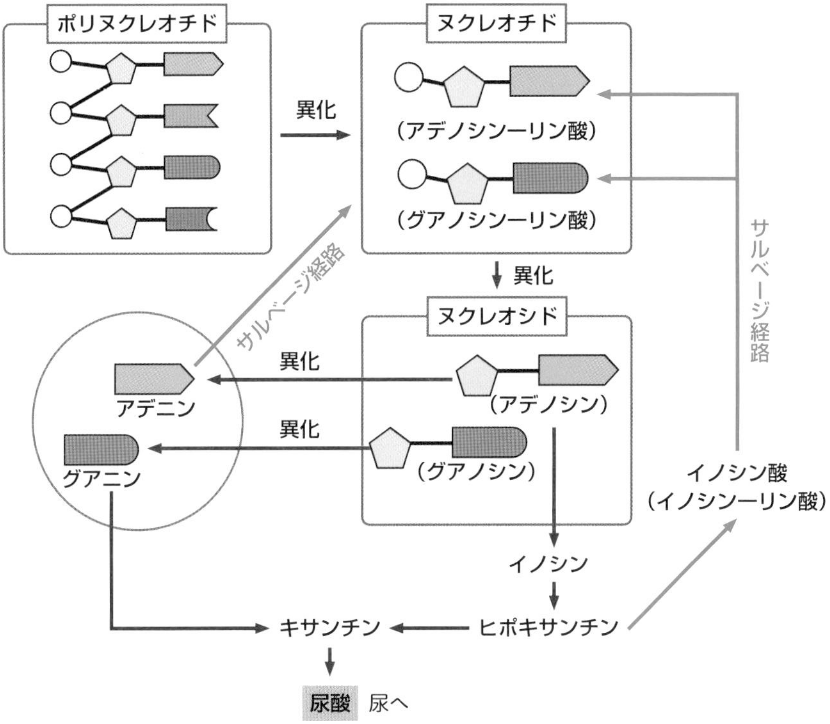

高尿酸血症と痛風

プリン塩基(えんき)が分解されて生成される尿酸が血中に増えると痛風(つうふう)を発症することがある。

尿酸の生成：普通

尿酸の排泄(はいせつ)：低下

尿酸の生成：過剰

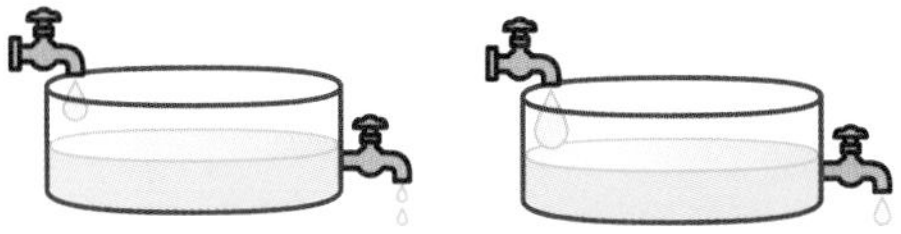

尿酸の排泄(はいせつ)：普通

高尿酸血症の多くは尿酸の排泄(はいせつ)の低下によるもの。尿酸の生成が過剰な場合と、両者の混合型の場合もある

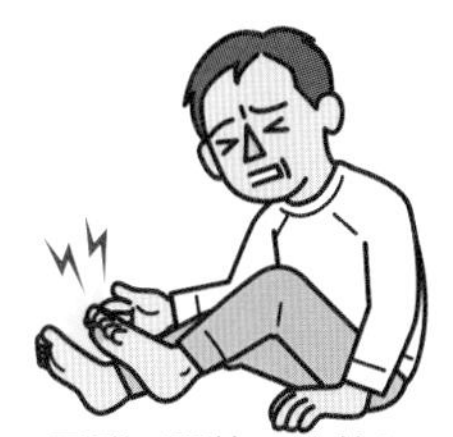

痛風(つうふう)は、尿酸が関節に沈着してそこに炎症が起き、激痛を起こす病気。男性に多い

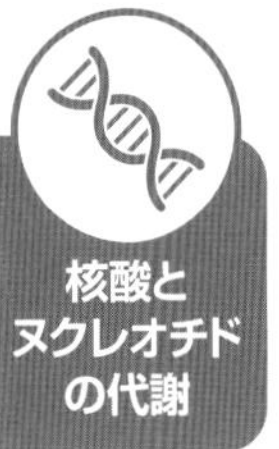

ヌクレオチドの合成

ポイント

- ピリミジン塩基はカルバモイルリン酸からつくられる
- プリンヌクレオチドははじめから糖と結合した形でつくられる
- 核酸の糖はペントースリン酸経路でつくられる

ピリミジン塩基のヌクレオチドを一からつくる

ヌクレオチドの合成プロセスは、ヌクレオチドの分解産物を再利用する**サルベージ経路**（P.182参照）と、塩基を新しくつくる新生経路に大別できます。ここではこの新生経路について解説します。

ピリミジン塩基は尿素回路の途中の物質である**カルバモイルリン酸**（P.144参照）からつくられます。カルバモイルリン酸とアミノ酸のアスパラギン酸が結合し、さらに何段階かの反応でピリミジン骨格となるオロト酸ができます。そこにリボースとリン酸が結合し、変換されてウラシルを持つヌクレオチド（ウリジン一リン酸）ができます。これにリン酸が結合したウリジン二リン酸からチミンを持つヌクレオチド（チミジン一リン酸）が、さらにリン酸がもう一つ結合したウリジン三リン酸からシトシンを持つヌクレオチド（シチジン三リン酸）ができます。

プリン塩基を持つヌクレオチドの合成

プリン塩基を持つヌクレオチドは、はじめからリボースが結合した形で合成されます。**ペントースリン酸経路**（P.74参照）でつくられたリボースとリン酸が変換されて5-ホスホリボシル1-ピロリン酸になり、これにアミノ酸などが結合して**イノシン一リン酸**となり、ここからアデニンのヌクレオチド（アデノシン一リン酸）とグアニンのヌクレオチド（グアノシン一リン酸）が合成されます。

ピリミジン塩基、プリン塩基ともに合成途中で**葉酸**が必要で、葉酸不足はDNAやRNAの合成の低下を招きます。

試験に出る語句

カルバモイルリン酸
アンモニアを無害化する尿素回路（P.144参照）の途中で生じる物質。ピリミジン塩基の原料になる。

ペントースリン酸経路
解糖系の六炭糖から五炭糖のリボースをつくる経路。

イノシン酸
イノシン一リン酸。リボースとリン酸とヒポキサンチンが結合した物質でヌクレオチドの仲間。DNAやRNAを構成する物質ではない。ナトリウム塩が結合したイノシン酸ナトリウムはカツオ節の旨味成分。

葉酸
ビタミンの仲間。核酸の塩基を合成するのに必要。通常の生活では不足することは少ないが、妊娠初期には胎児の発育のため十分な摂取が必要で、不足すると胎児の神経管の閉鎖障害が起こる。

ピリミジン塩基のヌクレオチドを合成するしくみ

ピリミジン塩基は尿素回路の途中の物質であるカルバモイルリン酸から合成される。

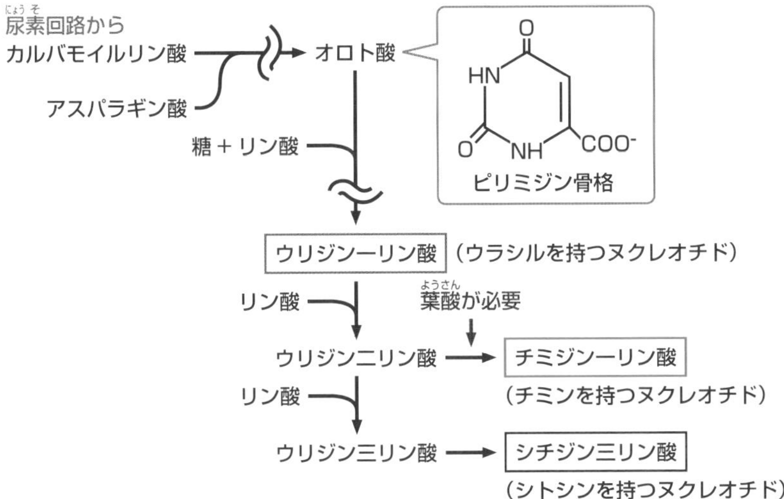

プリン塩基のヌクレオチドを合成するしくみ

プリン塩基を持つヌクレオチドを1から合成するときは、はじめから糖が結合した形でつくられる。またヌクレオチドを分解してできた物質もサルベージして合成に再利用される。

ペントースリン酸経路から
リボース5-リン酸 → 5-ホスホリボシル 1-ピロリン酸

↓ ← グルタミン、グリシン、CO_2、アスパラギン酸など
葉酸が必要 →

ヒポキサンチン →
サルベージ経路から

↓

イノシン一リン酸
（ヒポキサンチンを持つヌクレオチド）

↙ ↘

アデノシン一リン酸
（アデニンを持つヌクレオチド）

グアノシン一リン酸
（グアニンを持つヌクレオチド）

↑ ↑

アデニン　サルベージ経路から　グアニン

索引

英数字

あ行

か行

さ行

た行

な行

は行

ま行

や行

ら行

【監修者紹介】

一條 秀憲（いちじょう・ひでのり）

東京大学大学院薬学系研究科・細胞情報学教室教授。日本生化学会会長（2022年～）。1985年東京医科歯科大学歯学部卒業。1990年同大学大学院博士課程修了後、スウェーデンLudwig癌研究所に留学。癌研生化学部研究員を経て1998年より東京医科歯科大学教授。2002年から現職。2019年紫綬褒章、2021年日本学士院賞受賞。

編集　有限会社ヴュー企画（生形ひろみ・礒淵悠）、石塚陽樹（マイナビ出版）
本文デザイン・DTP　中尾剛（株式会社バズカットディレクション）
執筆協力　鈴木泰子
イラスト　宮下やすこ
校正　株式会社聚珍社

運動・からだ図解　生化学の基本

2023年6月30日　初版第1刷発行

監修者　一條秀憲
発行者　角竹輝紀
発行所　株式会社マイナビ出版
〒101-0003
東京都千代田区一ツ橋2-6-3 一ツ橋ビル2F
電話　0480-38-6872（注文専用ダイヤル）
03-3556-2731（販売部）
03-3556-2735（編集部）
URL　https://book.mynavi.jp/
印刷・製本　シナノ印刷株式会社
※定価はカバーに表示してあります。
※落丁本、乱丁本についてのお問い合わせは、TEL0480-38-6872（注文専用ダイヤル）か、
電子メールsas@mynavi.jpまでお願いいたします。
※本書について質問等がございましたら、往復はがきまたは返信切手、返信用封筒を同封のうえ、
㈱マイナビ出版編集第2部書籍編集1課までお送りください。
お電話でのご質問は受け付けておりません。

ISBN978-4-8399-8097-9